基层医师影像必读丛书

平片易漏诊经典疾病解析

主　编　相世峰　韩志江

副主编　徐志伟　张晓军　王小康

编　者（以姓氏笔画为序）

王　琪	湖南省人民医院马王堆院区	张晓军	南京医科大学附属儿童医院
王小康	扬州东方医院	范　淼	中山大学附属第一医院
王玉芳	邯郸市中心医院	罗晓东	新郑市第二人民医院
王琨华	辽宁省人民医院	胡俊华	景德镇市妇幼保健院
石凤军	朝阳市第二医院	相世峰	邯郸市中心医院
朱妙平	杭州市妇产科医院	姜增誉	山西医科大学第一医院
阮　玫	浙江大学医学院附属杭州市第一人民医院	徐志伟	福建中医药大学附属泉州市正骨医院
		葛祖峰	宁波市奉化区人民医院
李　蒙	中国医学科学院肿瘤医院	韩志江	浙江大学医学院附属杭州市第一人民医院
李广明	襄阳市中心医院（湖北文理学院附属医院）		
		舒艳艳	杭州市萧山区第一人民医院
李俊彪	厦门市第三医院	潘淑淑	浙江大学医学院附属杭州市第一人民医院
杨素君	邯郸市中心医院		
吴嘉硕	馆陶县人民医院	戴　畅	新疆生产建设兵团第一师阿拉尔医院
张　敏	宣城市人民医院		

人民卫生出版社

图书在版编目（CIP）数据

平片易漏诊经典疾病解析 / 相世峰，韩志江主编
. —北京：人民卫生出版社，2019
（基层医师影像必读丛书）
ISBN 978-7-117-27480-7

Ⅰ.①平… Ⅱ.①相…②韩… Ⅲ.①X 射 线 诊 断 - 漏
诊 - 病案 - 分析 Ⅳ.① R814

中国版本图书馆 CIP 数据核字（2019）第 017211 号

人卫智网	www.ipmph.com	医学教育、学术、考试、健康，购书智慧智能综合服务平台
人卫官网	www.pmph.com	人卫官方资讯发布平台

基层医师影像必读丛书——平片易漏诊经典疾病解析

主　　编：相世峰　韩志江
出版发行：人民卫生出版社（中继线 010-59780011）
地　　址：北京市朝阳区潘家园南里 19 号
邮　　编：100021
E - mail：pmph @ pmph.com
购书热线：010-59787592　010-59787584　010-65264830
印　　刷：三河市宏达印刷有限公司（胜利）
经　　销：新华书店
开　　本：787 × 1092　1/16　印张：19
字　　数：462 千字
版　　次：2019 年 3 月第 1 版　2019 年 3 月第 1 版第 1 次印刷
标准书号：ISBN 978-7-117-27480-7
定　　价：88.00 元

序 一

自 X 线发现至今的 120 多年里，超声、CT、MRI 和核医学等影像学设备得到了迅猛的发展，特别是 CT，其在很多方面的诊断价值远远超过了 X 线平片。尽管如此，因 X 线平片具有经济、便捷和易普及等显著优势，至今仍扮演着不可替代的角色，是临床医师的"眼睛"。"金无足赤"，X 线平片也存在很多不足，特别体现在 X 线平片的重叠影像方面，易对轻微病变及发生于一些特殊部位的病变漏诊，从而延误诊断和治疗，甚至造成伤残。因此，有必要对 X 线平片常见漏诊病变进行归纳，对漏诊病因进行分析，并提出降低漏诊率的方法。目前国内关于 X 线平片漏诊疾病方面的书籍较少，由邯郸市中心医院相世峰主任和浙江大学医学院附属杭州市第一人民医院韩志江主任主编的《基层医师影像必读丛书——平片易漏诊经典疾病解析》，通过丰富的 X 线影像图片，系统介绍全身易漏诊疾病，对降低读者日常工作的漏诊率有其实用价值。

该书的编写充分发挥了新兴互联网的巨大优势，得到放射沙龙公益联盟和中国医学影像联盟广大同仁的大力支持，提供了非常有意义的病例。其间，很多同仁积极争当编委，编委覆盖全国十几个省的二十多家医院，充分考虑了全国基层医务工作者的迫切需求。该书包括骨关节、胸部、腹盆部、儿科及乳腺五个部分，病例图片全部来源于编者的实际工作，病例丰富翔实，突出了漏诊因素与诊断要点，指导性和实用性强，便于记忆和查询，有助于读者在阅片时理清"思路"，找准"关键点"，提高影像科医生分析问题和解决问题的能力，有助于减少漏诊、误诊。

我相信这本《基层医师影像必读丛书——平片易漏诊经典疾病解析》将成为这套丛书中的精品，成为我国影像专业著作中的佳作。在此，我愿意向全国同仁推荐此书。

王振常

2019 年 1 月

序 二

　　普通 X 线平片漏诊是影像科医师日常工作中常面临的棘手问题，严重者如果不能在短时间内发现并得到有效的治疗，会造成伤残，甚至导致患者死亡。因此，如何减少 X 线平片漏诊至关重要。本书以 X 线平片漏诊经典疾病为切入点，内容全面，覆盖了本专业各系统常见漏诊疾病，指导性和实用性强，附以经典图片和诊断流程，增强读者印象，有助于读者在阅片时理清思路、找准方向，提示医生应想到哪些"问题"，应观察哪些"征象"，旨在提高读者对普通 X 线平片的全面理解和掌握，减少漏诊发生率。本书将成为规范化培训医师、全科医师、急诊科医师、影像科医师等案头必备工具书。

　　邯郸市中心医院于 1946 年 10 月建院，是一所集医疗、科研、教学、预防、保健及康复、急救为一体的大型三级甲等综合医院。是河北医科大学、河北大学等多所高等院校的临床教学医院，临床病例资源丰富。相世峰主任医师长期从事影像诊断工作，具有丰富的临床经验，并具有一定的科研及写作能力，这本书一定会对影像科医师尤其是基层影像医师提供重要帮助。本书以图片展示为主，共计 700 余幅影像图片，内容丰富，几乎包含全身各个系统的平片易漏诊疾病，图片清晰且有详细的文字注释，每一章节对正常解剖与影像表现、易漏诊因素、诊断要点均作出了简要叙述。由于图片都是来自编者日常工作的资料积累，因此实用性较强，是一本不可多得的参考书。

　　我很高兴为本书作序，并积极将此书推荐给同仁们，相信读者能在此书中得到收益和启发。

张学强

2019 年 1 月

前　言

为了贯彻习近平总书记"推动城乡基本公共服务均等化，为群众提供安全有效方便价廉的公共卫生及基本医疗服务"的指示，增强广大医务工作者对普通X线平片的重视，提高其对易漏诊病例的鉴别能力，特组织编写《基层医师影像必读丛书——平片易漏诊经典疾病解析》一书。本书具有如下特点：①为了保证图书内容的学术水平，主编、副主编均为具有丰富经验的副高职称以上专家，编委覆盖全国十几个省的二十多家医院，既有代表性，又有普遍性。同时，为了增加图书的实用性，还选择部分县级医院优秀医师代表参与了编写工作。②本书囊括了X线平片易漏诊的全身各系统疾病，全面、系统地总结了诊断的关键细节、漏诊原因。对容易漏诊的120余例病变的影像学资料进行了概括和归纳，病例丰富、图片精良，堪称一部图文并茂的实用手册。③内容表达尽量条理化、纲要化，将病变的诊断思路详细分解，手把手教青年医师和基层医院医师如何避免X线平片漏诊等，不仅有权威性，而且有实用性。

大家知道，普通X线平片检查具有准确快捷、经济简便的独特作用，是基层医院早期诊断的"眼睛"，有经验的医师通过平片检查就能够明确病变的病因及严重程度，为疾病的进一步检查、诊断和治疗奠定必要的基础，也为临床的合理治疗提供重要的依据。国内目前正在大力推行三级诊疗政策，很多患者的首诊是在基层医院，X线平片检查则是一个必需项目和程序，而基层医院的影像专业医师往往配备不足，或专业技术有所欠缺。有的医疗单位，甚至还没有开展CT检查，对很多病种及病变的认识存在盲区或不足，易导致X线平片漏诊、误诊，直接影响到患者的预后，甚至由此导致医疗安全隐患和医疗纠纷。通过我们收集的病例来看，漏诊的"重灾区"，在一些特殊区域和特殊部位较多，其发生原因及机制复杂多样，涵盖了骨关节、胸部、腹盆部、儿科及乳腺等部位和方面。其问题的严重性需要引起我们足够的重视，因为X线平片漏诊会导致延误治疗时间，影响治疗方向和方法，严重者如果不能在短时间内发现并纠正问题，使患者得到及时有效的治疗，可能会造成伤残，甚至导致患者死亡。因此，如何减少X线平片漏诊至关重要、攸关生命。

2017年初，韩志江教授倡议发起并组织编写《基层医师影像必读丛书——平片易漏诊经典疾病解析》，让我接手作为第一主编，临危受命之余，我觉得编书的压力太大，不敢接受，后来发现这本书对于基层医师的日常工作具有非常重要的意义，作为一名受党教育、培养多年的专业技术人员，我深深感到应该为这项功在当代的健康事业积极做点什么，于是毅然地承担起了责任，并和各位编委一起，经过一年多的努力，顺利完成编撰工作。本书在编写过程中，得到了人民卫生出版社的大力支持和指导，各位参加编写的专家亦认真负责、精益求精，将最翔实和准确的第一手资料奉献给了读者，付出了极大的辛苦和努力。福建中医药大学附属泉州市正骨医院吴振斌、肖建斌、郑春锋、林金泉提供了骨关节体位摄片图像；新郑市第二人民医院罗晓东主任负责制图工作等。另外，家庭是我完成此书的基础，非常感谢家人的理解、支持和鼓励。谨向以上所有人员，致以衷心的感谢和崇高的敬意！

　　由于水平有限，加之时间紧迫，缺点、错误和疏漏之处在所难免，期待广大读者提出批评和改进意见。

相世峰

2019 年 1 月

目 录

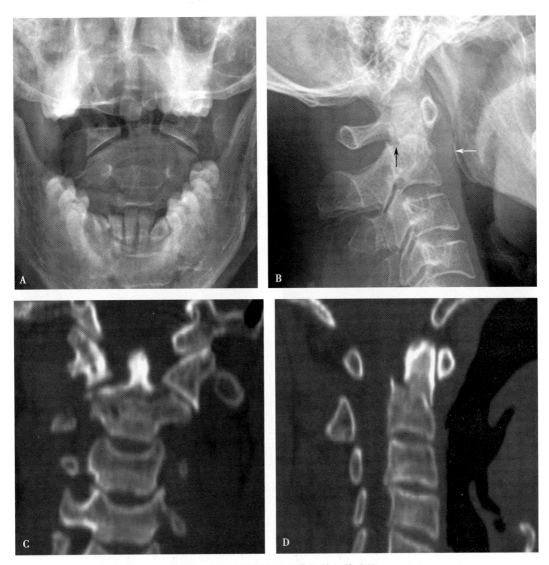

图 1-2-5　枢椎齿状突骨折并向前移位

A. 颈椎张口位示枢椎齿状突基底部骨皮质密度欠均匀，见可疑透亮线，两侧寰齿关节间隙基本对称。B. 颈椎侧位片示枢椎齿状突基底部后缘骨皮质连续性中断，并向前移位（黑箭），相应水平颈椎前缘软组织影增厚（白箭），椎前线、椎后线及椎板线均不连续。C. CT平扫冠状位重建示齿状突基底部左侧骨质中断，见骨折透亮线。D. CT平扫矢状位重建示齿状突骨质连续性中断，见斜行骨折透亮线，局部骨质嵌入

2. 枢椎齿状突骨折多由高能暴力所致，临床常因颅脑、胸、腹或四肢骨折等明显的临床症状而救治，齿状突骨折的细微临床征象易被忽视而引起漏诊。

【诊断要点】

1. 选择合适的摄片体位。对于临床怀疑高位颈椎骨折的患者，除颈椎常规正、侧位 X 线摄片外，还应包括颈椎张口位摄片。

2. 熟悉掌握寰、枢椎影像解剖，仔细阅片。对于片中摄入的各组织结构进行逐一观

察，观察骨质结构是否完整，骨皮质是否连续，以及各骨的相对应位置关系是否正常。

3. 对间接征象的把握。如颈椎前缘软组织影的厚度一般不超过 7mm，当颈椎骨折时，可合并颈椎前间隙出血或渗出，导致颈椎前缘软组织影增厚（图 1-2-5B）；另外，部分齿状突基底部骨折，当骨折端有前后方向的移位而无分离或其他移位，可能于 X 线平片上仅表现为颈椎各序列线的不连续，而无其他明显的骨折征象显示。

4. 注意与齿状突的先天性变异相鉴别。如齿状突分离，即齿突骨（图 1-2-6）。

【鉴别诊断】

①枢椎其他部位骨折；②寰枢或寰枕关节脱位及半脱位；③颈部软组织损伤；④枢椎齿状突的先天性变异。

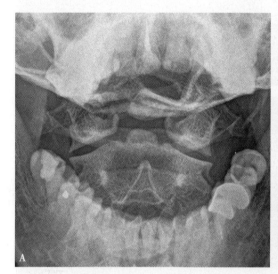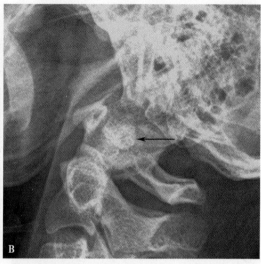

图 1-2-6 齿状突分离（齿突骨）

A、B. 颈椎张口位及侧位片示枢椎齿状突形态不良，其上方见一结节状骨质密度影，边缘光滑、圆钝（黑箭）

四、类风湿关节炎累及寰枢椎

【正常解剖】

第 1 颈椎称为寰椎，由前、后弓和侧块组成；第 2 颈椎称为枢椎，椎体上圆柱状突起为齿状突；寰椎左、右侧块的下关节面和枢椎上关节面构成寰枢外侧关节，齿状突、寰椎前弓及寰椎横韧带构成的寰枢正中关节，同时寰椎侧块上面与枕髁相关节形成寰枕关节，这些都是典型的滑膜关节。

【影像表现】

见本节"三、枢椎齿状突骨折"。

【易漏诊因素】

1. 临床经验不足，对本病缺乏了解。

2. 寰枢椎结构复杂，骨质相互重叠较多，尤其是在病变早期，骨质改变不明显，容易漏诊。

【诊断要点】

1. 类风湿关节炎常对称累及四肢小关节，颈椎尤其是寰枢椎亦是类风湿关节炎常累及的部位。早期于 X 线平片表现不明显或仅表现为局部的骨质疏松，进一步发展表现为骨炎、关节囊缘及关节面下的骨侵蚀，最终导致关节破坏、脱位、关节融合、骨缺损变形等（图 1-2-7、图 1-2-8）。

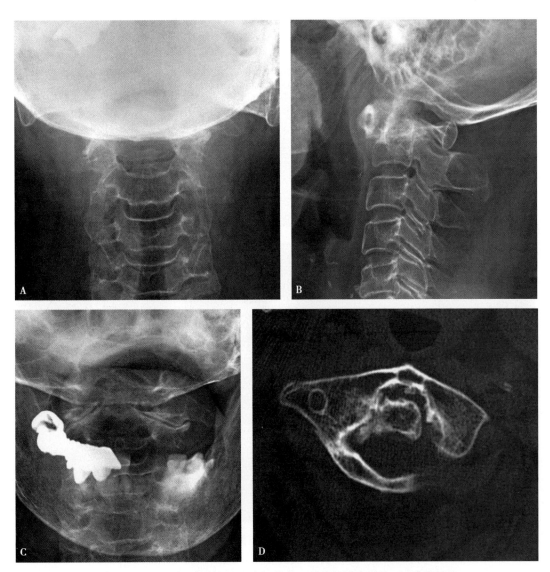

图 1-2-7 类风湿关节炎累及寰枢关节，并寰枢椎半脱位、垂直半脱位

A~C. 颈椎正位片示寰枢椎显示不清；侧位片示寰枢椎骨质密度增高，部分边缘稍毛糙，寰齿前间隙增宽，椎前线、椎板线不连续，齿状突相对上移，Ranawat 值与 Redlund-Johnell 值变小；张口位片示寰枢椎体边缘骨质密度增高，双侧寰枢间隙及寰椎左、右侧块与齿状突间隙狭窄。D. CT 横断位平扫示寰椎前弓后缘、左、右侧块内侧缘及枢椎齿状突边缘骨质密度增高，边缘毛糙，寰齿前间隙增宽，寰椎左、右侧块与齿状突间隙狭窄（右侧明显）

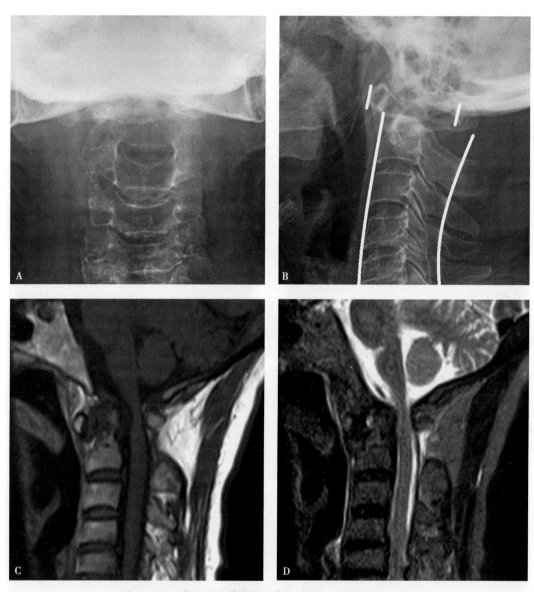

图 1-2-8　类风湿关节炎累及寰枢关节，并寰枢椎半脱位

A、B. 颈椎正侧位示寰枢椎骨质细节显示欠佳，寰齿前间隙增宽，椎前线、椎板线不连续。C、D. MRI 平扫 T_1WI、T_2WI 脂肪抑制矢状位序列示寰椎相对前移，增宽的寰齿前间隙内信号异常，T_1WI 呈等信号，T_2WI 呈低信号，枢椎齿状突骨质呈侵蚀改变，边缘不规则，相应节段椎管狭窄，颈髓受压

2. 选择合适的摄片体位。对于临床怀疑寰枢椎病变的患者，除颈椎常规正、侧位 X 线摄片外，还应包括颈椎张口位摄片。

3. 类风湿关节炎是导致寰枢椎不稳定的因素之一，故在确立诊断后还需对是否伴有寰枢椎半脱位、垂直半脱位等作影像学评估；寰枢椎半脱位表现为寰椎前移，寰齿前间隙 ≥3mm，椎前线、椎后线及椎板线不连续；垂直半脱位则通过测量 Ranawat 值与 Redlund–Johnell 值进行评估（图 1-2-9）。

【鉴别诊断】

①颅底凹陷症；②颈椎退行性变。

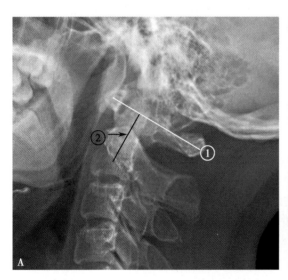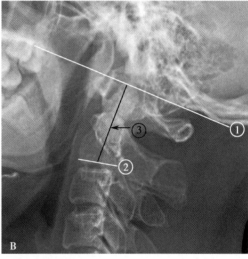

图 1-2-9　Ranawat 值与 Redlund–Johnell 值测量方法

A. 枢椎椎体中心到寰椎前后弓中心连线①沿齿状突纵轴的距离即 Ranawat 值②，正常值为男性 ≥ 15mm，女性 ≥ 13mm。B. McGregor 线（硬腭后缘与枕骨最低点连线）：①到枢椎椎体下缘；②中点的最短距离即为 Redlund–Johnell 值；③正常值为男性 ≥ 34mm，女性 ≥ 28mm

五、胸椎压缩性骨折

【正常解剖】

胸椎（thoracic vertebrae，TV）在胸腔后方，分 12 节（T_1~T_{12}），自上而下逐渐增大。胸椎骨包括椎体、椎弓和突起，突起又分为棘突、横突和关节突。

【影像表现】

胸椎 X 线正位影像特点包括：①椎体呈方形或长方形，边缘的骨密质表现为致密细线影，椎体内有纵横排列的骨小梁影像；②相邻的椎体间显示为无结构的透亮间隙，即椎间隙。椎间隙代表椎间盘，上、下缘基本平行；③椎体的两侧缘见横突影伸向外侧，左、右横突一般对称；④椎弓根呈椭圆形或圆形，其边缘为密度较高的阴影，多重叠在椎体影的外侧部。椎弓根间距从 T_1 到 T_{10} 逐渐变小，T_{10} 为脊柱中最窄的部分，从 T_{11} 向下逐渐加大；⑤胸椎棘突排列成纵行的致密阴影。

胸椎 X 线侧位像主要影像特点包括：①椎体位于脊柱的前部，近似四方形，前后径略大于高径，椎体的后缘略高于前缘，尤其第 12 胸椎体和第 1 腰椎体，后缘高于前缘可达 8~10mm；②椎间隙显影清晰，正常范围 2~6mm，胸椎间隙相对较窄；③相邻的椎弓根上、下切迹之间的椭圆形透亮空隙为椎间孔，椎间孔的前缘是椎体和椎间盘的后缘，椎间孔的后缘止于关节突的前缘；④棘突侧位像显影清晰，胸椎棘突向后下方倾斜，呈叠瓦状排列；⑤各椎体后缘连线和棘突前缘连线之间呈弯曲的柱状低密度影，为椎管侧位影像，内有脊髓。

【易漏诊因素】

1. 临床病史获取不全，如临床医生问诊不详细，或患者隐瞒外伤病史。

2. 胸椎压缩骨折常在胸部 X 线平片上首次发现，然而阅读胸部 X 线平片时，有时候会因为重点观察肺部而遗漏了胸椎的病变。

3. 在正位片上，胸椎与纵隔重叠，不易观察；在侧位片上，胸椎与后纵隔、肋骨等结构重叠，尤其上位胸椎还与肩关节重叠，下位胸椎常与膈肌重叠，易漏诊（图 1-2-10）。

【诊断要点】

1. 阅读胸部 X 线平片全面、细致，除了观察肺的情况，不要遗漏胸椎，尤其侧位片可更好的显示胸椎形态和结构。

2. 在胸部 X 线平片上观察胸椎时，可以适当调整窗宽、窗位，增加图像对比度，更容易突出、发现病变。

3. 椎体压缩性骨折在平片上的典型表现包括椎体压缩，即垂直高度的减少，另外，还可以表现为椎体终板骨折、椎体前缘皮质皱褶等。骨松质常因压缩而密度增高，骨小梁排列紊乱，椎管狭窄等表现（图 1-2-10）。

4. 根据影像学形态表现，椎体压缩骨折可分为楔形（后缘高度明显超过前缘）、双凹形（前后缘高度大致相同，中部高度明显变小）、扁平形（前后及中部高度缩小程度大致相同，终板凹陷不明显）、倒楔形（前缘高度超过后缘）等。

5. 骨质疏松性椎体压缩骨折的分类方法很多，常用的有 Genant 半定量法：标准侧位 X 线片上，椎体的形态及大小正常为 0 级（正常）；椎体高度降低 20%~25% 和椎体投影面积降低 10%~20% 为 1 级（轻度变形或 I 度骨折）；椎体高度降低 25%~40% 和椎体投影面积降低 20%~40% 为 2 级（中度变形或 II 度骨折）；椎体高度和椎体投影面积降低大于 40% 为 3 级（严重变形或 III 度骨折）。

【鉴别诊断】

椎体压缩骨折按其性质分为良性骨折和恶性骨折。前者的病因主要包括外伤和骨质疏松，尤以骨质疏松最为常见；后者的病因包括原发性骨肿瘤和转移性骨肿瘤，尤以转移性骨肿瘤最为常见（图 1-2-11）。对于老年人，尤其是有恶性肿瘤病史者，鉴别压缩骨折病因至关重要，其治疗原则及预后有极大差别，两者的影像学鉴别诊断要点较多（表 1-2-1），但单独 X 线平片的价值有限，主要体现在病变定位、形态及部分骨质改变方面。

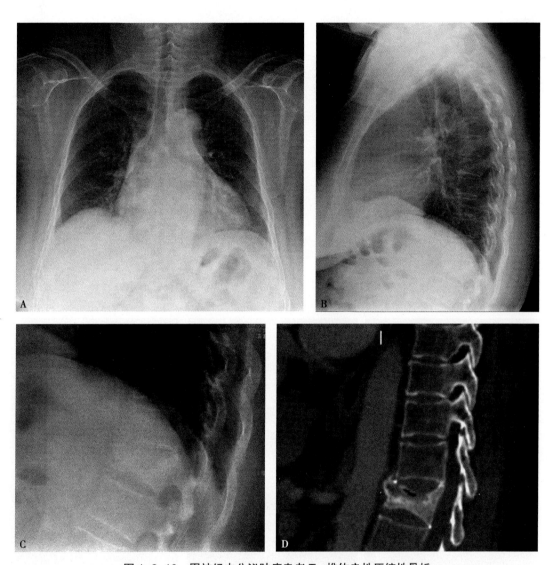

图 1-2-10 胃神经内分泌肿瘤患者 T_{12} 椎体良性压缩性骨折

A.胸部正位片示上胸段椎体形态及高度正常。B.胸部侧位片示 T_{12} 椎体与较高密度的膈肌重叠，呈楔形变，易漏诊。C.胸部侧位片局部放大，并调整窗宽窗位后，病变椎体显示更清楚，形态呈双凹形。D. CT平扫矢状位重建示 T_{12} 明显楔形变，部分骨松质密度增高，前缘皮质皱褶，上缘终板中断，椎体后上缘呈尖角样突出，上极终板下可见带状平行的稍低密度软组织影和低密度气体影

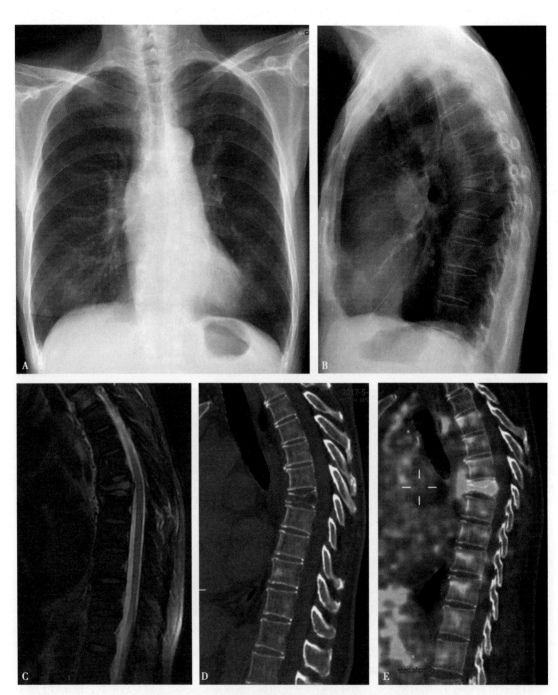

图 1-2-11 肺小细胞癌患者 T7 椎体恶性压缩性骨折

A. 胸部正位片示左肺上叶不规则分叶状结节，左肺上叶另见增殖钙化灶。B. 胸部侧位片示 T7 椎体明显楔形变，且椎体中央密度减低。C. CT 平扫矢状位重建示 T7 椎体楔形变，其内见斑片状低密度影，上下终板局部中断不连。D. MRI 平扫 T2WI 压脂矢状位图像示 T7 椎体楔形变，其内可见异常稍高信号，椎体后缘膨隆压迫硬膜囊。E. PET/CT 融合图像示 T7 椎体放射性核素摄取明显增高

表 1-2-1　良、恶性椎体压缩性骨折影像学鉴别诊断要点

	良性骨折	恶性骨折
颈段和上胸段受累	一般不累及	常易累及
椎体后部及附件受累	一般不累及	常易累及
椎体压缩形态	双凹型、楔形	扁平形、楔形、倒楔形
椎体后缘骨皮质形态	连续、轻度前凹	中断、向椎管内后凸
椎体后上缘成角突出或骨折片	常见	无
椎体内积液、积气	常见	偶见积液
椎体内正常黄骨髓残留	至少有部分残留	可完全消失无残留
椎体后角回避现象	常见	一般无
椎体终板下水肿带	常见	无
许莫氏结节	可见	一般无
椎旁或硬膜外软组织肿块	无或仅有软组织肿胀	常见
放射性核素浓聚	急性期可有	有
随诊异常密度、信号、浓聚变化	消失	不消失

六、腰椎横突、棘突骨折

【正常解剖】

腰椎位于身体的中段，上接胸椎，下接骶椎，所有椎骨中最大者，共有 5 节，每节都由椎体、椎弓、横突、棘突等部分组成，既无横突孔，也无肋关节面，关节突很明显。横突、棘突是肌肉、韧带附着的部位，其中横突位于椎体两侧，起自双侧椎弓根和椎弓板连接处向外侧的突起，呈冠状走行，棘突骨质相对扁平、宽大，由双侧椎板向后中线处汇合而成。横突、棘突骨折可以由直接暴力损伤，亦可由腰椎极度侧屈或屈曲所致的肌肉、韧带牵拉造成。

【影像表现】

正位片中椎体呈长方形，从上向下依次增大；椎体两侧突起为横突，L_3 横突常最长，L_4 横突微上扬略呈翘起改变，L_5 横突较宽大且变异较多，可简要记忆为 "3 长 4 翘 5 肥大"。其形态特征对于部分移行椎的判定有重要参考意义，其内侧对称椭圆形环状致密影，为椎弓的轴位投影；椎体中央偏下方类三角形线状致密影为棘突的轴位投影。侧位片中横突与椎体重叠而无法显示，棘突位于椎板后方，相对扁平、宽大。

【易漏诊因素】

1. 部分骨质不能多角度、多方位观察，骨折线与 X 线投照方向垂直时不易显示，特别是无明显移位的骨折容易漏诊（图 1-2-12）。

2. 普通 X 线平片为投照方向上所有组织的重叠影像，易受肠道气体及内容物的干扰（图 1-2-12），这也是横突或棘突骨折漏诊的常见因素。

3. 部分骨折同时合并周围肌群的肿胀和损伤，影响骨折线的显示。

4. 横突和棘突骨折常与椎体骨折同时发生，而椎体骨折临床征象多较重，从而掩盖了附件骨折的临床征象，造成漏诊。

【诊断要点】

1. 标准的摄片体位和合适的曝光条件是图像质量的基本保证。

2. 养成良好的阅片习惯。首先观察椎体曲度和序列，其次观察椎体大小、形态、密度和椎间隙影像；再次观察椎弓、横突及棘突等附件影像情况，各部位逐一观察，左、右对比，上、下对比，做到不遗漏。X线平片阅片中，避免因椎体明显阳性病变而忽视附件的细微病变。

3. 结合临床症状、体征及X线间接征象。腰椎横突骨折多因腰方肌、腰大肌的急骤收缩引起撕脱骨折，其特点是多为单侧，伴有深部肌肉与筋膜撕裂，同侧背伸肌保护性痉挛，使脊柱侧弯凸向健侧，患者不能向健侧弯。腰椎平片发现腰大肌肿胀（图1-2-13），要仔细观察同侧横突走行，不轻易放弃可疑征象。棘突骨折腰前屈时疼痛加重，伸腰时较轻。

4. 部分被检者因肠道气体及内容物重叠较多，可影响对横突的观察，适当调整窗宽、窗位有助于更清晰的显示，如仍然无法显示或显示不清，而临床症状非常明显，可建议其清洁肠道后复查或进一步CT检查（图1-2-12~图1-2-14）。

【鉴别诊断】

①腰椎椎体骨折；②腰部软组织损伤。

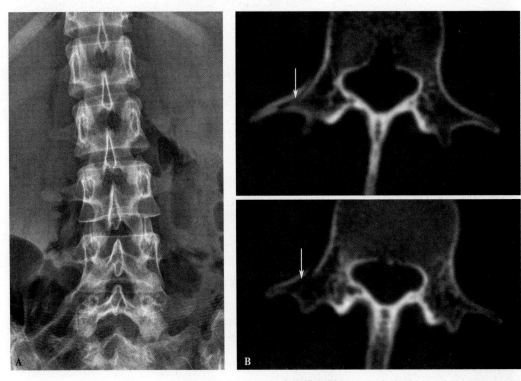

图1-2-12　L₃、L₄右侧横突骨折

A.腰椎正位片示两侧横突形态自然，密度均匀，未见明显骨折征象。B.CT横断位平扫示L₃和L₄右侧横突骨质连续性中断，见斜形（白箭）骨折透亮线，断端对位对线好

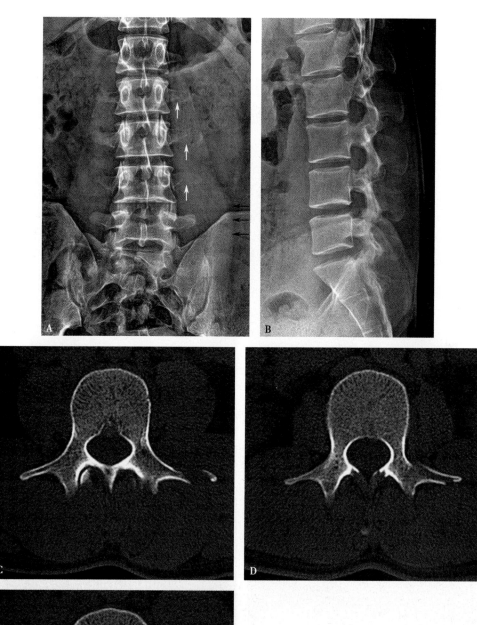

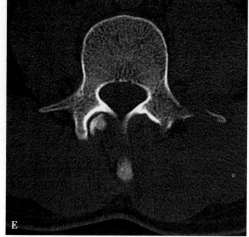

图 1-2-13 腰椎横突骨折

A. 腰椎正位片示 L_2~L_4 左侧横突形态不自然，局部见透亮度增高区（白箭），但 L_2、L_3 椎体左侧横突与肠道内容物重叠，诊断骨折信心不足，左侧腰大肌局部肿胀（黑箭）。B. 腰椎侧位片未见明显异常表现。C~E. CT 横断位平扫分别显示 L_2~L_4 左侧横突骨折，断端分离、错位

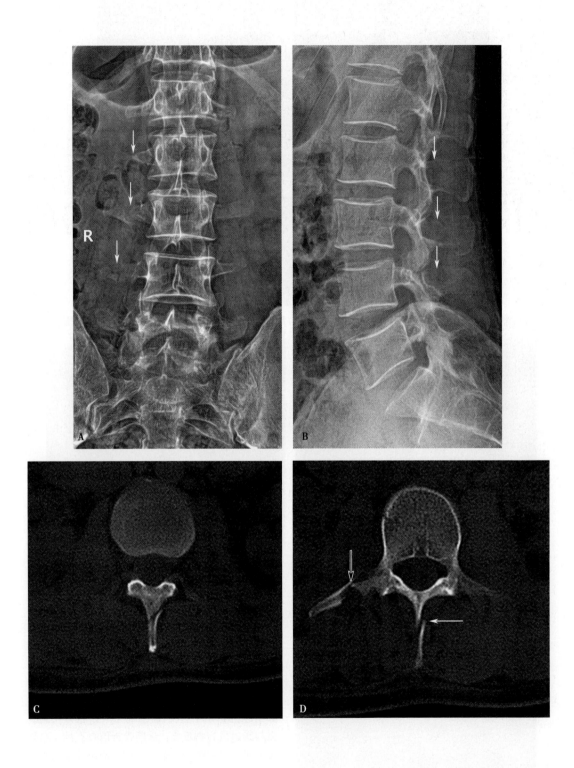

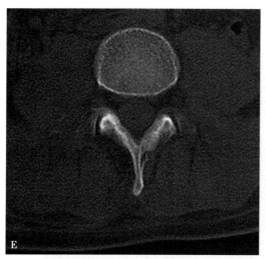
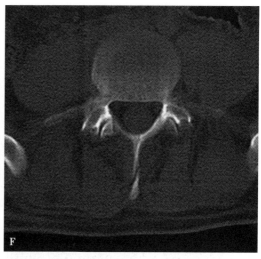

图 1-2-14　L$_2$~L$_4$ 右侧横突、L$_2$~L$_5$ 棘突骨折

A. 腰椎正位片示 L$_2$~L$_4$ 右侧横突骨质连续性中断，见骨折透亮线（白箭）。B. 腰椎侧位片示 L$_2$~L$_4$ 棘突可疑透亮线（白箭），移位征象不明显，L$_5$ 棘突与髂骨重叠而显示不清。C~F.CT 横断位平扫分别示 L$_2$~L$_5$ 棘突骨皮质连续性中断，L$_3$ 棘突断端重叠移位（白箭），另见 L$_3$ 右侧横突骨折（黑箭）

七、椎弓峡部裂

【正常解剖】

腰椎体大而肥厚，椎体后方为椎弓，包括椎弓根、椎板、上下关节突、棘突和横突。椎弓根短而厚，起于椎体上部，几乎与椎体呈垂直方向，向后方突起。腰椎椎体和椎弓共同围成椎孔，椎体为椎孔的前壁，椎弓为椎孔的后壁和侧壁。

【影像表现】

上、下关节突之间为椎弓峡部，常规正、侧位片中均显示不佳；斜位片中，附件结构的影像常被形象地描述为"猎狗"，"狗嘴"为横突的投影，"狗眼"为椎弓根轴位的投影，"狗耳朵"为上关节突的投影，上、下关节突之间的峡部为"狗的颈部"，"狗的体部及腿"为椎弓及下关节突的投影（图 1-2-15）。

【易漏诊因素】

1. 腰椎 X 线正位摄片椎弓与椎体互相重叠，侧位摄片两侧椎弓根相互重叠，故椎弓根在正、侧位片上均显示不佳，椎弓部裂隙细小或者仅有崩裂未有滑脱时不易辨别。

2. 患者肥胖及摄片条件不合适均可以导致椎弓峡部裂漏诊。

【诊断要点】

1. 腰椎常规正侧位摄片时，椎体、椎弓根、椎板、上下关节突、棘突和横突附件等各个部分均是观察的重点，根据部位不同，将窗宽、窗位调整到最佳观察参数状态。对于临床高度怀疑椎弓病变者，可加拍腰椎斜位片，椎弓峡部裂典型表现为"狗的颈部"出现低密度的透亮线或透亮带，形似猎狗脖子上戴了一条项圈，即所谓的"狗戴项圈征"（图 1-2-15）。

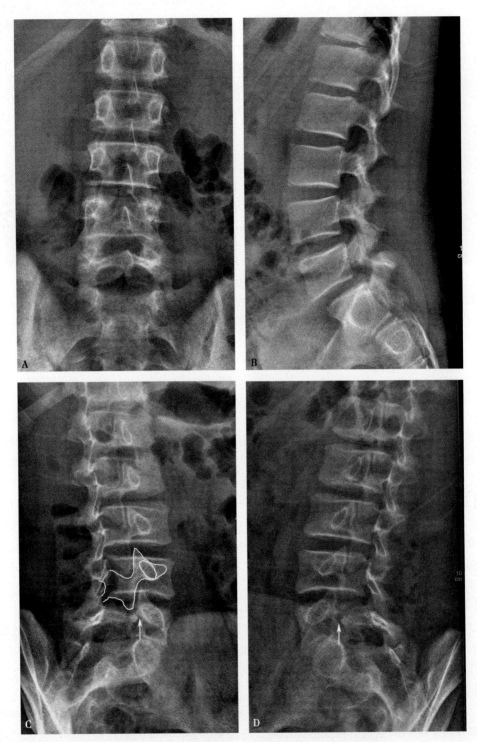

图 1-2-15 L₅双侧椎弓峡部裂并椎体向前Ⅰ度滑脱

A.腰椎正位片示椎体形态及密度未见明显异常表现；B.腰椎侧位片示 L₅椎体向前Ⅰ度滑移，椎弓峡部局部骨质密度稍减低，骨皮质中断改变不明显；C.腰椎左斜位示 L₄"猎狗"征及 L₅"狗戴项圈征"（白箭），D.腰椎右斜位清楚显示 L₅右侧椎弓峡部骨皮质连续性中断（白箭），见贯穿骨质的透亮线影

2. 椎弓峡部裂分为先天性及后天获得性，其中后者多由各种原因造成椎弓骨折后，病损的脊椎因受体重挤压和移位分力的作用，使峡部不连趋向分离，不易愈合，形成椎弓崩裂，持久负重和反复剪切力可导致假关节的形成和椎体向前滑脱，故对滑脱的椎体要重点、反复观察椎弓部位，明确是否存在骨皮质连续性中断等椎弓峡部裂的直接征象，在不能发现直接征象时，局部骨赘及密度增高等间接征象亦对诊断有一定的提示意义（图 1-2-16）。

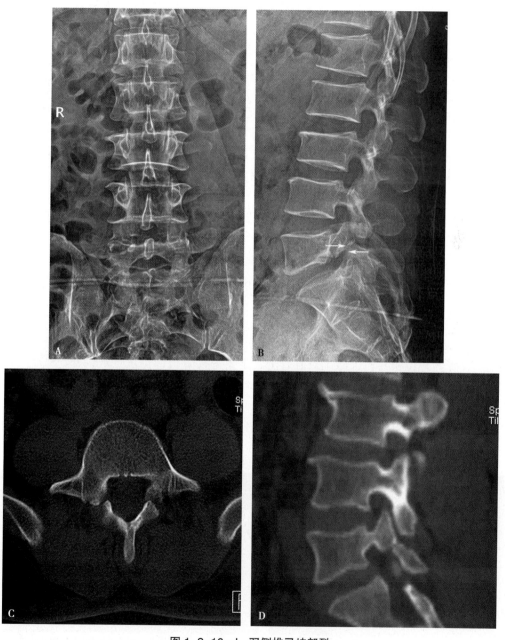

图 1-2-16　L₅ 双侧椎弓峡部裂

A. 腰椎正位片示椎体形态及密度未见明显异常表现；B. 腰椎侧位片示腰椎退变，L₅ 椎体向前 I°滑脱，L₅ 椎弓峡部骨质可疑线状骨质密度减低区（白箭），分离移位征象不明显；C、D. CT 平扫及矢状位重建示 L₅ 双侧椎弓峡部骨皮质连续性中断，见贯穿骨质的透亮线影，断端骨质密度增高，边缘稍圆钝

3. X 线平片发现有可疑征象而不能确诊时，可 CT 进一步检查。

【鉴别诊断】

①腰椎小关节退行性变所致骨赘形成；②椎弓肿瘤或肿瘤样病变。

八、骶、尾骨骨折

【正常解剖】

骶骨呈底朝上，尖朝下的倒三角形，由 5 块椎骨互相融合成一块骶骨，前面凹陷，有四对骶前孔，上缘中部向前隆凸部分为骶岬，是产科骨盆测量重要标志。两侧平滑为骶翼，骶骨下端连接尾骨，由 3~4 块退化的尾椎组成，各尾椎间由软骨连接，约 40 岁后才消失。

【影像表现】

骶骨在前后位上由于其弯曲度大，其长度显得比较短，前后结构重叠，不利于观察，又由于缺少真正的椎弓根，骶管边界多不易显示清楚，在投照时常需向头侧倾斜 15°~20°；第 1 尾椎由椎体、尾骨角及外侧突组成，第 2 尾椎还可以见到外侧突，余尾椎仅留椎体部分。尾椎无棘突及椎弓，常向一侧偏斜或前屈。

【易漏诊因素】

1. 由于骶骨本身弯曲度较大，各部位重叠较多，而尾骨较小，当仅有骨盆正位摄片时，骶、尾骨是易被忽视的部位。

2. 盆腔内肠道气体影多见，会遮盖骶尾椎，给诊断带来困难。

3. 骶尾椎变异情况较多，如骶椎隐裂、偏侧畸形、尾椎成角等，也会影响骨折线的观察。

【诊断要点】

1. 熟悉骨盆及骶尾椎解剖，掌握骶尾椎正常影像特征。

2. 仅骨盆正位摄片时，除了对耻骨上、下支等易骨折部位重点观察外，骶、尾椎亦需仔细观察，不能忽视（图 1-2-17、图 1-2-18）。当发现可疑征象时，可加摄骶尾椎侧位片或进一步 CT 检查。

3. 阅片前仔细阅读检查申请单，明确患者主诉，做到阅片时有的放矢，重点部位重点观察。另外，因部分臀大肌附着于尾椎，对于外伤后臀部不适患者，尾椎也需进行观察。

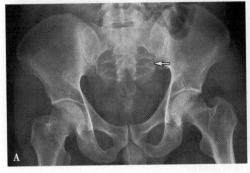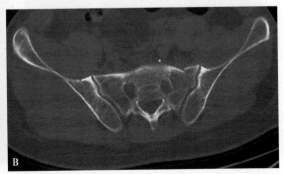

图 1-2-17 骶骨骨折

A. 骨盆平片示 S_3 左缘隐约见线样低密度影，余无明显骨折征象（白箭）；B. CT 平扫示 S_3 左前缘骨皮质中断

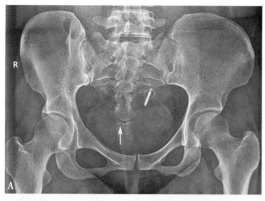
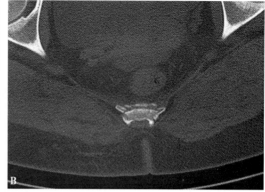
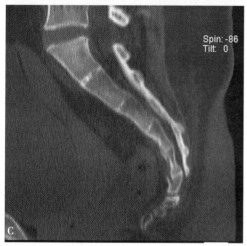

图 1-2-18　尾骨骨折
A.骨盆平片示尾 1 椎体右缘骨质透亮度增高区，移位不明显（白箭）；B、C. CT 平扫及矢状位重建示尾 1 椎体骨皮质中断，矢状位显示更清晰

【鉴别诊断】

①肠道气体造成的假象；②隐性骶裂；③骶尾部软组织损伤。

九、肋骨骨折

【正常解剖】

肋骨为胸廓组成的一部分，共有 12 对，属于扁骨，呈弓形，分前、后两端及体 3 部分，前端连接肋软骨，中间为体部，后端膨大，称为头。第 1 肋近水平，扁而短，第 1~7 肋与胸骨的肋切迹相连，称为真肋，第 8~10 肋骨前端的肋软骨依次连于上位肋软骨形成肋弓，并间接连于胸骨，称为假肋，第 11、12 肋骨游离于腹肌内，称为浮肋。骨折可发生于各肋，但以第 3~10 肋多见。

【影像表现】

X 线平片中因肋骨头与脊柱及纵隔重叠，一般不易显示或显示不清；肋骨体呈弓形由后向前下走行；肋软骨未钙化时不显影，通常于 25~30 岁开始出现钙化，多数是由第 1 肋软骨开始钙化，然后其他肋骨由下至上开始钙化，表现为沿肋软骨边缘的条状或斑点状高密度影。

【易漏诊因素】

1. 肋骨部分区域与胸椎横突、纵隔及膈下结构重叠，发生于这些部位的骨折易被掩盖而漏诊，尤其是无明显移位的骨折，当仅行胸部正位片检查时，这种漏诊更为明显（图 1-2-19）。

2. 肋软骨未钙化时因与周围组织缺乏对比度，在 X 线平片上不显影（图 1-2-20），无法对肋软骨骨折进行评价。

3. 肋骨扁薄，尤其是前肋，X 线平片不易发现不完全骨折及部分无移位的骨折（图 1-2-21）。

4. 摄片体位和摄片条件不当等原因亦可造成骨折端显示不佳，对骨折线的分辨率不够，从而造成漏诊。

5. 阅片时不全面，尤其是临床病史不详或未提供外伤病史时，易忽视对肋骨的详细观察造成漏诊。

【诊断要点】

1. 根据临床症状、体征及检查要求合理选择检查体位和曝光条件。对怀疑肋骨骨折者，建议常规行肋骨正位及双斜位片检查。摄片时尽可能包括全胸廓，如无法全部包括，可根据其症状、体征选择合适的照射野，但片中须完整包括第 1 肋骨或第 12 肋骨，以便对肋骨进行计数及定位；选择合适的曝光条件，以清楚显示肋骨为准，如怀疑膈下肋骨骨折，应嘱患者深呼气后屏气曝光，同时曝光条件亦应较常规肋骨条件有所增加。

2. 正确的阅片顺序。推荐从上至下，从后至前，从右至左，全面、细致逐一观察每根肋骨，养成良好的阅片习惯。

3. 密切结合临床病史及症状、体征。重点对临床症状明显处进行细致观察，注意与肋骨重叠较多的部位，适当调整窗宽、窗位有助于骨折的显示。

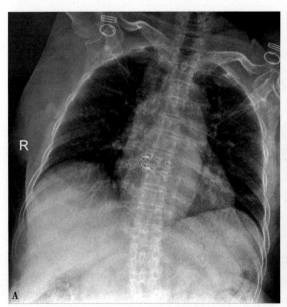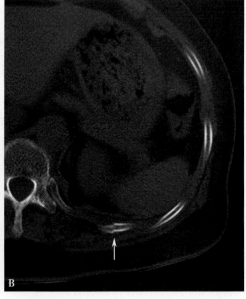

图 1-2-19 左侧第 11 肋骨骨折

A. 胸部正位片示两侧肋骨未见明确骨质连续性中断征象；B. CT 平扫图像示左侧第 11 后肋骨质连续中断，断端稍移位

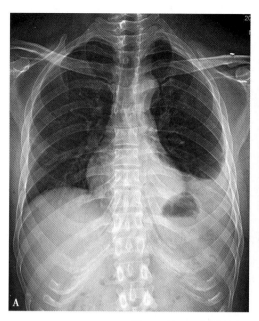
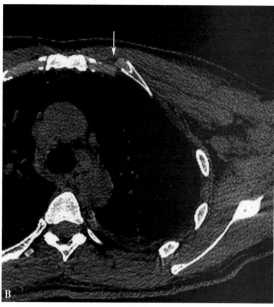

图 1-2-20 左侧多发肋骨骨折（左侧第 2 肋软骨骨折）

A. 胸部正位片示左侧多发肋骨近腋中线处骨质连续性中断，肋软骨则无显示或显示不清，另见，左侧肋膈角消失；B. CT 平扫图像示左侧第 2 肋软骨连续性中断，断端向前移位（白箭）

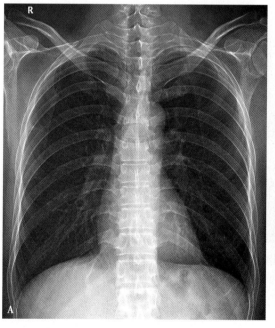
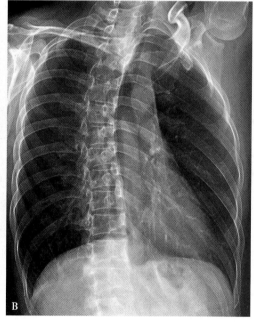

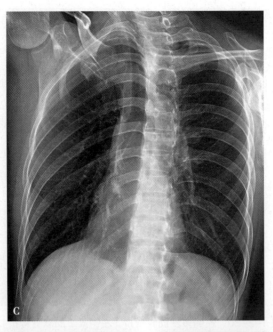

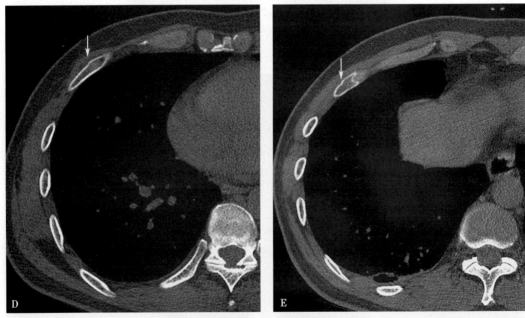

图 1-2-21 右侧第 5、6 肋骨不全骨折

A~C.胸部正位及双斜位片示双侧肋骨无明显骨折征象；D、E. CT 平扫示右侧第 5、6 肋骨局部骨皮质皱褶改变（白箭）

4. 重视间接征象和临床病史的导向作用，如外伤患者出现胸壁软组织肿胀（图 1-2-22）、皮下气肿或血、气胸，常同时合并肋骨骨折，此时应注意观察；多发肋骨骨折较少呈跳跃性，如第 6、8 肋骨可见明显骨折，第 7 肋骨也常存在骨折，需注意判别；另外，若患者为挤压伤，当发现一侧肋骨骨折时，还应警惕对侧肋骨骨折的可能。

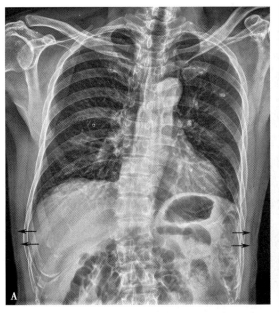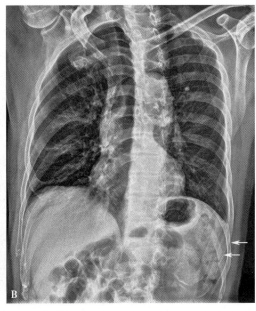

图 1-2-22　左侧第 10、11 肋骨骨折

A.胸部正位片示肋骨骨质连续，未见明显骨质透亮线及移位征象，左下胸壁软组织较右侧肿胀，密度增高（黑箭）；B.左前斜位片示左侧第 10、11 肋骨骨皮质连续性中断（白箭）

【鉴别诊断】

①胸壁软组织损伤；②其他胸廓组成骨的骨折；③肋骨肿瘤或肿瘤样病变。

（徐志伟　胡俊华　戴畅）

第三节　上肢骨与关节疾病

上肢骨由上肢带骨和自由上肢骨组成，上肢带骨包括位于胸廓前上部的锁骨及胸廓后部外上方的肩胛骨，自由上肢骨包括肱骨、尺骨、桡骨、腕骨、掌骨和指骨。上肢骨相对于中轴骨而言，解剖结构相对简单，与其他结构重叠较少，绝大多数病变可由 X 线平片发现并诊断，但部分微小病变，尤其是关节或是近关节处的病变仍容易漏诊。本组易漏诊疾病主要包括骨折、关节脱位及其他特殊关节损伤等。

一、锁骨骨折

【正常解剖】

锁骨形态呈"~"形弯曲，锁骨沿其长轴的横截面的形状不同，外 1/3 呈扁平状，中 1/3 呈管状，内 1/3 呈菱形。

【影像表现】

在锁骨正位片投影上仅表现为一略弯曲的"管状"影，中外段因与其他组织重叠较少，一般显示良好，而中内段与肋骨、肺、纵隔、脊柱等全部或部分重叠，常规 X 线正位显示欠佳。

【易漏诊因素】

1. 锁骨内 1/3 与纵隔、脊柱等结构相重叠，不易显示骨折线，容易漏诊。

2. 锁骨的内侧段向前弯，外侧段向后弯，前后弯曲交界处为中段，前后位摄片时中段走行近似于轴位，重叠影像较多，不易发现细微骨折线及判断骨折的移位情况（图 1-3-1、图 1-3-2）。

【诊断要点】

1. 结合临床病史及患者症状、体征，全面、细致阅片，尤其是中内段与其他组织重叠的部分更应注意观察，适当调整窗宽、窗位有助于细微征象的显示。

2. 对临床症状、体征明显，以及临床高度怀疑锁骨骨折患者，建议常规行锁骨正位与轴位检查，多体位摄片不仅有助于诊断、减少漏诊，还可明确骨折断端的移位情况。

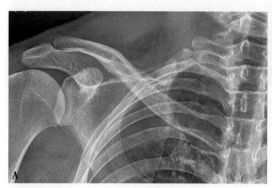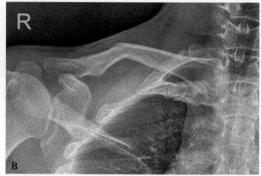

图 1-3-1 右锁骨中段骨折

A. 锁骨正位片仅显示锁骨上方软组织稍肿胀，锁骨骨皮质尚光滑、连续；B. 锁骨轴位片示锁骨中段骨皮质连续性中断，断端相互嵌插并向前成角

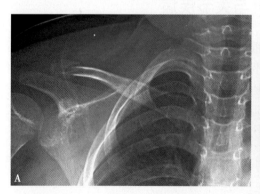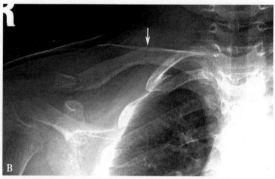

图 1-3-2 右锁骨肩峰端及中内侧段两处骨折

A. 右锁骨正位片示右锁骨肩峰端骨质连续性中断，见骨折透亮线，断端稍分离，余部锁骨无异常表现；B. 锁骨轴位片除显示锁骨肩峰端骨折外，中内 1/3 段交界区亦见线状透亮度增高区，对位、对线好（白箭）

3. 锁骨轴位摄片可采用改良法站立位，操作简单易行，方法如下：①患者站立于探测器前 20cm 处，双足呈前后分开，其中一腿略屈曲，另一腿伸直，力求患者站稳；后背

贴近探测器面板，双上肢自然下垂或置于身体两侧，身体后仰，头稍前倾，胸部前凸，肩部紧贴探测器面板；锁骨中线与面板正中线重合，并垂直；胸部冠状面与探测器约成 35°角；上缘超过锁骨 5~6cm，使锁骨投影于探测器中心；②焦 - 片距 1m，中心线向头侧倾斜 20°~30°，经过锁骨中点下缘达探测器；③平静呼吸屏气曝光（图 1-3-3）。

【鉴别诊断】

①肩锁或胸锁关节脱位；②锁骨周围软组织损伤；③肩关节骨折。

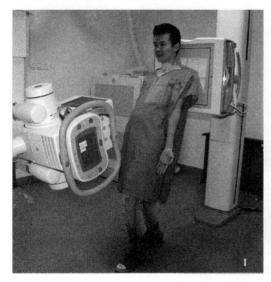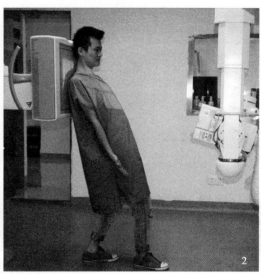

图 1-3-3　改良法立位锁骨轴位摄片方法

二、肩胛骨喙突骨折

【正常解剖】

肩胛骨为三角形的扁骨，位于胸廓后外侧上部。肩胛骨上缘的外侧有肩胛切迹，肩胛切迹外侧的指状突出，因外形酷似鸟嘴，称为喙突。有喙锁韧带、喙肩韧带、喙肱韧带附着，肱二头肌短头、喙肱肌及胸小肌亦附着此处。

【影像表现】

X 线平片中喙突表现为肩胛骨上缘的骨性突起，基底部与肩胛冈、肩峰部分重叠，骨折线常位于基底部，呈横形或斜形。

【易漏诊因素】

1. 喙突在肩关节平片上为重叠的投影，受肩胛骨自身的遮挡，解剖结构不能完全展现，骨折的直接征象不显示或显示不明显（图 1-3-4）。

2. 阅片医生对于喙突骨折 X 线表现缺乏足够的认识，对部分征象不能正确把握。

3. 喙突骨折常合并肩锁关节脱位、肱盂关节脱位及锁骨、肩胛骨其他部位骨折，当有其他明显异常时易忽视对喙突的观察。

【诊断要点】

1. 熟悉掌握肩关节的正常解剖，特别是立体形态。

2. 肩胛骨喙突骨折常发生于基底部，可由直接暴力造成，也可由牵拉暴力致撕脱性骨折，当发生肩部其他骨折或肩锁关节脱位、肱盂关节脱位的同时，应注意有无喙突骨折（图 1-3-5）。

3. 其他特殊体位的运用，如腋位及 Stryker 位，有助于了解骨折的情况及显示部分特殊形态的骨折，但随着 CT、MRI 的运用和普及，目前运用已越来越少。

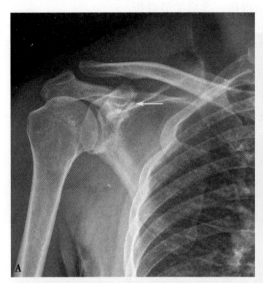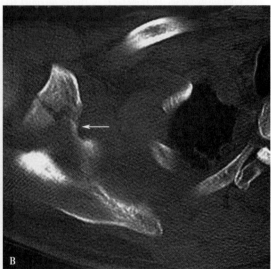

图 1-3-4 右侧肩胛骨喙突骨折

A. 右肩关节正位片示右侧肩胛骨喙突基底部局部骨质结构紊乱，骨皮质不连续，隐约可见不规则透亮线影（白箭）；B. CT 平扫示右侧肩胛骨喙突基底部骨质连续性中断，见线状骨质透亮度增高影（白箭）

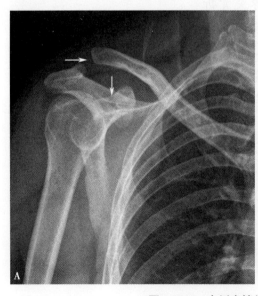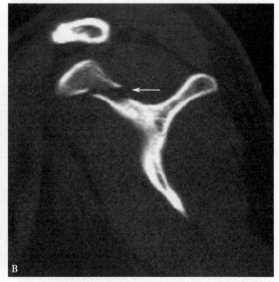

图 1-3-5 右侧肩锁关节脱位、肩胛骨喙突骨折

A. 右肩关节正位片示右侧肩锁关节间隙及喙锁间隙增宽，肩胛骨喙突基底部骨皮质不连续（白箭）；B. 右肩关节 CT 平扫矢状位重建图像示喙突骨质连续性中断，见线状骨质透亮度增高区（白箭）

【鉴别诊断】

①肩胛冈骨折；②关节盂骨折。

三、骨性 Bankart 损伤

【正常解剖】

肩关节由肱骨头与肩胛骨关节盂构成，为多轴球窝关节。骨性肩胛盂周缘有类似于半月板结构的纤维软骨包绕，起加深关节窝的作用，周围有韧带、肌腱及关节囊附着。前下盂唇韧带复合体包括下盂肱韧带前束、前下关节囊及前下盂唇，其一端附着于前下骨性关节盂缘，另一端附着于肱骨解剖颈和肱骨干近端。在肩前方脱位时，肱骨头常移位至关节盂的前下方，此瞬间肱骨头后外上方与关节盂前下缘常发生机械性撞击，从而易导致关节盂前下缘（相当于3~6点钟方向）损伤。

【影像表现】

前下盂唇韧带复合体于 X 线平片中无法显示，骨性 Bankart 损伤仅表现为肩胛盂前下缘撕脱性骨折。

【易漏诊因素】

1. 对 Bankart 损伤机制了解不足，加之部分骨性 Bankart 损伤骨性结构撕脱较小，于 X 线平片中的异常表现不明显，易被忽略（图1-3-6）。

2. 摄片时体位的原因，造成组织间相互重叠影响观察。骨性 Bankart 损伤多继发于肩关节的前下脱位，脱位时肱骨头与肩胛盂部分重叠影响了肩胛盂骨质的观察。

3. 阅片时过多的注意力放在脱位本身及其他更明显、更常见部位的骨折，如肱骨大结节撕脱性骨折，忽视了相对不明显的肩胛盂异常（图1-3-7）。

【诊断要点】

1. 熟悉正常肩关节的解剖，了解骨性 Bankart 损伤的相关机制，提高对本病的理解及认识。Bankart 损伤是指肩关节前下盂唇在前下盂肱韧带复合体附着处的撕脱性损伤，而骨性 Bankart 损伤同时伴有关节盂前下方的撕脱性骨折。Bankart 损伤患者中青壮年居多，受伤机制多由肩关节受到外展外旋的暴力，如跌倒时手撑地，肱骨头前移所造成，故其常继发于肩关节前下脱位。骨性 Bankart 损伤于 X 线平片中表现为肩关节盂的前下方撕脱性骨折（图1-3-7）。

2. 对片中所摄入的骨质结构须逐一仔细观察，特别是对于肩关节脱位合并骨性 Bankart 损伤患者，当肩关节处于脱位状态下，肱骨头易与肩胛盂重叠而影响对肩胛盂的观察，故当肩关节脱位整复后复查时，应重新对所重叠部分进行仔细评估。

3. 由于骨性 Bankart 损伤导致肩胛盂前下方的骨质缺损，可能导致原本类似于"梨形"的关节盂变为"倒梨形"（图1-3-8），破坏了凹面－挤压机制及盂肱平衡，即使在较小的作用力下，肱骨头也可能从关节盂上脱出，继而引起肩关节的不稳定。故在以肩关节不稳定或是复发性肩关节脱位为临床诊断的患者中，应特别注意其关节盂情况，考虑到是否有既往骨性 Bankart 损伤的可能。

【鉴别诊断】

①肩胛盂其他类型骨折；②肩关节脱位；③肩关节周围软组织损伤。

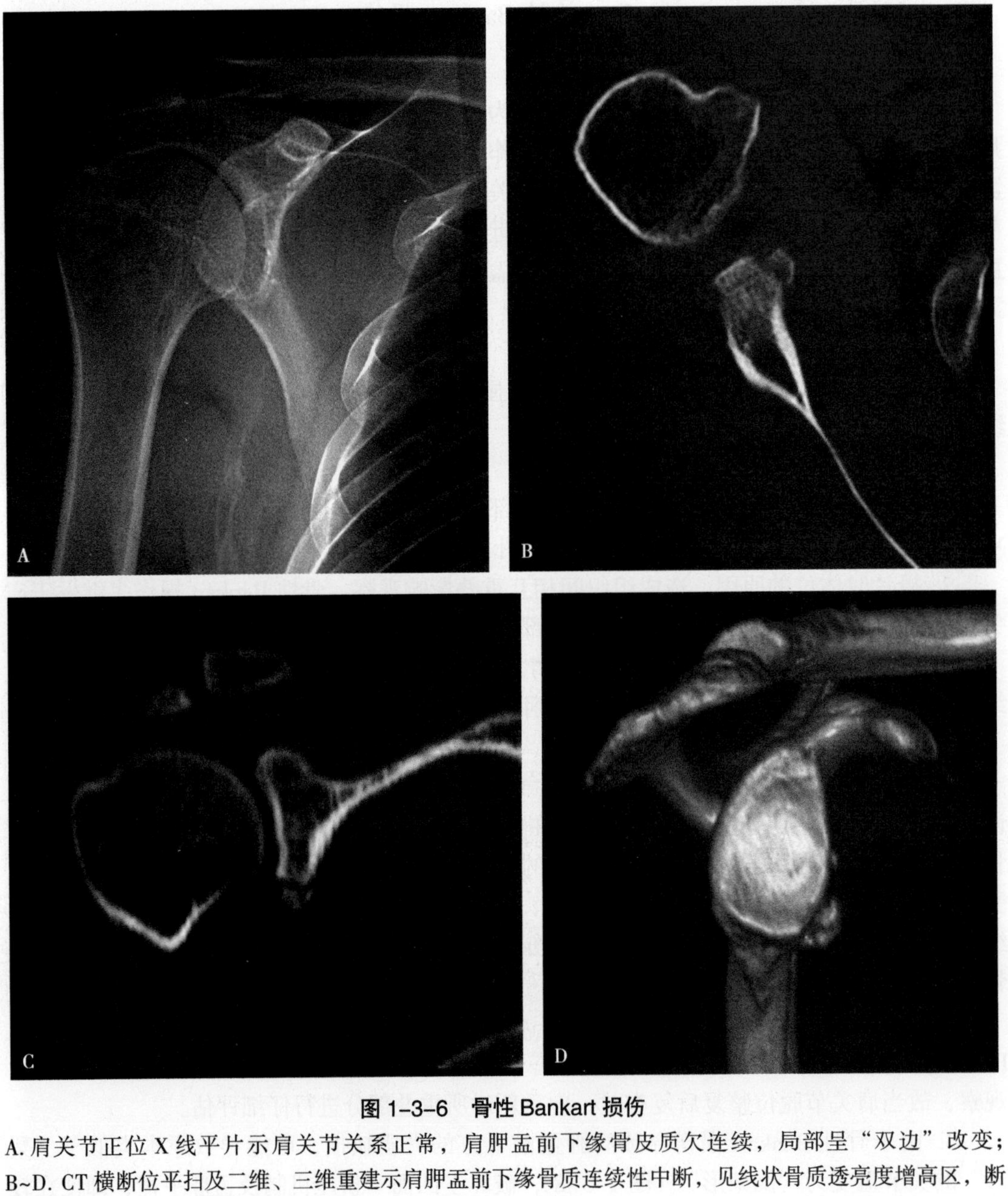

图 1-3-6 骨性 Bankart 损伤

A. 肩关节正位 X 线平片示肩关节关系正常，肩胛盂前下缘骨皮质欠连续，局部呈"双边"改变；
B~D. CT 横断位平扫及二维、三维重建示肩胛盂前下缘骨质连续性中断，见线状骨质透亮度增高区，断端稍移位

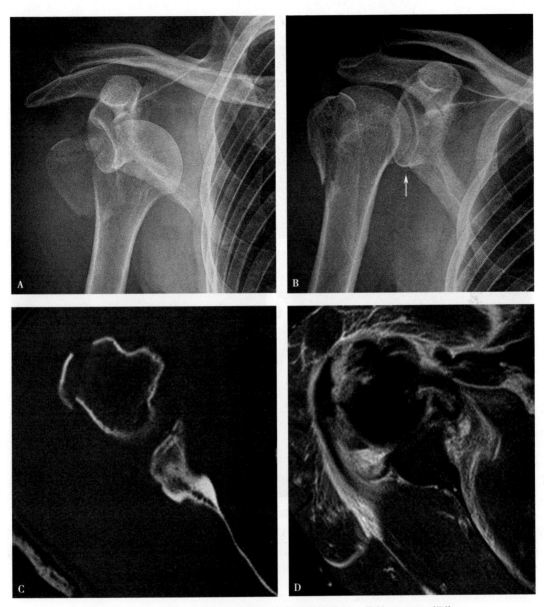

图 1-3-7　右肩关节脱位并肱骨大结节撕脱性骨折、骨性 Bankart 损伤

A. 初诊时肩关节正位片示肩关节关系不良，肱骨头相对向内下方移位、脱离肩胛盂，肱骨头部分与肩胛盂重叠，肱骨大结节骨皮质连续性中断，见骨质透亮度增高区，大结节骨折块被掀起；B. 整复后肩关节正位片除显示肩关节关系恢复正常、大结节骨折片对位良好外，肩胛盂下缘似见一斑片状稍高密度影（白箭）；C. CT 横断位平扫提示肩胛盂前下缘骨质连续性中断，见线状骨质透亮度增高影；D. 肩关节 MRI 平扫横断位脂肪抑制 PdWI 序列进一步明确骨性 Bankart 损伤的诊断

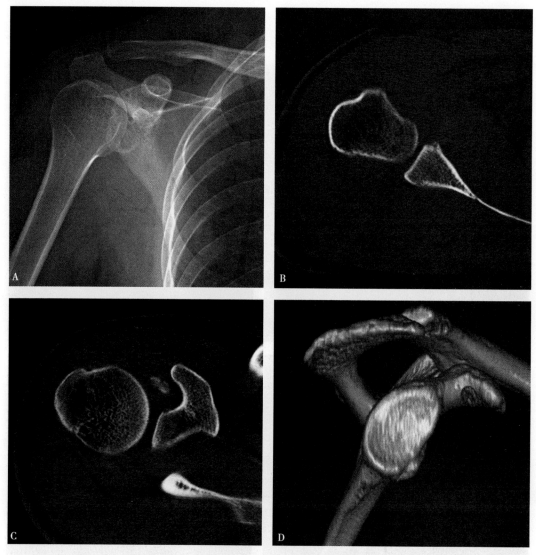

图 1-3-8 骨性 Bankart 损伤（陈旧性）

A. 肩关节正位片示肩关节骨质未见明显异常；B、C. 肩关节 CT 横断位平扫示肩胛盂形态异常，前下缘部分骨质缺损，肩胛盂前上缘见一斑片状高密度影，边缘圆钝；D. CT 三维重建图像示肩胛盂前下缘骨质部分缺损，关节盂整体形态由原本类似于"梨形"变为"倒梨形"

四、复发性肩关节脱位与 Hill-Sachs 损伤

【正常解剖】

　　肩关节由肱骨头与肩胛骨关节盂构成，肱骨头位于相对较浅的关节窝内，其稳定性主要依靠关节囊、盂肱韧带、关节盂唇和肩袖的支持。关节囊的下壁相对薄弱，故肩关节脱位时，肱骨头绝大多数由下壁滑出，造成前下方脱位。

【影像表现】

　　复发性肩关节前脱位时，肱骨头撞击关节盂下缘，复位后可造成肱骨头与颈部结合处

的后外侧方局部性骨缺损，称为 Hill-Sachs 损伤。该损伤较轻时常规肩关节前后位 X 线平片往往不能较好显示，在前后肱骨头内旋位时显示最佳（图 1-3-9），X 线平片上表现为肱骨头后外侧缘"手斧"样或扁平切迹，依据 X 线表现可分三型：切迹型、沟槽型及扁平型。前两型与正常变异较容易鉴别，而扁平型须密切结合临床，必要时行 CT、MRI 检查。

【易漏诊因素】

1. 对该损伤缺乏认识，临床病史提供不全面，阅片不仔细。

2. 检查方式单一，仅有肩关节正位检查是造成漏诊的主要因素。

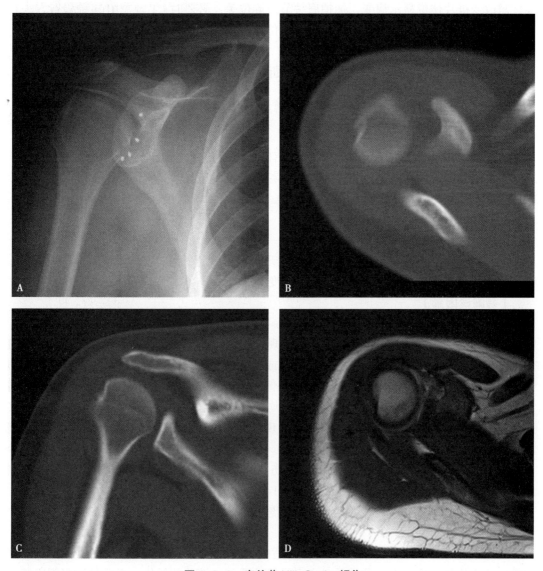

图 1-3-9 肩关节 Hill-Sachs 损伤

A.肩关节前后内旋位示右肱骨头后外侧缘骨质扁平；B、C.肩关节 CT 横断位平扫及冠状位重建示肱骨头后外侧局部轻度凹陷，骨皮质不光整；D.肩关节 MRI 横断位平扫示喙突水平以上肱骨头后外侧形态扁平，诊断 Hill-Sachs 损伤

3. 复发性肩关节脱位常由于关节盂发育不良所致，多合并骨性 Bankart 损伤、或关节内游离体等，有时在观察损伤时评估不全面，也是导致遗漏诊断的原因。

【诊断要点】

1. 详细了解临床病史。

2. 掌握盂肱关节前脱位的分类，包括喙突下脱位、盂下脱位及锁骨下及胸内脱位，前两者脱位易合并有肱骨后外侧的 Hill-Sachs 损伤和关节盂前部的 Bankart 损伤。

3. 对 Hill-Sachs 损伤的影像学征象认识要充分，肩关节正位片显示肱骨头前后部分重叠，需改变摄片体位显示病变，加拍肩关节内旋位等，必要时 CT 及 MRI 多种检查方法联合应用，尤其是临床症状明显而常规 X 线正位片无阳性发现时。

【鉴别诊断】

①肱骨头缺血性坏死；②肱骨大结节骨折；③肩关节周围软组织损伤。

五、肩锁关节脱位

【正常解剖】

肩锁关节即肩峰 - 锁骨关节，其骨性结构相对简单，由锁骨肩峰端及肩胛骨肩峰组成，为滑膜关节和微动关节。肩锁关节囊薄弱，稳定性主要依靠周围韧带维持，包括关节内韧带及关节外韧带，骨性结构相对不稳定。

【影像表现】

X 线正位片中锁骨下缘与肩胛骨肩峰呈一连续的弧线，不受体位及投照角度的影响，此弧线称为肩锁关节线，肩锁关节脱位者表现为该弧线连续性中断，肩锁关节间隙增宽，锁骨肩峰端翘起、与肩胛骨肩峰呈阶梯样改变。

【易漏诊因素】

临床常用的肩锁关节损伤分为六型（Tossy 分型）：Ⅰ型，肩锁韧带扭伤或部分撕裂，喙锁韧带完整，此型肩锁关节稳定，X 线表现为阴性；Ⅱ型，肩锁韧带断裂，喙锁韧带扭伤，此型 X 线表现为肩锁关节间隙轻度增宽或纵向分离，喙锁间隙轻度增宽；Ⅲ型，肩锁韧带及喙锁韧带均断裂，此型 X 线表现为锁骨肩峰端移位明显、呈翘起改变，喙锁间隙增大 25%~100%；Ⅳ型，肩锁韧带及喙锁韧带均断裂，三角肌 - 斜方肌筋膜破裂，锁骨后移进入或穿透斜方肌，此型除肩锁关节脱位表现外，还应注意有无胸锁关节脱位。Ⅴ、Ⅵ型相对少见，且 X 线表现明显，一般不易漏诊。

1. 临床上漏诊主要为Ⅱ型肩锁关节损伤，此型一般影像学表现较轻微，如仅行单侧肩关节正位或锁骨正位摄片，极易漏诊（图 1-3-10）。

2. 摄入片中有多处阳性发现也可能将其忽视（图 1-3-11）。

【诊断要点】

1. 结合患者临床症状、体征，选择合适的检查方法。对肩锁关节损伤患者可行双侧肩锁关节正位片对比检查，尤其是对表现较轻的Ⅱ型肩锁关节损伤，必要时行双侧肩锁关节（负重）应力位检查。

2. 部分肩锁关节脱位者可表现为肩锁关节间隙增宽不明显，但肩锁关节线不连续，呈阶梯样改变。

3. 中外段锁骨骨折应注意是否合并肩锁关节脱位，部分明显的脱位也应注意是否合并骨折的可能。

4. 摄片体位尽量规范，避免因摄片体位的原因而导致的误诊或漏诊。

【鉴别诊断】

①锁骨骨折；②胸锁关节脱位；③肩锁关节周围软组织损伤。

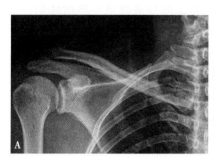
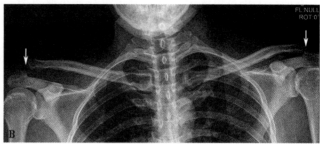

图 1-3-10　右侧肩锁关节脱位

A. 右侧锁骨正位示锁骨骨质未见明显异常，肩锁关节关系无异常改变；B. 双侧肩锁关节应力正位示右侧肩锁关节间隙（白箭）、喙锁间隙较之左侧增宽，锁骨肩峰端上抬，肩锁关节线不连续，诊断为右侧肩锁关节脱位

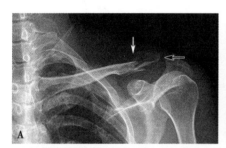
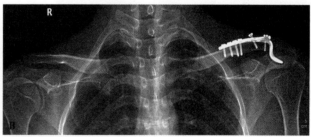

图 1-3-11　左侧锁骨肩峰端骨折合并肩锁关节脱位

A. 左侧锁骨正位示肩峰端骨质连续性中断，骨质内见透亮线影，断端移位（白箭），左侧肩锁关节间隙增宽（黑箭）；B. 术后复查 X 线平片，左侧锁骨骨折断端对位良好，骨折线隐约显示，肩锁关节线连续，肩锁关节对合无特殊

六、肩关节后脱位

【正常解剖】

肩关节又称肱盂关节，由肱骨头与肩胛盂组成，肩胛盂关节面仅约占肱骨头关节面的1/4~1/3，是全身活动范围最大的关节。

【影像表现】

由于周围无过多其他组织结构重叠，常规 X 线平片能够清楚显示肩关节诸骨形态，正位片中肱骨头与肩胛盂部分重叠呈一类似梭形的阴影（图 1-3-12），正常成年人肩关节间隙约 4mm 左右。

【易漏诊因素】

1. 对本病缺乏认识，阅片欠仔细。

2. 仅有肩关节正位检查。

3. 肩关节脱位常由较强暴力创伤所致，多合并肱骨外科颈、大结节等骨折，而这些部位的骨折易掩盖肩关节的后脱位。

【诊断要点】

1. 掌握正常的肩关节影像解剖，仔细寻找肩关节后脱位的影像学征象，包括以下三个方面：①正常情况下，肩关节正位片显示肱骨头与肩胛盂部分重叠呈一类似梭形的阴影，而肩关节后脱位时肱骨头呈内旋位，这种梭形阴影消失；②肱骨头内侧缘显示两条平行线（图 1-3-13）；③肱骨头内侧缘与肩胛盂距离超过 6mm 等。但需注意，摄片体位因素

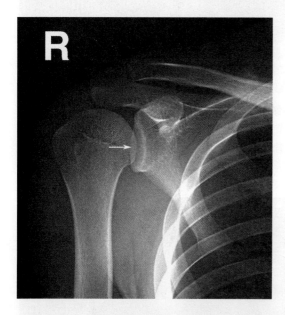

图 1-3-12　正常肩关节正位片

肱骨头与肩胛盂部分重叠，呈一类似梭形的阴影（白箭）

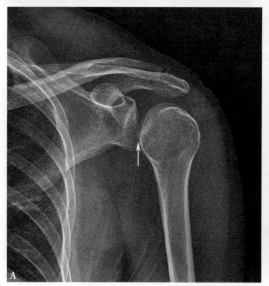 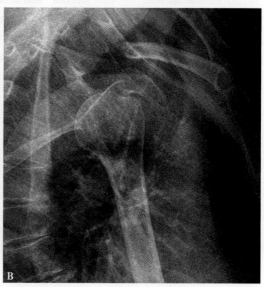

图 1-3-13　肩关节后脱位

A. 肩关节正位片示肩胛盂与肱骨头重叠影基本消失（白箭），肱骨头内缘与肩胛盂间距增宽，并显示两条平行的弧线；B. 穿胸位片示肱骨头与肩胛盂位置失常，肱骨头相对向后移位

可以造成图像的上述改变，从而导致假性后脱位的影像学表现，故强调摄片体位要规范。

2. 多种摄片体位及多种检查方法需联合应用，尤其是临床症状明显而常规 X 线正位片无阳性发现时，除正位片外，可根据临床实际情况加拍肩关节斜位、腋位或穿胸位等，必要时 CT 及 MRI 进一步检查（图 1-3-14）。

【鉴别诊断】

①肩关节前脱位；②肩关节骨折；③肩关节周围软组织损伤。

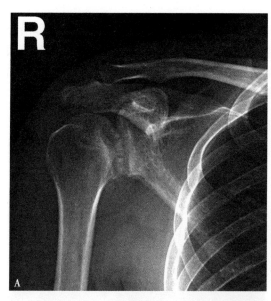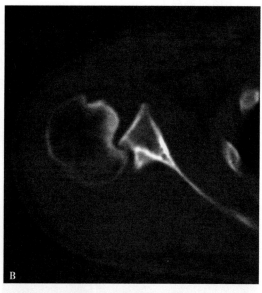

图 1-3-14 肩关节后脱位并反 Hill-Sachs 损伤（陈旧性）

A. 肩关节正位示右肱骨头密度减低，关节面下多发小囊状低密度影，肩关节间隙下方见斑状骨性高密度影，边缘圆钝，关节盂边缘毛糙，初步诊断为右肱骨头缺血性坏死可能；B. 肩关节 CT 平扫示右盂肱关节对合紊乱，肱骨头脱离肩胛盂，向后方移位，肱骨头部分凹陷，并与肩胛盂呈嵌顿改变，邻近骨质密度增高，诊断为右肩关节后脱位并反 Hill-Sachs 损伤（陈旧性）

七、桡骨头骨折

【正常解剖】

桡骨头位于桡骨近端，呈扁圆形，其上缘稍凹陷称为桡骨头凹，与肱骨小头相关节；桡骨头周缘呈环状关节面，与尺骨的桡骨切迹形成上尺桡关节；桡骨头向下移行、变细，称为桡骨颈。桡骨头属于肘关节内结构，参与肘关节屈曲及前臂的旋转活动，且有传导应力及维持肘关节稳定的作用，肘关节呈伸直位时，桡骨头传导的应力最大。

【影像表现】

桡骨头于正位片中相对重叠较少，肱桡关节间隙清楚，关节面呈轻度弧形凹陷，侧位片中桡骨头后部则与尺骨近端相互重叠，而显示欠佳。

【易漏诊因素】

1. 桡骨头骨折线通常纵向走行，方向与应力骨小梁一致，易与骨小梁错构的影像相混淆（图 1-3-15）。

2. 常规肘关节正、侧位片中，桡骨头均与尺骨近端部分重叠，如骨折线处于重叠处且较轻微时易漏诊。

3. X 线检查时，患者常因疼痛而处于强迫体位，摄片体位不标准而影响诊断导致漏诊。

4. 肘关节有明显骨折或脱位等阳性发现而忽视了桡骨头细微的骨质改变（图1-3-16）。

【诊断要点】

1. 桡骨头骨折常见于青壮年，多由间接外力所致（如暴力直接作用于腕部，随即沿桡骨干向上传导致桡骨头，并与肱骨小头发生撞击），在 X 线平片中，常表现为累及关节面的纵行骨折线。如损伤能量较大时，可导致桡骨头粉碎性骨折，骨折片移位。骨折片常向外下或后外下旋转移位，很少向近端或内侧移位。

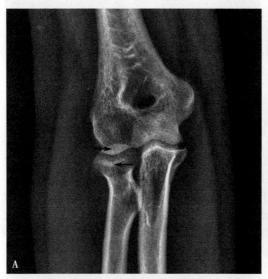

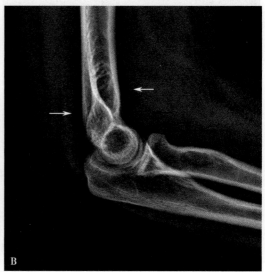

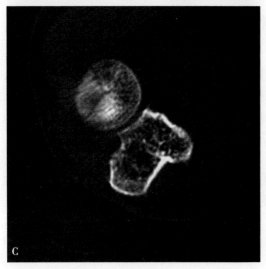

图 1-3-15 右桡骨头骨折

A. 肘关节正位片示右侧桡骨头骨质形态自然，骨质内见两条纵行线状低密度影（黑箭）；B. 肘关节侧位示桡骨头部分与尺骨冠突重叠，所见部分骨质结构完整，骨皮质连续，无明显骨折直接征象，肘关节囊肿胀、密度增高（黑箭），肱骨远端脂肪垫征阳性（白箭）；C. 肘关节 CT 横断位平扫示桡骨头骨折

2. 由于暴力纵向传导和挤压，桡骨头骨折可表现为关节面的骨质塌陷，在 X 线平片中仅表现为桡骨头关节面的"双边"或"三边"改变（图 1-3-17），而不显示骨皮质连续性中断等骨折直接征象。

3. 桡骨头骨折属于关节内骨折，易合并关节囊积血，其于 X 线平片中表现为关节囊肿胀、密度增高及肱骨远端脂肪垫征阳性等间接征象（图 1-3-15）。故当临床高度怀疑骨折，且 X 线片中仅有相关间接征象时，需定期复查或进一步 CT、MRI 检查。

【鉴别诊断】

①肱桡关节脱位；②尺骨近端骨折；③肱骨远端骨折。

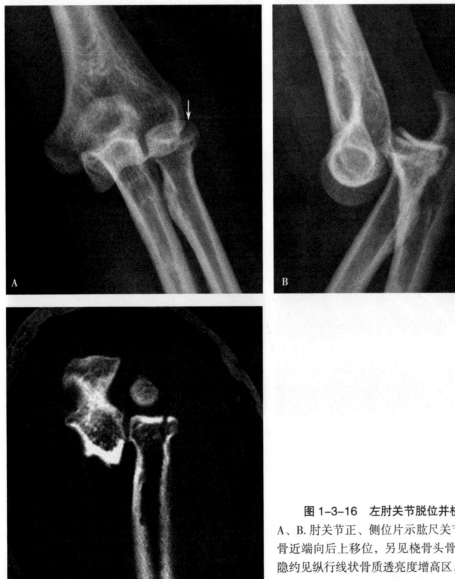

图 1-3-16　左肘关节脱位并桡骨头骨折
A、B. 肘关节正、侧位片示肱尺关节对合紊乱，尺骨近端向后上移位，另见桡骨头骨皮质可疑不连，隐约见纵行线状骨质透亮度增高区，未见明显移位（白箭）；C. CT 平扫图像示桡骨头骨皮质连续性中断及纵行线状骨质透亮度增高区

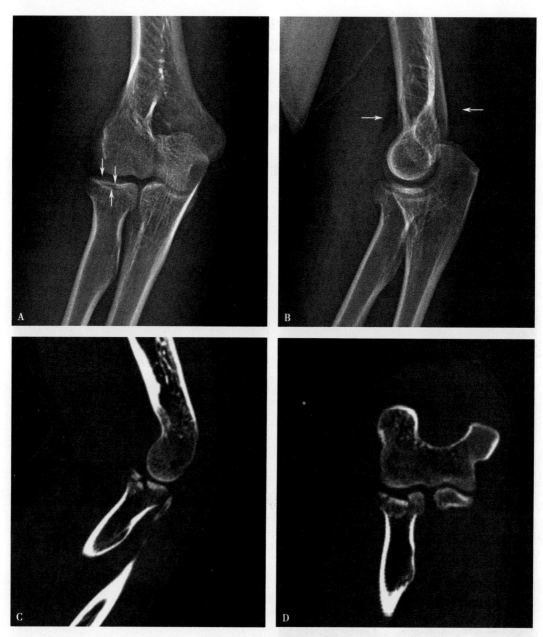

图 1-3-17 右桡骨头骨折

A. 肘关节正位片示桡骨头关节面呈"三边"改变（白箭）；B. 肘关节侧位片显示肱骨远端脂肪垫征阳性（白箭）；C、D. CT 平扫矢状位、冠状位重建图像示桡骨头骨皮质连续性中断，桡骨头塌陷，见线状骨质透亮度增高区，周围软组织肿胀

八、腕骨骨折

【正常解剖】

腕骨为 8 块形态各异的短骨，按照其位置关系将其分为近、远两列，由桡至尺侧，近侧列分别为舟骨、月骨、三角骨及豌豆骨，远侧列分别为大多角骨、小多角骨、头状骨及

钩骨。

【影像表现】

各腕骨排列并非在同一水平面，呈掌侧凹陷、背侧隆起，于常规 X 线正、侧位片中，各腕骨部分或完全重叠。

【易漏诊因素】

1. 腕骨体积小，形态不规则，排列复杂，且相互重叠，对于部分细微骨折或无移位的裂纹骨折，诊断难度大，易漏诊（图 1-3-18）。

2. 部分患者伤后疼痛显著，腕关节处于被动体位，无法按标准体位摄片，或无法进行特殊体位摄片，影响对骨折线的显示。

3. 部分转诊患者，摄片时石膏、夹板等外固定物无法去除，这些外固定物掩盖骨折线造成漏诊。

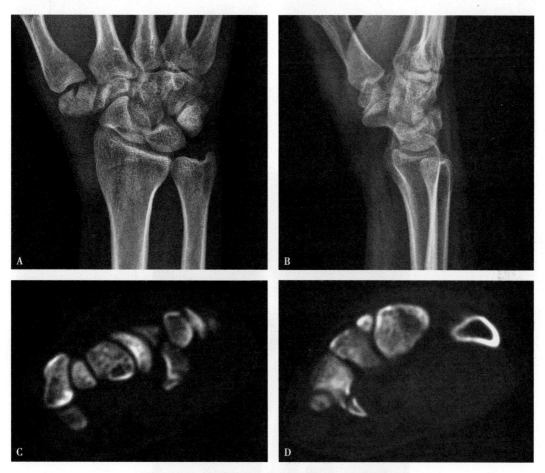

图 1-3-18　左腕大多角骨粉碎性骨折、钩骨钩骨折

A、B.腕关节正、侧位片示左腕大多角骨多发线状骨质透亮度增高区，部分骨片影分离，余骨无明显异常表现；C、D.同一患者腕关节 CT 平扫图像，除显示大多角骨多发线状骨质透亮度增高区外，另见钩骨钩突骨质中断不连

【诊断要点】

1. 掌握腕关节影像解剖并认真阅片，先整体后局部，对摄入片中诸骨逐一观察，尤其应注意腕骨间相互重叠的部分。

2. 培养解剖、临床与影像结合的思维。如三角骨掌侧、背侧均有众多韧带附着，如发生腕关节过度背伸或旋转暴力，易发生撕脱性骨折，故日常工作中，腕关节侧位片近腕骨水平后缘的撕脱性骨折片多来源于三角骨（图 1-3-19）。

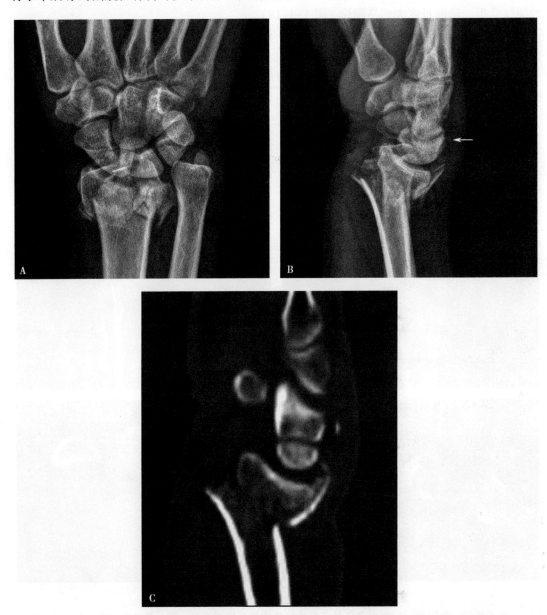

图 1-3-19　左桡骨远端粉碎性骨折、尺骨茎突骨折、腕舟骨骨折、三角骨撕脱性骨折

A、B. 腕关节正、侧位片示桡骨远端、尺骨茎突、腕舟骨骨质中断不连，见骨质透亮度增高区，侧位片示近侧列腕骨水平背侧缘小骨折片（白箭），但具体来源不明确；C. CT 平扫矢状位重建图像明确了撕脱性骨块影来源于三角骨

3. 结合临床病史及症状、体征，合理选择摄片体位有助于骨折的显示，如怀疑舟骨骨折时，除常规腕关节正、侧位片外，还可加拍舟骨蝶位（尺偏位）（图 1-3-20）；腕管轴位可以相对清楚显示豌豆骨、钩骨突及大多角骨（图 1-3-21）。

【鉴别诊断】
①腕骨脱位；②掌骨基底部及尺、桡骨远端的骨折；③腕关节软组织损伤。

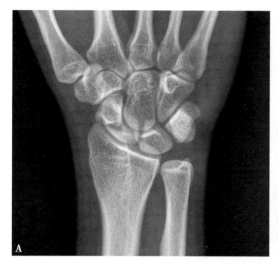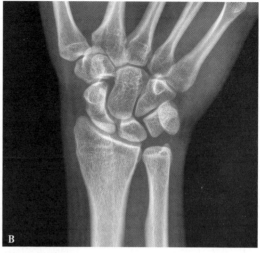

图 1-3-20　左腕舟骨腰部骨折

A、B. 腕关节正位片中骨质透亮线不明确，而舟骨蝶位片（尺偏位）中可清楚显示腕舟骨腰部横行骨质透亮线，对位对线良好

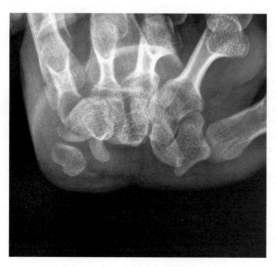

图 1-3-21　正常腕管轴位片

正常豌豆骨、钩骨钩突及大多角骨

九、月骨脱位

【正常解剖】

腕关节是一个结构复杂的复合关节，腕关节骨性结构由掌骨基底部、腕骨及尺、桡骨远端构成。月骨掌侧高大，背侧矮小，在承受由头状骨传导的纵向负荷时具有内在的背伸趋势，在腕骨中最不稳定。

【影像表现】

X 线正位片中，舟骨 – 月骨 – 三角骨近侧及远侧关节面的连线，以及头状骨 – 钩骨近侧关节面的连线均为光滑、连续的弧线（图 1-3-22A）。月骨在腕关节正位片中形态类似于四边形，侧位片中类似新月形，位于桡骨远端及头状骨之间，其与桡骨远端、头状骨位于同一轴线上（图 1-3-22B）。

【易漏诊因素】

1. 腕关节结构复杂，对腕关节正常 X 线解剖及月骨脱位的征象认识不足是漏诊的主要因素；

2. 月骨脱位多由高能暴力所致，常合并有腕关节骨折，如阅片不够细致，可能在阅片时仅满足于骨折的诊断，忽视了对腕关节全面细致的观察。

【诊断要点】

1. 月骨脱位。月骨的掌、背侧韧带均断裂，月骨向掌侧移位，并与周围骨质失去正常的对应关系。X 线正位片中，月骨形态由原类四边形变为类三角形，腕骨间的弧线不连续；侧位片中，月骨远侧凹面空虚，与头状骨近侧关节面失去正常对应关系，且由于月骨向前移位，桡骨远端轴线不能通过月骨（图 1-3-23、图 1-3-24）。

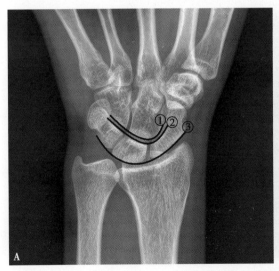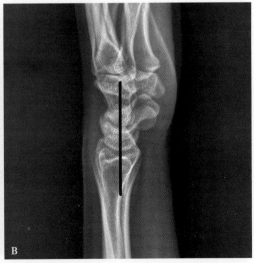

图 1-3-22　正常右腕关节正、侧位片

A. 右腕正位片示月骨呈类四边形，头状骨 – 钩骨近侧关节面的连线①，以及舟骨 – 月骨 – 三角骨远侧②、近侧关节面的连线③，均为光滑、连续的弧线；B. 右腕侧位片示月骨呈类似于新月形，位于桡骨远端及头状骨之间，其与桡骨远端、头状骨位于同一轴线上

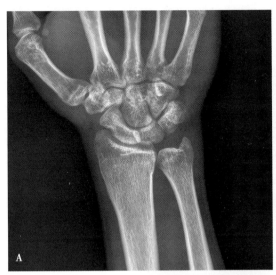
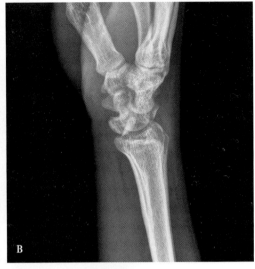
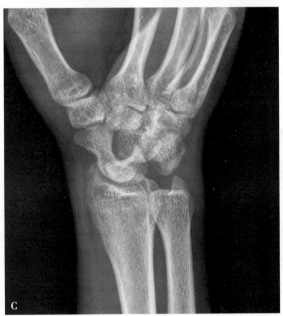

图 1-3-23　左腕月骨脱位

A. 左腕关节正位片示舟骨 – 月骨 – 三角骨远侧关节面弧线欠光滑，月骨与舟骨部分重叠，月骨形态由类四边形向类三角形转变；B. 左腕关节侧位片示月骨向前移位，桡骨远端轴线通过头状骨，不能通过月骨，月骨远侧凹面空虚，与头状骨近侧关节面失去正常对应关系；C. 左腕关节斜位示月骨与舟骨、头状骨、三角骨对合关系失常

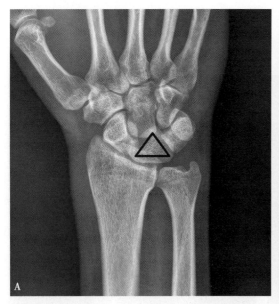
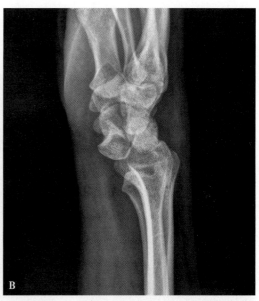

图 1-3-24 左腕月骨脱位

A.左腕正位片示月骨形态失常，呈类三角形；B.侧位片示月骨脱位，月骨远侧关节面向前翻转

2. 月骨周围型脱位。月骨与桡骨远端关节面关系正常，而周围其他腕骨可相对向背侧或掌侧移位，但大多数位向背侧移位。X 线正位片中，腕骨间的弧线不连续，月骨与头状骨、舟骨、钩骨间隙可狭窄、消失或增宽；侧位片中，月骨远侧凹面空虚，与头状骨近侧关节面失去正常对应关系，周围腕骨掌侧或背侧移位并与月骨重叠，月骨与桡骨远端对应关系正常，桡骨远端轴线能通过月骨，但不能通过头状骨（图 1-3-25）。

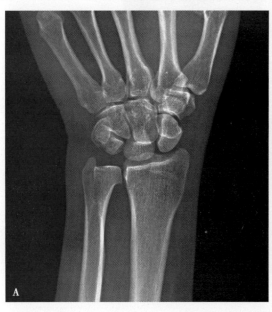
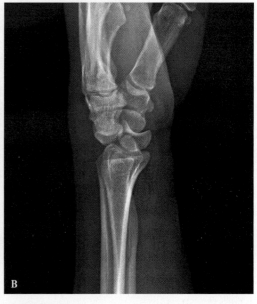

图 1-3-25 右腕月骨周围型脱位

A.右腕关节正位片示月骨与头状骨间隙消失；B.右腕关节侧位片示月骨与桡骨远端对合正常，月骨周围腕骨向背侧相对移位，月骨远侧凹面空虚，与头状骨近侧关节面失去正常对应关系

3. 认真细致阅片是关键，如合并有腕关节的骨折，阅片时不应仅满足于骨折的诊断，需对腕骨间关节的对合关系进行充分评估（图 1-3-26）。

【鉴别诊断】

①单纯的腕关节骨折；②腕关节周围软组织损伤。

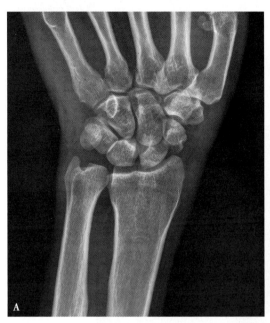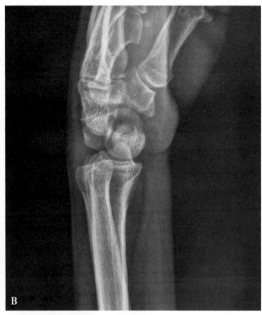

图 1-3-26　右腕经舟骨、月骨周围型脱位

A、B. 右腕月骨周围型脱位合并腕舟骨骨折，舟骨近侧骨折块与月骨、桡骨远端关节关系正常，舟骨远端骨折块与月骨周围腕骨一起向背侧移位

（徐志伟　王琨华　韩志江）

第四节　下肢骨与关节疾病

下肢骨由下肢带骨和自由下肢骨组成，下肢带骨仅由髋骨组成，下肢自由骨包括股骨、髌骨、胫骨、腓骨、跗骨、跖骨及趾骨。与上肢骨相比，下肢骨还具有传导及支撑体重的作用，运动损伤、慢性损伤等发生率较高，且部分于 X 线平片中改变不明显，容易造成漏诊。本组易漏诊疾病主要包括骨折、关节脱位、其他特殊关节损伤、骨坏死及肿瘤等。

一、骨盆骨质破坏

【正常解剖】

骨盆是躯干与自由下肢骨之间的骨性成分，起着传导重力和支持、保护盆腔脏器的作用，由左、右髋骨和骶、尾骨以及其间的骨连结构成。髋骨为不规则骨，由髂骨、耻骨和坐骨组成，16 岁左右完全融合，其上部扁阔，中部窄厚，有一朝向外下方的深窝为髋臼，下部由耻骨与坐骨所围成的孔称为闭孔，两侧耻骨借助纤维软骨构成耻骨联合。

【影像表现】

骨盆平片中骶、尾骨投影呈"倒三角形"位于中部，两侧扁阔、宽大的为髂骨，髂骨内 1/4 与骶骨影像相互重叠，髂骨中部骨质相对透亮，髂嵴及边缘骨质相对致密；髋臼为复杂的几何结构，不同几何平面相互重叠，平面边缘于 X 线平片中表现为多条不同方向、走行曲线（见本节"三、髋臼骨折"）；髋臼内下方透亮影为闭孔，闭孔内上方为耻骨，外下方为坐骨，坐骨结节边缘骨质相对毛糙，坐骨棘呈类三角凸向盆腔。

【易漏诊因素】

1. 髂骨及骶、尾骨容易受肠内容物重叠影响而显示不清，尤其是细微的病变，容易漏诊。

2. 髋臼解剖结构相对复杂，且 X 线平片为重叠影像，部分病变可能于片中改变不明显（图 1-4-1）。

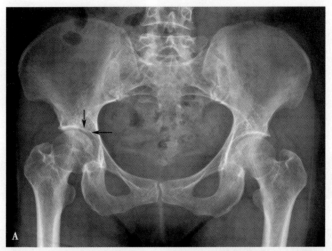

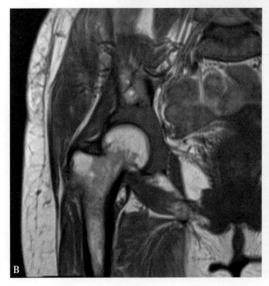
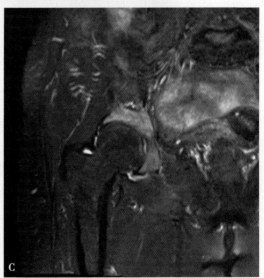

图 1-4-1 右侧髋臼骨质破坏（低度恶性肌纤维母细胞瘤）

A. 骨盆平片示右侧髋臼骨质密度相对减低，右侧髋臼顶线较左侧变细、模糊、密度减低（黑箭）；B、C. MRI 平扫图像示右侧髋臼信号异常，T_1WI 呈等信号，T_2WI 呈稍高信号，边界欠清楚，穿刺病理证实为低度恶性肌纤维母细胞瘤

3. 部分可能因摄片条件或体位不合适，导致骨质细节显示不清，而造成漏诊。

【诊断要点】

1. 掌握正常骨盆 X 线解剖，对摄入片中的骨质进行逐一细致观察，左右对比。

2. 对于肠内容物重叠的部分，适当调整窗宽、窗位有助于更清晰的显示，骨破坏造成骨结构的缺失，于 X 线平片中表现为骨小梁消失、骨边缘线密度减低、连续性中断等征象（图 1-4-2），部分平片中可疑但无法确定的，可建议其清理肠道后复查或进一步 CT、MRI 检查。

3. 部分病变可能造成周围软组织肿胀或软组织肿块形成，但骨质改变相对不明显，此时软组织改变有一定提示作用。

【鉴别诊断】

①肠内容物或体外异物重叠伪影；②先天性变异或发育异常。

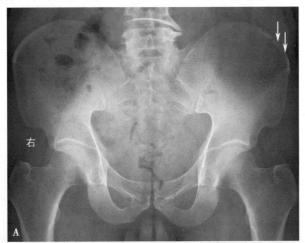

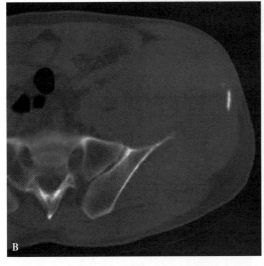

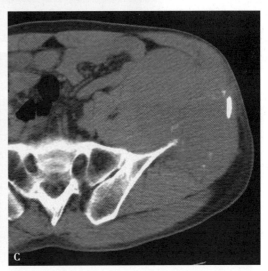

图 1-4-2　左侧髂骨骨质破坏

A. 骨盆平片示左侧髂骨翼见大片状骨质密度减低区，边界不清，左侧髂骨嵴致密带密度减低、变薄（白箭）；B、C. CT 平扫图像示左侧髂骨翼骨质破坏，周围软组织肿块形成，软组织肿块内见多发斑点状稍高密度影

二、耻骨、坐骨骨折

【正常解剖】

耻骨与坐骨为髋骨的一部分，儿童时期耻骨、坐骨与髂骨三骨通过 Y 形软骨相连，16~18 岁以后逐渐融合。耻骨分体与上、下支，耻骨体组成髋臼前下 1/5，耻骨体向内延伸出耻骨上支，末端急转直下形成耻骨下支，耻骨上、下支移行处的粗糙面称为耻骨联合面，两侧耻骨联合面借助纤维软骨相连，构成耻骨联合；坐骨分坐骨体与坐骨支，坐骨体组成髋臼的后下 2/5，后缘的突起称为坐骨棘，体部向前、上、内延伸形成坐骨支，其末端与耻骨下支结合；耻骨与坐骨共同围成闭孔。

【影像表现】

髋臼内下方透亮影为闭孔，闭孔内上方为耻骨，外下方为坐骨，坐骨棘呈类三角凸向盆腔，耻骨体与坐骨体于 X 线平片中前后重叠共同组成髋臼下部。

【易漏诊因素】

1. 耻骨、坐骨体投影相互重叠，细微骨折容易被掩盖而无法显示或显示不清（图 1-4-3）。

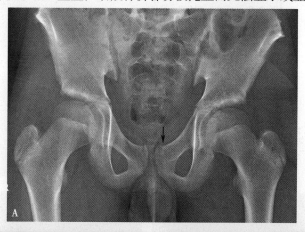

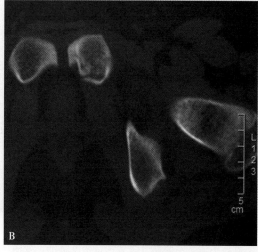
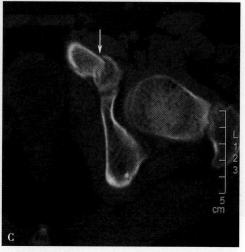

图 1-4-3　左耻骨上支、耻骨体骨折

A. X 线平片示左侧耻骨上支近耻骨联合处骨皮质呈局限性皱褶改变（黑箭），余骨质无明显异常；
B、C. CT 平扫图像除明确左侧耻骨上支骨折外，另显示左侧耻骨体骨折（白箭）

2. 耻骨、坐骨支并非水平走行，部分影像为斜位投影，尤其是骨质转折处，骨折征象不易显示（图1-4-4）。

3. 骨质与皮肤皱褶伪影相互重叠时，两者易相互混淆（图1-4-5）。

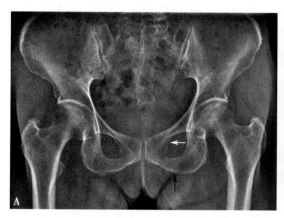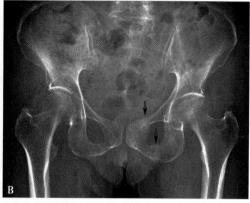

图1-4-4　左侧耻骨上、下支骨折

A. X线平片示左侧耻骨上支骨皮质连续性中断（白箭），断端对线、对位好，耻骨下支内见一斑片状密度增高区（黑箭），骨折征象不明确；B. 2个月后复查，耻骨上、下支局部骨质密度增高，周围骨痂形成（黑箭）

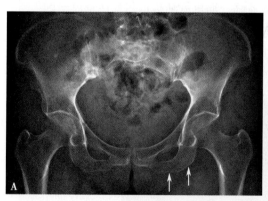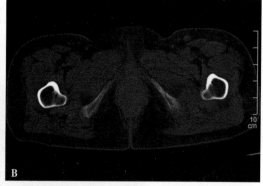

图1-4-5　左侧坐骨结节骨折

A. X线平片示左侧坐骨结节骨皮质连续性中断（白箭），易与皮肤皱褶伪影相混淆；B. CT横断位平扫图像示左侧坐骨结节骨皮质连续性中断，骨质内见线状透亮度增高影，断端对线、对位好

【诊断要点】

1. 掌握正常耻骨、坐骨X线解剖，全面、细致阅片，尤其是骨质重叠与转折处，适当调整窗宽、窗位有助于骨折更清晰显示。

2. 多体位摄片可更完整、清楚显示耻骨及坐骨，如加拍闭孔正位片等。

【鉴别诊断】

①髋部软组织损伤；②皮肤皱褶重叠伪影。

三、髋臼骨折

【正常解剖】

髋关节是由髋臼及股骨头构成的球窝关节。髋臼为一半圆形深窝，髂骨、耻骨及坐骨于髋臼顶点融合，儿童时期三骨以 Y 形软骨相连，16~18 岁以后逐渐融合。髋臼底部凹陷与髋臼切迹相延续，无关节软骨覆盖，称为髋臼窝，其内被股骨头圆韧带所占据。

【影像表现】

18 岁以上及 2~3 岁小儿髋臼边缘光滑，其余年龄髋臼边缘可不规则，但两侧对称；髋臼窝内包容大部分股骨头，股骨头为球形，正位片中可于其内上缘见一浅凹；髋臼为复杂的几何结构，不同几何平面相互重叠，平面边缘于 X 线平片中表现为多条不同方向、走行曲线，掌握影像中各曲线所代表的解剖结构，对发现髋臼病变及定位具有重要意义（图 1-4-6）。这些曲线包括：①髂耻线：髂骨内侧缘 – 耻骨上支上缘的连线（真骨盆入口前缘）；②髂坐线：髂骨内侧缘 – 坐骨内上缘连线；③泪滴影：髋臼切迹前半部及上方内外侧皮质的切线投影构成，泪滴影内侧缘与髂坐线在正位片上相互重叠；④髋臼顶线：髋臼顶壁骨皮质的切线投影；⑤髋臼前唇线：髋臼前上缘骨皮质连线；⑥髋臼后唇线：髋臼后上缘骨皮质连线。

【易漏诊因素】

1. 髋臼解剖结构复杂，且 X 线平片为其重叠影像，部分骨折的直接征象显示不明显。

2. 髋臼周围软组织较厚，即使外伤后形成血肿，如果血肿较小，平片难以辨别。

3. 阅片医生对于髋臼骨折 X 线表现缺乏足够的认识，对部分骨折征象不能正确辨别。

4. 髋臼骨折多为高能暴力损伤，常合并其他明显、直观的骨折，如髂骨翼、耻骨支、坐骨支等骨折，易忽视髋臼的骨折。

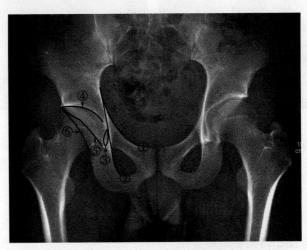

图 1-4-6 髋关节正位片中髋臼各连接曲线示意图

右侧髋关节为各连线示意，左侧髋关节作为对照。①髂耻线：髂骨内侧缘 – 耻骨上支上缘的连线（真骨盆入口前缘）；②髂坐线：髂骨内侧缘 – 坐骨内上缘连线；③泪滴影：髋臼切迹前半部及上方内外侧皮质的切线投影构成，泪滴影内侧缘与髂坐线在正位片上相互重叠；④髋臼顶线：髋臼顶壁骨皮质的切线投影；⑤髋臼前唇线：髋臼前上缘骨皮质连线；⑥髋臼后唇线：髋臼后上缘骨皮质连线

【诊断要点】

1. 掌握 X 线平片中各连接曲线对应的解剖结构及其临床意义：①髂耻线连续性中断提示髋臼前柱或前壁骨折（图 1-4-7）；②髂坐线连续性中断提示髋臼后柱骨折；③泪滴影位置关系可用于判断髂坐线是否内移；④髋臼顶线连续性中断提示骨折已累及髋臼负重区（图 1-4-8）；⑤髋臼前唇线连续性中断，提示髋臼前壁骨折；⑥髋臼后唇线连续性中断，提示髋臼后壁骨折（图 1-4-9）。

2. 重视髋臼骨折间接征象的识别，如关节囊或周围软组织肿胀、密度增高等征象（图 1-4-8），尤其是前者，常提示关节内的损伤。

3. 其他特殊摄片体位的运用可多角度、多方位观察髋臼的情况，如髂骨斜位、闭孔正位及骨盆出、入口位等，对了解髋臼骨折及显示部分特殊形态的骨折具有重要价值。

【鉴别诊断】

①股骨近端骨折；②髋关节脱位；③髋关节周围软组织损伤。

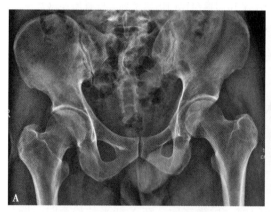
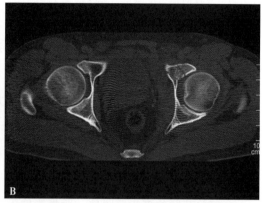

图 1-4-7　左侧髋臼骨折

A. 双侧髋关节正位片示左侧髂耻线连续性中断，提示髋臼前柱骨折；B. CT 平扫图像示左侧髋臼前柱骨质连续性中断，见线状骨质透亮度增高区

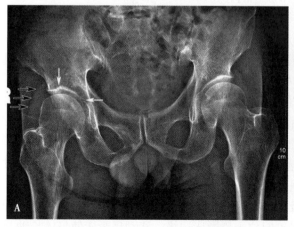
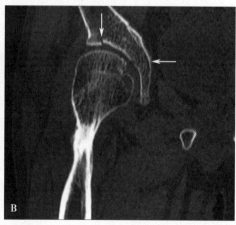

图 1-4-8　右侧髋臼骨折

A. 双侧髋关节正位片示右侧髋臼顶线局限性扭曲、连续性中断（白箭），提示髋臼顶壁骨折，周围软组织肿胀，密度增高（黑箭）；B. CT 平扫 MPR 重建图像示髋臼骨质连续性中断，见线状透亮度增高区（白箭）

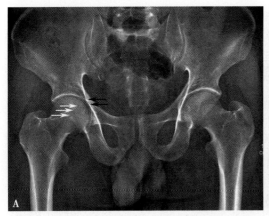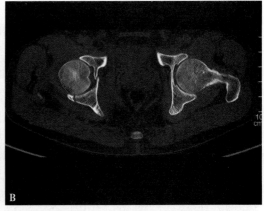

图 1-4-9 右侧髋臼骨折

A. 双侧髋关节正位片示髋臼后唇连续性中断，见一斜行线状透亮度增高区（白箭），提示髋臼后壁骨折；右侧髂坐线较对侧密度减低，边缘模糊（黑箭）；B. CT 平扫图像示髋臼内侧壁和后壁骨质连续性中断，见线状透亮度增高区，关节囊肿胀

四、髋关节脱位

【正常解剖】

髋关节由股骨头与髋臼构成，是人体最大的关节，也是关节窝最深、最完善的杵臼关节，它既坚固又灵活。髋关节为多轴性关节，能作屈伸、收展、旋转及环转运动。

【影像表现】

见本节"三、髋臼骨折"。

【易漏诊因素】

1. 髋关节脱位多为后脱位，股骨头位于髋臼前、后缘之后，在 X 线平片检查时，股骨头与髋臼缘的影像重叠而难以辨别；

2. 髋关节脱位多合并髋臼或股骨近端等部位的严重骨折，患者的临床症状多被认为是骨折所致，如阅片不够细致，易忽视髋关节脱位的存在。

【诊断要点】

1. 阅髋关节严重创伤患者的 X 线平片时，除判断有无骨折外，还需对是否有髋关节脱位进行评估，一般通过观察股骨头与髋臼间对合关系、关节间隙是否均匀、Shenton 线及 Calve 线是否连续等。

2. 重视临床病史及症状、体征，脱位患者多具有严重创伤史及明显临床症状、体征，如剧烈疼痛、拒按、强迫体位及患肢屈曲、内旋等。

3. 观察关节囊及周围软组织有无肿胀等间接征象。

4. 多体位摄片可以弥补单一体位观察的局限性，减少 X 线平片漏诊的发生率，如对怀疑髋关节骨折或脱位患者加拍股骨颈侧位片（图 1-4-10）。

股骨颈侧位摄片方法如下：①球管及探测器呈立位；②患者平卧于摄影床，身体长轴与摄影床长轴一致，患侧靠近探测器并尽可能位于摄影床边缘，移动摄影床使身体长轴与探测器面板呈 45°；③健侧下肢抬高，髋关节呈屈曲位；④焦–片距为 1~1.5m，中心线对准髋关节中心垂直入射；⑤摄片条件应较常规骨盆平片略高（图 1-4-11）。

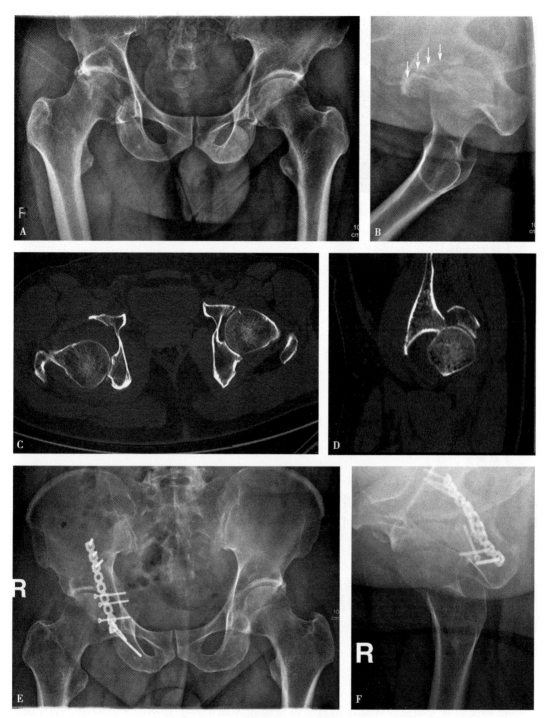

图 1-4-10 右侧髋关节脱位并髋臼骨折

A. 双侧髋关节正位片示双侧髋臼不对称，右侧髋臼形态不光整，局部骨皮质连续性中断，右侧髋关节间隙变窄；B. 右侧股骨颈侧位片示右侧髋关节关系不良，股骨头相对髋臼（白箭）向后方移位；C、D. CT平扫及矢状位重建图像示髋臼骨质连续性中断，并见骨折块向后上移位，股骨头向后脱位，关节囊肿胀；E、F. 髋臼内固定术后骨盆及股骨颈侧位片示髋臼骨折端对位良好，髋关节对合关系正常

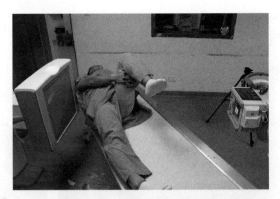

图 1-4-11 股骨颈侧位摄片方法

【鉴别诊断】

①髋关节退行性变；②髋部骨折。

五、股骨头缺血性坏死

【正常解剖】

成人股骨头的血液供应主要来源于干骺动脉、支持带动脉、股骨滋养动脉和股骨头韧带动脉。因股骨头供血动脉少而弱，且不易形成侧支循环，易发生缺血性坏死。

【影像表现】

股骨头为髋关节组成的一部分，其膨大呈球形，表面光滑，内上缘可见一浅凹，正位片中股骨头部分与髋臼重叠。

【易漏诊因素】

股骨头缺血性坏死的临床分期常用 Ficat 法，各期 X 线表现如下，0 期：无异常；Ⅰ期：无异常或局部轻度骨质疏松；Ⅱ期：表现为骨质的囊变及硬化；Ⅲ期：除骨质内明显囊变、硬化外，还可见关节面骨质的塌陷；Ⅳ期：Ⅲ期改变加上关节间隙变窄。

1. X 线平片上，0 期和Ⅰ期无阳性改变或改变轻微（如局部轻度骨质疏松），漏诊率几乎为 100%，且不可避免；Ⅲ期和Ⅳ期阳性改变明显，不易漏诊。

2. Ⅱ期临床上漏诊较多，因此，Ⅱ期是临床和影像科医生更关注的分期。X 线平片检查时，由于股骨头与髋臼部分重叠（图 1-4-12），其阳性影像学征象不易显示或显示不清，给诊断带来了一定的挑战。

3. 双侧股骨头缺血性坏死，其中一侧表现明显，而另一侧较轻微时，易忽视轻微一侧（图 1-4-13）。

4. 即使股骨头缺血性坏死细微骨质改变能在 X 线平片上显示出来，但由于阅片医生对此征象的认识不足，亦可造成漏诊。

【诊断要点】

1. 股骨头缺血性坏死好发于 30~60 岁男性，常见病因有创伤、皮质激素治疗、酗酒等，同时股骨头缺血性坏死也是股骨颈骨折最常见的并发症；50%~80% 的患者最终双侧受累；早期的症状、体征主要是髋部疼痛、压痛、活动受限及 4 字征阳性等。

2. 养成良好的阅片习惯，按顺序对摄入片中的组织结构进行观察，注意双侧对比，避免因一侧病变明显而忽视了另一侧的细微病变。

3. 充分利用数字化影像的优势，对于骨质相互重叠部位，采用局部图像放大、调整窗宽和窗位等技术，达到图片对比度最优化。

4. 加强对股骨头缺血性坏死各期影像学表现的认识，在 X 线平片中，尽可能早地发现股骨头异常影像学改变，如股骨头内的斑片状或条带状的高密度影，局部不均匀的骨质疏松或骨小梁影的紊乱、模糊等，对于临床高度怀疑股骨头缺血性坏死，而 X 线表现正常或可疑的病例，应建议进一步 CT 或 MRI 检查。

【鉴别诊断】

①髋关节退行性变；②股骨头肿瘤或肿瘤样病变；③髋关节感染性病变。

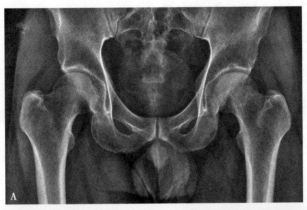

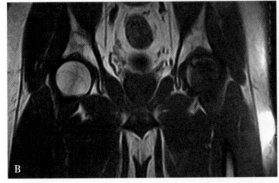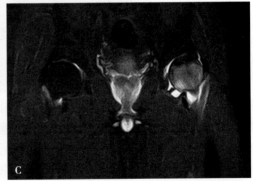

图 1-4-12　左侧股骨头缺血性坏死（Ficat 分期：Ⅱ期）

A. 双侧髋关节正位片示左侧股骨头、颈骨质密度稍增高，骨小梁影相对右侧模糊，其内隐约可见小斑片状稍低密度影；B. MRI 平扫 T$_1$WI 序列图像示左侧股骨头、颈骨质内条片状低信号；C. MRI 平扫 T$_2$WI 脂肪抑制序列图像示左侧股骨头关节面下方条状低信号影，左侧股骨头及颈部髓腔信号增高，左侧髋关节腔少量积液

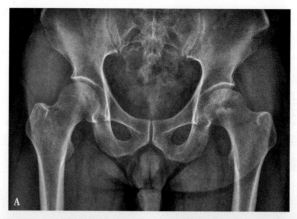

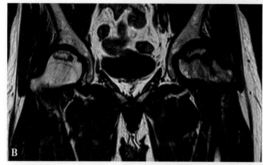
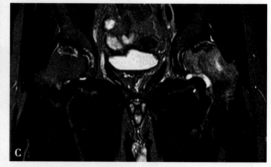

图 1-4-13 双侧股骨头缺血性坏死（Ficat 分期：左侧Ⅲ期，右侧Ⅱ期）

A. 双髋关节正位片示左侧股骨头骨质密度不均，内可见斑片状高密度影，边界不清，部分关节面骨质呈塌陷改变；右侧股骨头形态自然，股骨头骨质内隐约可见斑片状稍高密度影；B、C. MRI 平扫图像示右侧股骨头关节面下环状 T_1WI 低信号、T_2WI 高信号影，明确了右侧股骨头病变存在

六、股骨颈骨折

【正常解剖】

股骨是人体中最大的长管状骨，分为股骨近端、股骨体部及股骨远端三部分，股骨近端朝向内上方，其末端膨大呈球形，称股骨头，参与形成髋关节，股骨头的外下方较细的部分称股骨颈，下界为粗隆间嵴，髋关节囊前面附着于粗隆间线，后面附着于股骨颈中下 1/3 交界处，故股骨颈大部分位于关节囊内。股骨颈由于承重且骨质疏松较早累及股骨颈，所以，也是老年患者易发生股骨颈骨折的原因之一。

【影像表现】

骨盆正位 X 线片中，股骨颈内侧缘与耻骨上支下缘的弧形连线（Shenton 线）、股骨颈外侧缘与髂骨翼外侧面的弧形连线（Calve 线），均为光滑、连续的弧线（图 1-4-14）。股骨颈与股骨体部间存在约 130° 的颈干角。

【易漏诊因素】

1. 部分患者病情较轻，骨折位置隐蔽，症状不典型，加上部分接诊医生对该病缺乏认识，易导致漏诊。

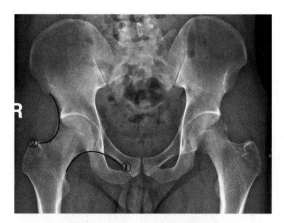

图 1-4-14　正常骨盆 X 线平片
①股骨颈内侧缘与耻骨上支下缘的弧形连线——Shenton 线；
②股骨颈外侧缘与髂骨翼外侧面的弧形连线——Calve 线

2. 临床体征与 X 线诊断不符时未能及时行进一步检查或及时复查；未对受伤机制进行仔细分析或未掌握病史，仅简单行 X 线检查，从而导致漏诊。

3. 骨折部位与其他组织重叠而被掩盖；患者因外伤疼痛较重而不能配合 X 线检查，或 X 线摄片技术因素使股骨颈未能外展，或只能摄 X 线正位片，这些因素导致骨折线未暴露或暴露不充分，导致漏诊。

【诊断要点】

1. 阅片前详细采集病史，提高对隐匿性股骨颈骨折的警惕性，拓展诊断思维。

2. 掌握髋关节解剖结构及股骨颈骨小梁结构，详细阅 X 线平片，提高阅片水平。观察股骨颈内、外缘骨皮质有无中断，必要时双侧髋关节对比观察；认真观察股骨颈骨小梁排列方式，有无中断、扭曲（图 1-4-15、图 1-4-16）。

3. 重视临床症状及体征，密切结合病史了解受伤机制，以防漏诊，特别是临床体征明显而 X 线平片检查结果为阴性时，可建议其再次行 X 线复查或进一步行 CT 或 MRI 检查。

4. 注意间接征象的观察，如股骨颈骨折断端移位导致 Shenton 线或 Calve 线不连续；断端移位还可使大转子位置升高，骨盆侧位中表现为大转子上缘位于髂 - 坐骨结节连线（Nelaton 线）之上（图 1-4-17）。正位片中大转子与髂前上棘间的水平距离缩短，短于健侧。

【鉴别诊断】

①股骨粗隆间骨折；②髋关节脱位；③髋臼骨折。

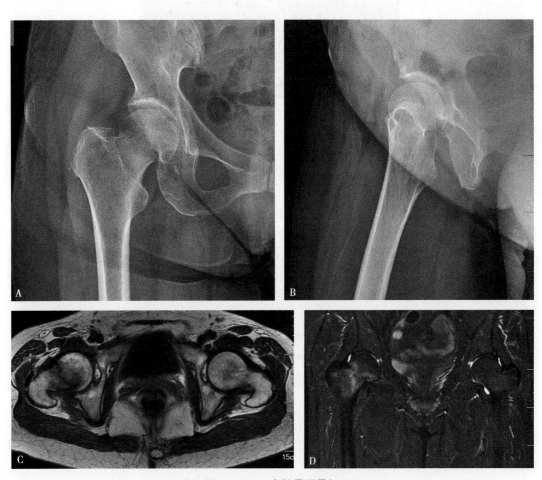

图 1-4-15 右股骨颈骨折

A、B. 右侧髋关节平片示右侧股骨颈形态欠规整，骨质密度欠均匀，右髋关节关系正常；C、D. MRI 平扫示右侧股骨颈骨质不连续，T_1WI 可见异常线状低信号影，周围可见模糊片状 T_2WI 高信号

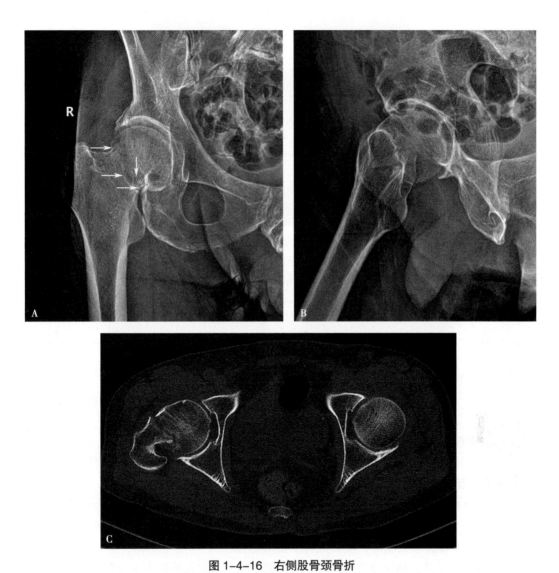

图 1-4-16　右侧股骨颈骨折

A、B. 右髋关节平片示右侧股骨颈缩短，局部骨皮质欠光整，内骨小梁结构中断（白箭）；C. CT 平扫示右侧股骨颈骨质连续性中断，见线状骨质透亮度增高影

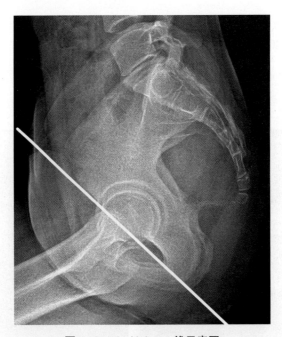

图 1-4-17 Nelaton 线示意图

骨盆侧位片中坐骨结节至髂前上棘的连线，正常情况
下，股骨大粗隆位于此线以下，股骨颈骨折或髋关节
脱位时，股骨大粗隆抬高，越过此线

七、股骨大转子骨折

【正常解剖】

大转子位于股骨颈、体交界处的外侧，呈向上的隆起，其内下方较小的隆起称为小转子。

【影像表现】

摄片时，足尖稍内旋，大转子可清楚显示，如内旋不足或外旋，则部分与股骨颈重叠。

【易漏诊因素】

1. 摄片体位不标准或摄片条件不合适时，轻微的骨折线不易显示。

2. 在髋关节损伤病例中，单独大转子骨折少见，阅片医生的注意力多停留在股骨颈、转子间、髋臼等骨折常见部位，股骨大转子常被忽视。

3. 单独大转子骨折临床症状轻，对下肢功能影响小，也是导致医生忽视的原因之一。

【诊断要点】

1. 根据患者的实际情况，制定好摄片方案，保证图像质量，细致观察髋关节组成骨骨质情况（图 1-4-18）。

2. 除了大转子骨质连续性中断的直接骨折征象外，周围软组织肿胀等间接征象对其骨折的判断亦具有重要价值，必须重点观察，同时需要密切结合临床病史及相关体征。

【鉴别诊断】

①股骨大转子骨质增生；②股骨颈骨折；③局部软组织损伤。

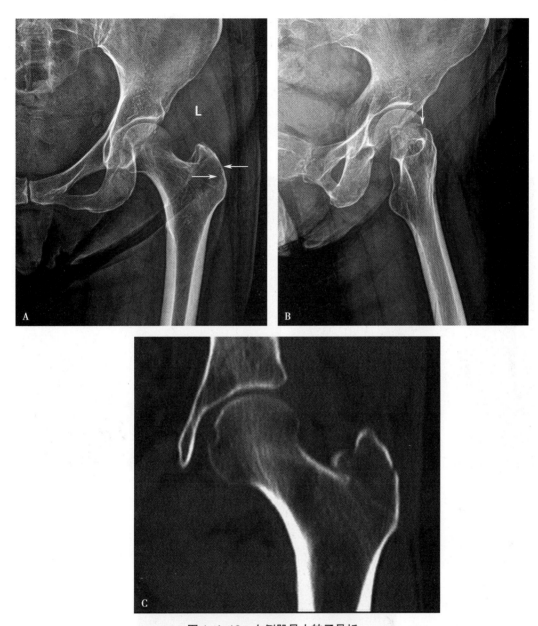

图 1-4-18　左侧股骨大转子骨折

A、B. 左髋关节平片示左侧股骨大转子可疑线状骨质透亮度增高影（白箭）；C. CT 平扫冠状位重建示左侧股骨大转子骨皮质连续性中断，见贯穿骨质的透亮影

八、髌骨骨折

【正常解剖】

髌骨是人体最大的籽骨，位于股骨髁前方，在膝关节屈伸时起重要作用。

【影像表现】

X 线正位片中与股骨髁重叠，呈类圆形稍高密度影，细节显示不清；侧位片中显示为四边形，前缘相对粗涩、后缘光滑。

【易漏诊因素】

1. 髌骨纵行骨折常因直接暴力作用于髌骨的一侧关节面引起,一般对位较好,膝关节屈伸功能得以部分保留,临床医生易忽视。

2. 膝关节常规 X 线正位上,髌骨与股骨髁大部分重叠,髌骨纵行骨折线显示不明显,或与股骨小梁错构影相重叠,而侧位片中纵行骨折线一般不能显示,极易漏诊(图 1-4-19)。

3. 即使隐约能发现骨折透亮线,如经验不足,仍可能因误认为二分髌骨或股骨髁骨折而漏诊。

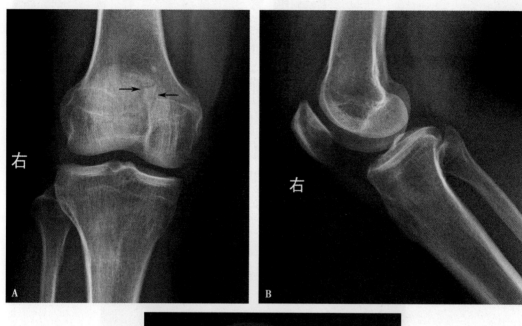

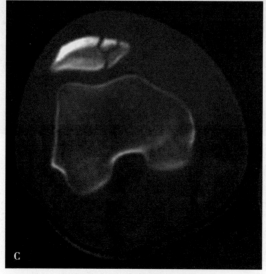

图 1-4-19 右侧髌骨骨折

A. 膝关节正位片示右侧髌骨内可疑多条线状骨质透亮度增高影(黑箭);B. 膝关节侧位片示髌骨骨质无异常改变,髌上囊肿胀,密度增高;C. CT 横断位平扫图像示髌骨内多条线状透亮度增高影,边界清晰,断端分离移位不明显,周围软组织肿胀

【诊断要点】

1. 掌握膝关节解剖结构，全面、细致阅片，掌握重叠部位阅片技巧，观察每块骨的边缘皮质和骨小梁是否连续，骨质密度是否有异常。

2. 间接征象对髌骨骨折具有重要提示作用，如对髌上囊或髌前软组织明显肿胀的外伤患者，一定要对髌骨是否存在骨折进行细致的评估（图 1-4-20）。

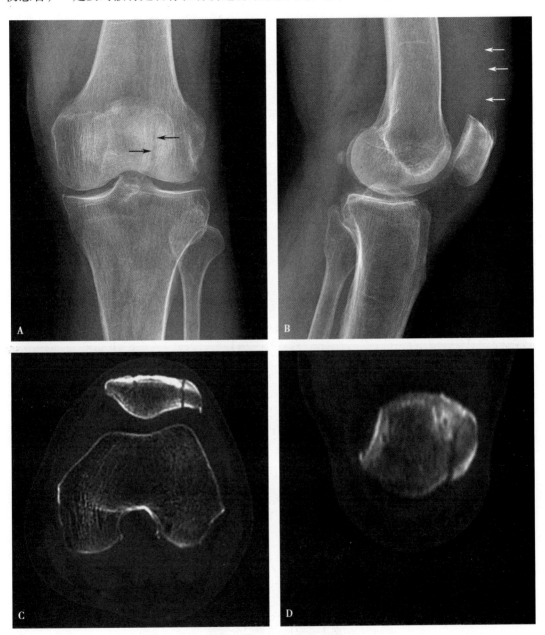

图 1-4-20 左侧髌骨骨折

A. 膝关节正位片示左侧髌骨内可疑纵行线状骨质透亮度增高影（黑箭），分离移位征象不明显；B. 膝关节侧位片示髌骨骨质无异常改变，髌上囊明显肿胀，密度增高（白箭）；C、D. CT 横断位平扫及冠状位重建图像示髌骨纵行骨质透亮度增高影，边界清晰，断端分离移位不明显

3. 对临床症状明显的外伤患者，当 X 线平片上发现可疑征象时，可加拍髌骨轴位片或进一步 CT、MRI 检查。

【鉴别诊断】

①二分髌骨（图 1-4-21）；②股骨髁骨折；③软组织损伤。

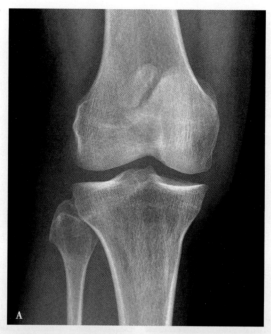

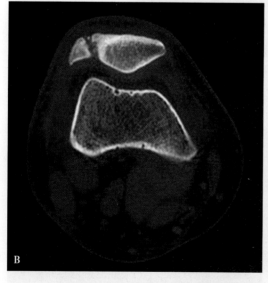
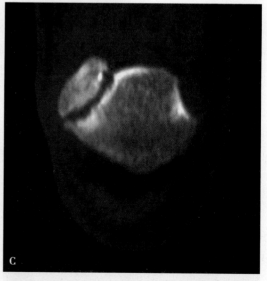

图 1-4-21　右侧二分髌骨

A. 右侧膝关节正位片示髌骨外上 1/4 处骨片影，与髌骨稍分离，边缘轻度硬化；B、C. CT 平扫横断位及冠状位重建图像示髌骨外上 1/4 处斜行骨质透亮度增高影，边缘圆钝、硬化，周围软组织不肿胀

九、胫骨平台骨折

【正常解剖】

胫骨近端膨大，向后及两侧突出形成内侧髁及外侧髁，其上缘平台称为胫骨平台，作为膝关节的组成部分，是重要的支撑及承重部位，胫骨平台多由松质骨构成，表面覆盖透明软骨。

【影像表现】

胫骨内侧平台相对较大，略呈凹面，外侧平台相对较小，略呈凸面，内、外侧胫骨平台之间骨性隆起称之为髁间嵴。胫骨平台相对于胫骨骨干约有 10° 左右的后倾，故胫骨平台内、外侧髁与股骨内、外侧髁关节面并非完全吻合，两者间通过半月板以增加吻合程度，半月板及关节面软骨于平片中不显示。

【易漏诊因素】

1. 由于胫骨平台自身的凹陷、倾斜等解剖因素，加上 X 线平片显示的为重叠的平面投影，对部分移位轻微或不移位的骨折诊断困难，如阅片时观察不仔细，易造成漏诊。

2. 阅片时忽视了关节囊肿胀、关节间隙稍增宽等平台骨折的间接征象，或外伤患者处于强迫体位，摄片体位不标准而影响诊断等因素，也是造成漏诊的原因。

3. 阅片医生临床经验不足，或急诊报告时间仓促，阅片不够细致等主观因素都是造成胫骨平台骨折漏诊的原因。

【诊断要点】

1. 临床病史、受伤过程及损伤机制相结合有助于胫骨平台骨折的诊断。胫骨平台骨折为典型的关节内骨折，多数情况下是由膝关节外翻合并轴向应力所致，因内、外侧胫骨平台所受压力并非均等，所以骨折通常单侧发生，且以外侧为主。鉴于其受伤机制，多数胫骨平台骨折均有不同程度的关节面骨质塌陷或移位，影像学诊断将直接影响到其治疗及康复，如遗漏诊断，可能造成临床治疗不及时或治疗不当，将可能发生诸如畸形愈合、关节功能障碍、创伤性关节炎等一系列骨折并发症的发生。

2. 掌握胫骨平台骨折的各种 X 线表现。大部分骨折断端移位明显的胫骨平台骨折诊断不难，但少部分骨折仅表现为关节面的轻微塌陷而无其他影像学表现，需与胫骨平台正常解剖形态鉴别；另外，由于胫骨平台大部分由松质骨组成，部分患者的 X 线平片仅表现为骨小梁的密度增高、模糊（图 1-4-22），而无骨皮质连续性中断等明显骨折征象，或骨皮质中断与其他骨质相互重叠而显示不清。

3. 重视间接征象对胫骨平台骨折诊断的价值。由于解剖位置和结构的关系，胫骨平台骨折除了显示直接征象的骨折透亮线外，还可出现平台双边或三边影（图 1-4-23）、膝关节间隙不对称性增宽（图 1-4-24）、髌上囊肿胀（图 1-4-22）等间接征象，发现这些间接征象时，应积极仔细致寻找出现该征象的原因，必要时建议 CT 或 MRI 进一步检查。

4. 多种摄片体位的联合运用。除常规膝关节正、侧位片外，加拍膝关节斜位、胫骨平台位（膝关节正位的基础上球管向足侧倾斜 10°~15°）等，可多角度、多方位观察胫骨平台的情况，有助于胫骨平台骨折的诊断及判断关节面骨质塌陷的情况。随着 CT、MRI

的运用和普及，目前运用已越来越少，但如在条件有限的情况下，仍是诊断胫骨平台骨折的有效方法。

【鉴别诊断】

①股骨远端骨折；②腓骨近端骨折；③膝关节半月板及韧带损伤。

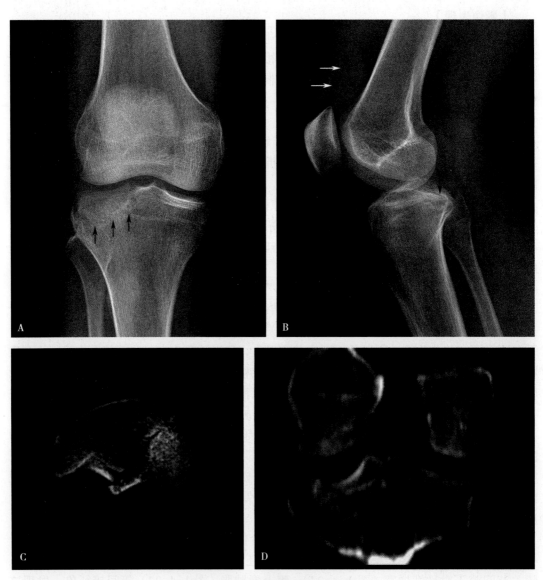

图 1-4-22　右胫骨外侧平台骨折

A、B.膝关节正位片示胫骨外侧髁骨小梁密度增高、模糊（黑箭），膝关节侧位片示胫骨平台后缘骨皮质不连续（黑箭），并见髌上囊肿胀、密度增高（白箭）；C、D.膝关节 CT 平扫横断位及冠状位重建图像示胫骨平台骨质连续性中断，见线状骨质透亮度增高影，断端稍移位，关节面塌陷

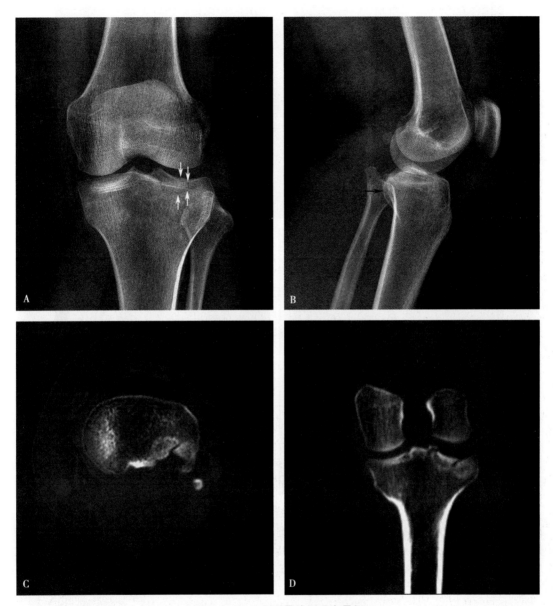

图 1-4-23 左胫骨外侧平台骨折

A. 膝关节正位片示胫骨外侧平台呈"三边"改变（白箭）；B. 膝关节侧位片示胫骨平台后缘与腓骨近端重叠处骨皮质可疑中断连续（黑箭）；C、D. CT 平扫横断位及冠状位重建图像示胫骨平台骨质连续性中断，断端稍移位，关节面略塌陷

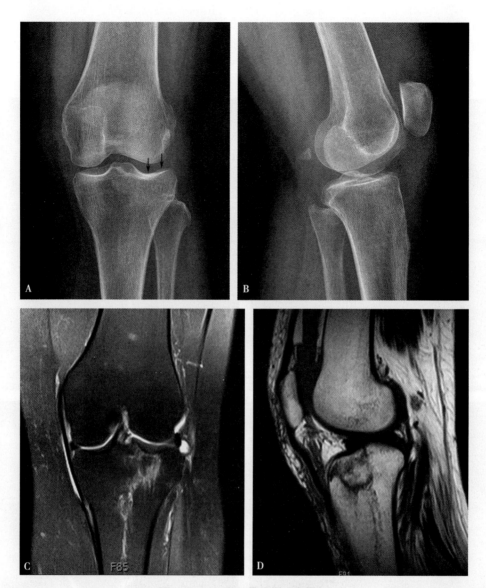

图 1-4-24 左胫骨外侧平台骨折

A、B. 膝关节正、侧位片示膝关节外侧间隙不均匀增宽，胫骨平台关节面骨质呈"阶梯状"改变（黑箭），膝关节周围软组织及髌上囊肿胀、密度增高；C、D. MRI 平扫冠状位 PdWI、矢状位 T_1WI 示胫骨外侧平台骨皮质连续性中断，部分关节骨质塌陷，骨质内见斑片状 T_1WI 低信号 PdWI 高信号影，髌上囊积液，并见液平面

十、胫骨平台外缘撕脱性骨折

【正常解剖】

见本节"九、胫骨平台骨折"。

【影像表现】

见本节"九、胫骨平台骨折"。

【易漏诊因素】

胫骨平台外缘撕脱性骨折（Segond 骨折），即外侧关节囊征，是膝关节前外侧关节囊

在胫骨附着处的撕脱性骨折（图1-4-25），其损伤机制多为小腿内翻或受内旋力时，外侧关节囊韧带受到较强的牵引力而发生撕脱性骨折。临床上大多数胫骨平台外缘撕脱性骨折同时伴有前交叉韧带损伤，亦常合并半月板及侧副韧带损伤。

1. 对于较细、薄的骨折片，易与纵行肌腱等结构混淆。

2. 该骨折需同时考虑到合并关节内、外结构损伤的可能（图1-4-25、图1-4-26），这点对临床治疗很重要。

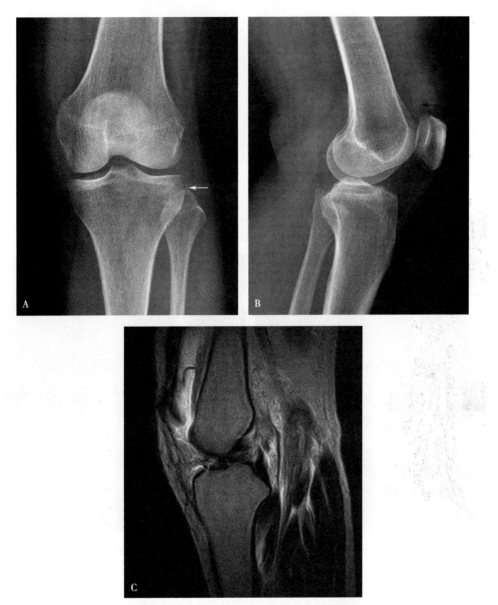

图1-4-25　胫骨平台外缘撕脱性骨折合并膝关节前交叉韧带断裂

A. 左侧膝关节正位片示胫骨平台外缘骨质连续性中断，见薄片状骨性密度影稍分离（白箭）；B. 左侧膝关节侧位片示髌上囊密度增高（黑箭）；C. MRI平扫T$_2$WI脂肪抑制序列示膝关节前交叉韧带增粗，边缘模糊，信号增高，左侧膝关节腔见液体信号影存在

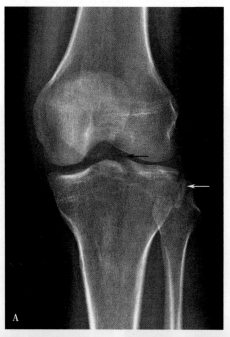

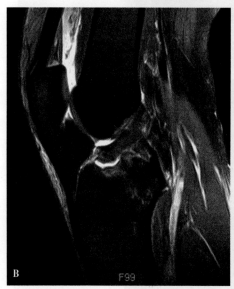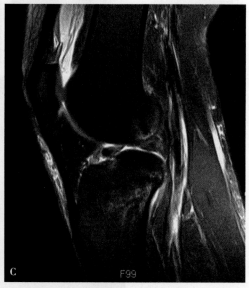

图 1-4-26 胫骨平台外缘撕脱性骨折合并前交叉韧带胫骨止点撕脱性骨折、
外侧半月板撕裂及股骨外侧髁、胫骨平台骨挫伤

A.左侧膝关节正位片示胫骨平台外侧缘（白箭）及胫骨髁间嵴（黑箭）骨质连续性中断，见骨折片影稍
分离；B、C.MRI平扫PdWI序列示膝关节前交叉韧带胫骨止点骨质连续性中断，外侧半月板信号增高，
股骨外侧髁、胫骨平台骨髓腔信号增高，膝关节腔见液体信号影存在

【诊断要点】

1. 对本病的损伤机制有充分的认识，在 X 线平片诊断胫骨平台外缘骨折的同时，需考虑到其他合并损伤的可能，尤其是前交叉韧带断裂，应建议 MRI 进一步检查。

2. 合理使用窗技术，适当调整窗宽、窗位有助于细、薄骨折片的显示。

3. 重视间接征象的提示作用。大多数膝关节囊内急性损伤常合并关节腔的积液或积血，在膝关节侧位片上显示为髌上囊的肿胀及密度增高，故应对现有影像仔细分析，必要时建议 MRI 进一步明确诊断。

【鉴别诊断】

①腓骨头撕脱性骨折；②膝关节周围软组织损伤。

十一、膝关节前、后交叉韧带胫骨止点撕脱性骨折

【正常解剖】

膝关节是人体最复杂的关节。膝关节的关节囊薄而松弛，周围由韧带加强。前方为股四头肌延续而成的髌韧带，止于胫骨结节。两侧分别为内、外侧副韧带。膝关节交叉韧带位于膝关节中央偏后方，分前、后两条；前交叉韧带起自于胫骨髁间嵴前内侧，斜向后上方，呈扇形附着于股骨外侧髁内侧面；后交叉韧带起自胫骨髁间嵴后方，斜向前上方，附着于股骨内侧髁的外侧面。

【影像表现】

X 线平片仅显示膝关节骨性结构，胫骨髁间嵴表现为胫骨平台中部的嵴状隆起。

【易漏诊因素】

1. 胫骨髁间嵴表面起伏，在 X 线平片投影上相互重叠，部分较小撕脱性骨折片和无移位或移位不明显的骨折片不易显示而导致漏诊（图 1-4-27）。

2. 年龄较大患者，胫骨髁间嵴骨折易被误认为关节腔内的钙化或骨化影而漏诊，如"关节鼠"和滑膜骨软骨瘤病。

【诊断要点】

1. 掌握膝关节正常影像解剖，认真细致阅片，尤其是部分骨质相互重叠处。

2. 外伤患者出现髌上囊肿胀、密度增高等关节内损伤的间接征象时，应积极寻找原因（图 1-4-28），包括骨、软骨、半月板、韧带等，需要强调，X 线平片组织分辨力有限，不能对骨以外组织的损伤作出判断。

3. 合并膝关节滑膜骨软骨瘤病的外伤患者，因关节腔存在多发钙化的瘤骨，极易与髁间嵴撕脱性骨折混淆，故对于该部分患者，可常规建议 CT 三维重建检查。与 CT 三维重建比较，MRI 在评价髁间嵴撕脱性骨折片时并非占优势，但 MRI 可通过髁间嵴区骨质形态及周围髓腔水肿情况对骨折的有无进行判断。

4. 重视临床病史，明确其外伤经过和损伤机制，必要时亲自对患者膝关节进行体格检查。另外，髌上囊肿胀、密度增高并非都是外伤引起，膝关节的肿瘤、结核、炎症等均可引起。

【鉴别诊断】

①膝关节单纯韧带或半月板损伤；②膝关节其他骨折；③膝关节周围软组织损伤。

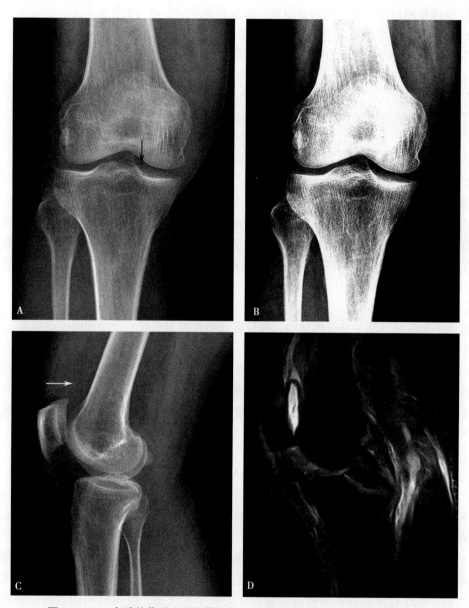

图 1-4-27 右膝关节后交叉韧带胫骨止点撕脱性骨折合并后交叉韧带损伤

A. 右侧膝关节正位片示胫骨髁间嵴内侧缘可疑骨皮质中断、不连（黑箭）；B. 降低窗宽、降低窗位后的膝关节正位片，骨质透亮线显示更清晰；C. 右侧膝关节侧位片示髌上囊肿胀、密度增高（白箭）；D. MRI 平扫 T_2WI 脂肪抑制序列示后交叉韧带胫骨止点骨质连续性中断，并见后交叉韧带增粗，信号增高，髌上囊见液体高信号影存在

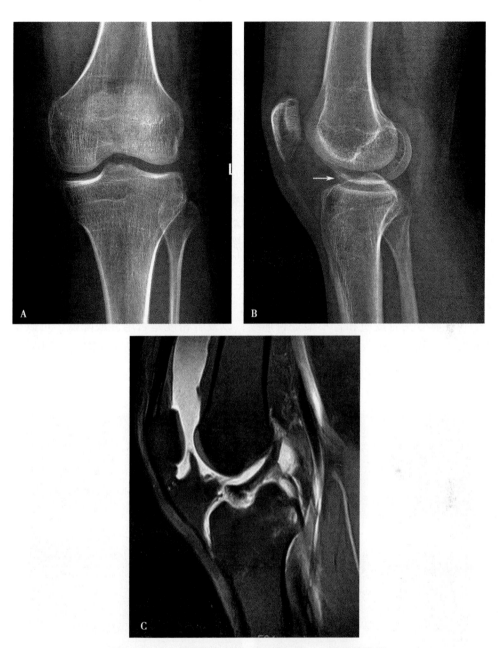

图 1-4-28 左膝关节前交叉韧带胫骨止点撕脱性骨折

A、B. 左侧膝关节正侧位片胫骨髁间嵴前缘见一斑片状骨质密度影呈掀起改变，部分与股骨远端重叠（白箭），髌上囊肿胀、密度增高；C. MRI 平扫 PdWI 脂肪抑制序列示前交叉韧带胫骨止点骨皮质连续性中断，骨折片掀起，胫骨平台后缘髓腔内见斑片状高信号影，边界不清，膝关节腔大量积液

十二、腓骨头骨折

【正常解剖】

腓骨头位于腓骨上缘，局部膨大，腓骨头内上面有关节面与胫骨上端外面的关节面相关节，腓骨头下方较细称为腓骨颈，腓骨头不参与膝关节的组成。

【影像表现】

腓骨头位于胫骨平台外后方，腓骨头上缘低于胫骨平台关节面水平，常规 X 线正、侧位片中，腓骨头与胫骨平台均有部分重叠。

【易漏诊因素】

1. 受胫骨平台的遮挡，腓骨头局部显示欠佳，如损伤轻微，不易及时发现。

2. 摄片体位不规范会增大腓骨头与胫骨重叠部分，损伤部位更不易显示。

3. 膝关节损伤多为复合性损伤，股骨、胫骨、髌骨等部位的损伤更重要，骨折也更易被发现，在这些情况下，腓骨头的骨折常被忽视。

【诊断要点】

1. 从粗略到细致、从全片到局部阅片，主要观察摄片体位是否规范、摄片条件是否恰当。

2. 观察腓骨头骨皮质和骨小梁是否连续，以及骨密度是否增高或降低，可以根据需要适当调节窗宽、窗位，尤其是对轻微异常表现者，必要时 CT 或 MRI 进一步检查（图1-4-29）。

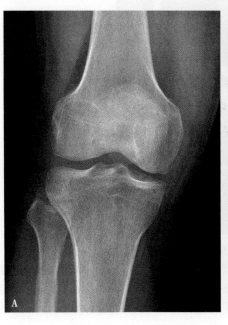
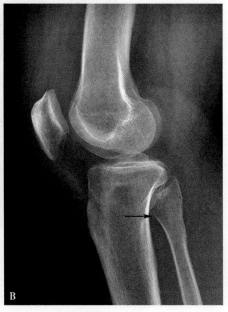

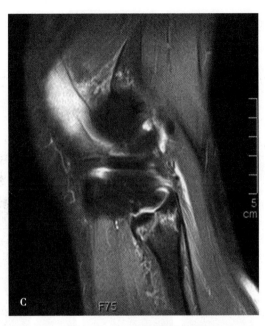

图 1-4-29　右侧腓骨头骨折

A、B. 右膝关节正侧位片示腓骨头前缘骨皮质欠自然（黑箭），髌上囊肿胀、密度增高；C. MRI 平扫 PdWI 图像示右侧腓骨头骨皮质连续性中断，骨质内见斑片状高信号影，边界不清

3. 腓骨头骨折多合并邻近韧带损伤，如邻近软组织肿胀明显，对腓骨头骨折具有间接提示作用，需多角度观察腓骨头。

【鉴别诊断】

①胫骨外侧髁骨折；②局部软组织损伤。

十三、踝关节骨折

【正常解剖】

踝关节由胫、腓骨远端及距骨组成；胫骨远端内侧向下突起称为内踝，腓骨远端称为外踝，胫骨远端后缘呈唇样稍向下延伸称为后踝或第三踝，距骨上缘是前窄后宽的关节面，称为距骨滑车，与内、外踝和胫骨远端下关节面相关节。胫骨远端外侧面呈一切迹或浅槽，容纳腓骨远端，形成下胫腓联合，浅槽前缘突起称为 Tillaux-Chaput 结节，后缘突起称为 Volkmann 结节，分别为胫腓前、后韧带胫骨侧的止点。

【影像表现】

踝关节正位片可很好显示踝关节诸骨形态，外踝较内踝低，踝关节间隙显示为倒"U"形，若摄片时将踝关节内旋 10°（即踝穴位），可消除腓骨远端内侧面与距骨外侧面的重叠，使踝关节间隙显示更加清楚；踝关节侧位片中可清楚观察胫骨远端前唇、后踝、距骨及跟骨的侧面形态，腓骨远端则与胫骨、距骨相互重叠，胫距关节显示为弧形透亮影。

【易漏诊因素】

1. 骨折线走行方向与应力骨小梁方向一致时，易与骨小梁错构的影像相混淆（图 1-4-30）。

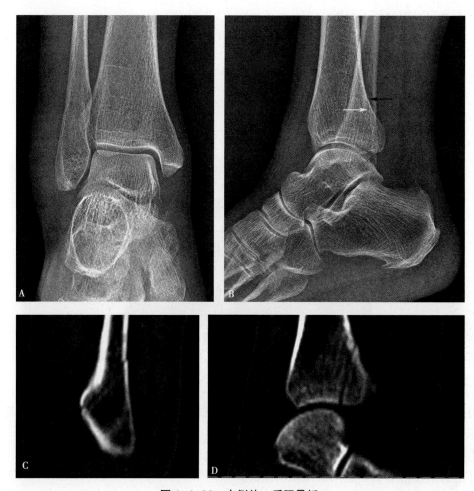

图 1-4-30 右侧外、后踝骨折

A、B.右踝关节正位片示踝关节诸骨无明显骨折征，但外踝周围软组织肿胀明显；侧位片示后踝骨皮质走行欠自然（黑箭），骨质内隐约可见一纵行透亮线（白箭）；C、D.CT 平扫矢状位重建图像示外、后踝骨皮质连续性中断，分别见斜行及纵行骨折线，断端对线、对位好

2. 部分解剖结构于正、侧位片中始终处于部分或完全重叠状态，影响对骨质细节的观察，如 Tillaux-Chaput 结节与 Volkmann 结节，容易漏诊（图 1-4-31）。

【诊断要点】

1. 踝关节骨折可由扭伤或直接暴力所致，内踝骨折多位于滑车角处，外踝骨折多位于胫腓联合或外踝末端，后踝骨折线多呈纵行，三踝骨折常合并踝关节半脱位。

2. 了解受伤经过，有助于确定创伤机制，对损伤部位预判有帮助，阅片时可做到有的放矢。

3. 部分间接征象对踝关节骨折的诊断具有一定的提示和指向意义，如关节囊的肿胀、密度增高及局部的软组织肿胀等，尤其是临床症状明显，而 X 线平片中骨质无明显异常发现的患者，可建议其进一步 CT 或 MRI 检查。

【鉴别诊断】

①踝关节周围软组织损伤；②踝关节肿瘤或肿瘤样病变。

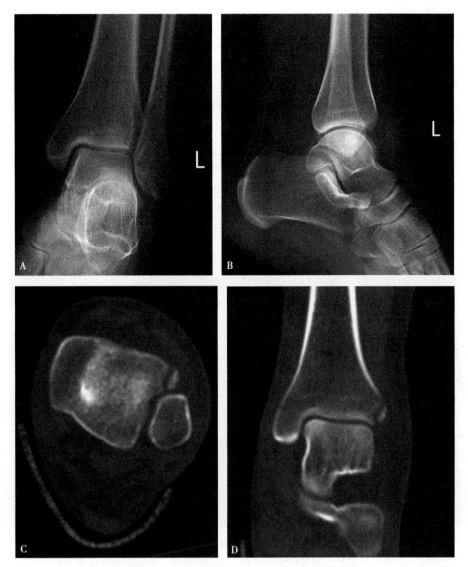

图 1-4-31 左侧内踝骨折及 Tillaux-Chaput 骨折

A、B.左踝关节正、侧位片示踝关节周围软组织肿胀，诸骨无明显骨折征；C、D.CT 平扫及冠状位重建图像示左侧内踝及 Tillaux-Chaput 结节骨皮质连续性中断，内踝断端对位好，Tillaux-Chaput 结节骨折片稍分离

十四、跟骨结节骨折

【正常解剖】

跟骨是足部最大的跗骨，形态类似于长方体，共有 6 个面及 4 个关节面，关节面中 3 个与距骨相关节，1 个与骰骨相关节。跟骨后部宽大，向下移行于跟骨结节，跟腱附着于跟骨结节，其跖侧面有两个突起，分别是内侧突和外侧突，是跖筋膜和足底肌肉的起点。

【影像表现】

除跟骨结节外，跟骨的骨皮质都很薄，跟骨骨小梁走行规整、清晰，按其所承受压力和张力方向排列为固定的两组,即压力骨小梁和张力骨小梁。

【易漏诊因素】

1. 跟骨主要由松质骨构成,轻微骨折造成的影像学改变可不明显,或仅表现为骨小梁影模糊、走行异常,或骨皮质轻度皱褶等,易漏诊。

2. 无明显前后方向移位的跟骨结节内或外侧骨折,在常规跟骨侧位摄片上与跟骨重叠,如果密度改变不明显,易漏诊。

【诊断要点】

1. 重视临床病史及症状、体征的结合,全面细致地阅片。跟骨骨折患者多有明确的外伤史,如高处坠落伤、重物撞击伤等,阅片时应细致评估跟骨形态、骨皮质和骨小梁是否连续,以及骨小梁的走行是否紊乱等(图1-4-32)。需注意,高处坠落伤患者常双侧跟骨同时损伤,故当单侧跟骨有明显骨折时,需警惕另一侧是否存在骨折(图1-4-33)。

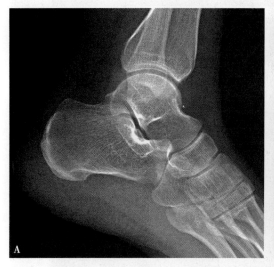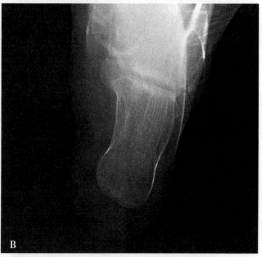

图1-4-32 左跟骨结节骨折

A.左侧跟骨侧位示跟骨后下部骨质密度稍增高,骨小梁影稍模糊,余无明显骨质异常显示;B.左侧跟骨轴位示骨皮质连续性中断,并见贯穿骨质的线状透亮度增高影

2. 建议对跟骨外伤患者常规行跟骨侧位与轴位检查,这样不仅能减少漏诊的发生率,还能显示跟距关节面的情况,为临床治疗提供更多信息。

3. 跟骨轴位的传统摄影方法:被检者取仰卧位,足部背屈,中心线向头侧倾斜,部分数字化X线摄影(DR)机器在水平位时球管不能纵向打角度(和滤线栅的走行方向有关),所以在技术层面上也一定程度制约了跟骨轴位的拍摄。改良法跟骨轴位可根据不同患者实际情况进行摆位,摄片方法如下:①将摄影床横置于球管与探测板之间,被检者坐于摄影床,面朝探测器,双手置于身体两侧稍向后支撑身体,健侧小腿自然下垂并与患侧稍分开,患足稍背屈并抬起,脚尖朝上贴于探测器,小腿长轴与探测器呈35°~45°(图1-4-34);②被检者俯卧于摄影床,与床面长轴平行,双手置于身体双侧,双小腿中下段置于摄影床外,患侧足底贴于探测器,中心线向下倾斜约40°~50°(图1-4-35);③摄影床置于球管与探测器之间，使摄影床长轴与探测器呈 45° 夹角，被检者侧卧于摄影床（健侧卧位），双手置于身体前、健侧下肢屈曲以保持身体的稳定，患侧下肢稍抬高，足略呈背屈，脚尖贴于探测器，小腿长轴与探测器呈 35°~45°（图 1-4-36）。（①适用于单纯跟骨外伤，被检者能配合取坐位者；②、③适用于有合并其他部位外伤患者，如合并腰椎骨折等患者不能取坐位者）

【鉴别诊断】

①跟骨其他部位骨折；②距骨骨折；③跟腱断裂。

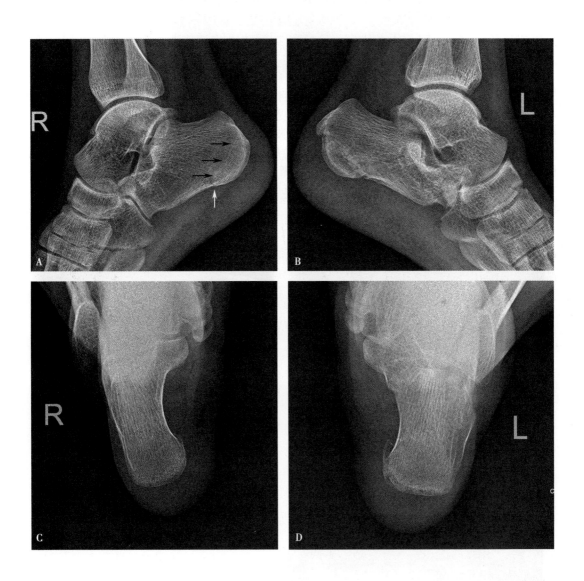

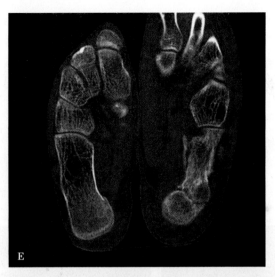

图 1-4-33 左跟骨粉碎性骨折，右跟骨结节骨折

A、B.双侧跟骨侧位片显示左侧跟骨上下径短缩，骨皮质连续性中断，见多条不规则贯穿骨质的线状透亮度增高影。右侧跟骨形态正常，跟骨结节前下缘骨皮质可疑中断（白箭），跟骨内部分骨小梁影模糊，见斜行条带状稍高密度影（黑箭）；C~E.双侧跟骨轴位片及 CT 平扫图像除显示左侧跟骨明显的骨质连续性中断外，还显示右侧跟骨结节内侧骨皮质连续性中断，骨质内见可疑斜行线状透亮度增高影

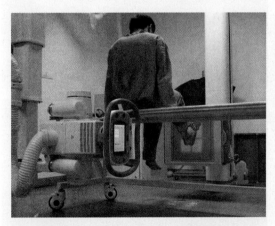

图 1-4-34 坐位跟骨轴位拍摄方法

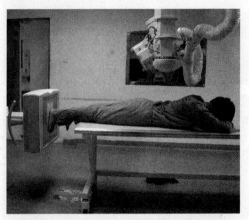

图 1-4-35 俯卧位跟骨轴位拍摄方法

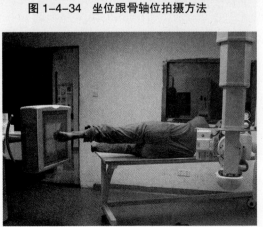

图 1-4-36 侧卧位跟骨轴位拍摄方法

十五、Lisfranc 损伤

【正常解剖】

足的 5 块跖骨基底部与中足的 5 块跗骨（内侧楔骨、中间楔骨、外侧楔骨、舟骨及骰骨）构成 Lisfranc 关节。广义上 Lisfranc 损伤是中足关节内损伤，包括 Lisfranc 关节、楔骨间关节及舟楔关节损伤，涉及骨折及脱位。周围软组织的组成上，肌肉、肌腱、筋膜均覆盖于 Lisfranc 关节侧跖侧面，而背侧相对薄弱，周围韧带中 Lisfranc 韧带和跗骨间韧带最为重要，同时背侧、跖侧韧带和第 2~5 跖骨间韧带加强，但第 1、2 跖骨基底部之间无韧带相连，故此部分稳定性相对薄弱。

【影像表现】

每块跗骨都有多个面，部分可因韧带、肌腱附着而显粗糙；正位片中第 2 跖骨基底部内侧缘与中间楔骨内侧缘，内斜位片中第 3、4 跖骨基底部内侧缘分别与外侧楔骨、骰骨内侧缘均为一条光滑连续的线（图 1-4-37）。第 1、2 跖骨基底部间隙一般不超过 2mm。

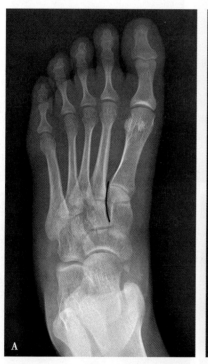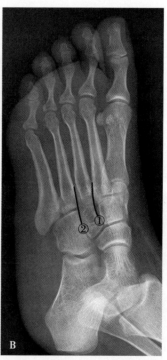

图 1-4-37 正常右足正位片、内斜位片

A. 右足正位片示中足内柱相对内斜位片重叠较少，第 2 跖骨基底部内侧缘与中间楔骨内侧缘呈一条光滑、连续的线；B. 右足内斜位片示中足中柱、外柱相对正位片重叠较少，第 3、4 跖骨基底部内侧缘分别与外侧楔骨、骰骨内侧缘均为一条光滑、连续的线（①、②）

【易漏诊因素】

1. Lisfranc 关节本身解剖结构复杂，普通 X 线平片上骨质结构相互重叠，细微骨折、脱位或复位后再次脱位者常易漏诊。

2. 阅片者对 Lisfranc 关节的正常解剖及损伤的认识不足，对片中出现的细微骨质和结构的改变认识不足也是漏诊的常见因素。

【诊断要点】

1. 掌握正常中足部影像解剖，是识别异常的基础。

2. 正确的阅片顺序和认真细致地阅片。先整体后局部，对摄入片中的各组织结构逐一观察；对于中足损伤，于正位片重点观察内柱，于内斜位片重点观察中柱及外柱；应观察每一块骨的轮廓是否正常，骨皮质是否光滑、连续，以及各骨的对应关系是否正常，如距骨基底部与相应楔骨的对应线（图1-4-38）等。

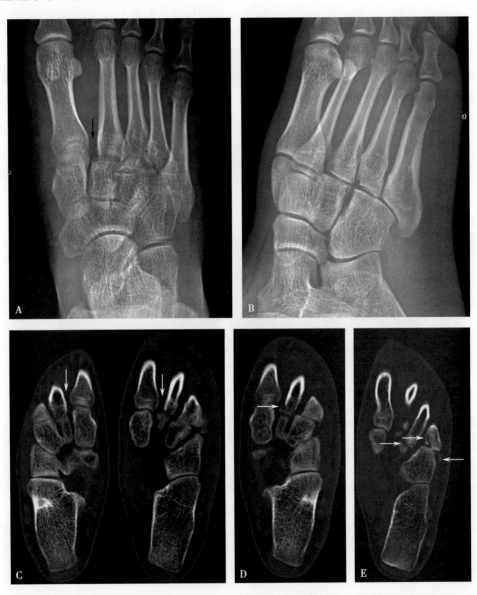

图 1-4-38　左足 Lisfranc 损伤

A、B. 左足 X 线正位片及内斜位片示第 1、2 跖骨基底部间隙增宽（黑箭），第 2 跖骨基底部内侧缘与中间楔骨内侧缘连线不连续，周围软组织肿胀；C. 双足 CT 平扫图像显示左侧第 1、2 跖骨基底部间隙较右侧增宽（白箭）；D、E. 左足 CT 平扫图像示第 2、4 跖骨基底部及外侧楔骨、骰骨骨折（白箭）

3. 密切结合临床病史及症状、体征，对于临床症状、体征明显的局部可重点观察，如局部放大、调整窗宽窗位等均有助于骨折的显示。

【鉴别诊断】

①前足或后足的骨折、脱位；②足部软组织损伤。

十六、足部应力性骨折

【正常解剖】

足骨包括跗骨（7块）、跖骨（5块）及趾骨（一般14块，数目可有变异，部分可有中、远节趾骨融合，以第4、5趾居多）。根据其部位及功能分为三个关节复合体，分别是前足（趾骨和跖骨）、中足（舟骨、骰骨及内、中、外侧楔骨）和后足（距骨与跟骨）。

足部的结构与其功能相适应，在人体行走或跑步中，足部骨骼作为起动时的坚强杠杆，骨骼肌收缩，推动身体前进，足落地时足底与地面最大的接触，为吸收足跟的冲击力，此时负重中心也由后足转移到前足。正常情况下跖骨所承受负荷由1~5跖骨依次递减，但由于第1跖骨骨干皮质最粗厚，并有强健的肌附着，其骨干最窄处横截面积是第2跖骨的2倍，故第2跖骨负重区的压强大于第1跖骨，所以临床中足部应力性骨折以第2、3跖骨多见，其中又以第2跖骨为最多见。

【影像表现】

第1跖骨短粗，第2跖骨最长；跖骨两端膨大，远端为头，近端为基底部，中间部分称为干，跖骨头及跖骨干因无相互重叠，故于X线正位及内斜位片中均能清楚显示。

【易漏诊因素】

1. 应力性骨折临床症状相对较轻，且早期的X线平片表现轻微或无阳性改变（图1-4-39），易被临床医生忽视或误诊为软组织损伤而延误治疗。

2. 部分患者临床病史、症状不典型，临床医生和影像医生对本病认识不足，亦可造成漏诊。

【诊断要点】

1. 应力性骨折又称疲劳性骨折、行军骨折等，是由于骨骼局部受到持续性的应力作用，超出于自身的修复能力所致，应力强度的大小往往等于或略小于骨骼强度的阈值，其特征是骨的破坏与修复同时进行。足部应力性骨折多发生于第2、3跖骨（图1-4-39、图1-4-40）。

2. 应力性骨折患者多无明显的外伤病史，但近期有大量的体育运动或体力劳动，特别是一些特殊的职业，如运动员、军人等。

3. 应力性骨折早期可无阳性X线表现或表现轻微，如损伤部位骨皮质变薄、密度减低、边缘模糊等，称为"灰色骨皮质征"（图1-4-41A）。修复期表现为：①骨小梁的排列紊乱、模糊及密度增高；②骨折线的出现；③骨膜反应。愈合期则表现为周围骨痂密度增高、局限性骨质硬化或骨干增粗（图1-4-41B）。

【鉴别诊断】

①慢性骨髓炎；②骨肿瘤与肿瘤样病变；③足部软组织损伤。

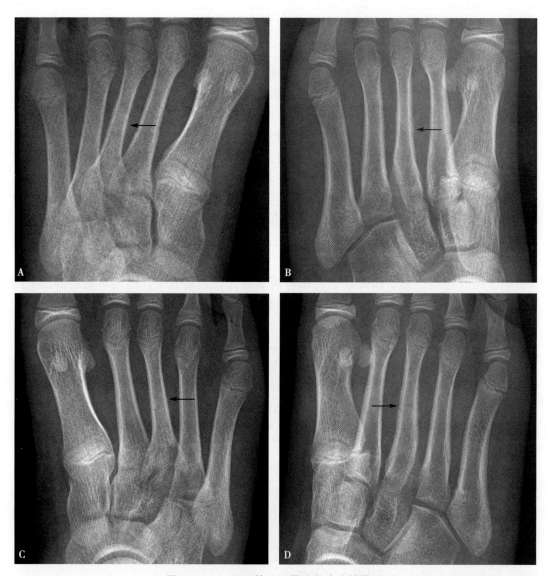

图 1-4-39 双足第 3 跖骨中段应力性骨折

A、B. 右足 X 线正位片及内斜位片示第 3 跖骨中段内侧骨皮质可疑不连，周围骨膜增厚、毛糙（黑箭）；
C、D. 左足 X 线正位片及内斜位片示第 3 跖骨干内侧骨皮质骨质连续性中断，见线状骨质透亮度增高影，累及髓腔，周围见薄层骨膜反应（黑箭）。追问病史，患者近半个月来每天"跳绳"，且每次至少 30min

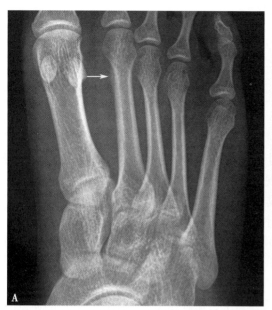
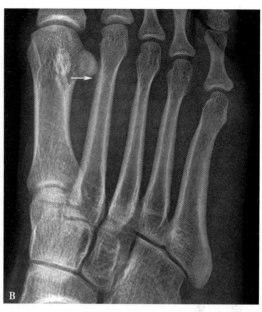

图 1-4-40　左足第 2 跖骨应力性骨折

A、B. 左足 X 线正位片及内斜位片示第 2 跖骨形态正常，其远端内侧缘见类梭形高密度影（白箭），边缘清晰。追问病史，患者近期有长跑活动，每天 5000m 以上

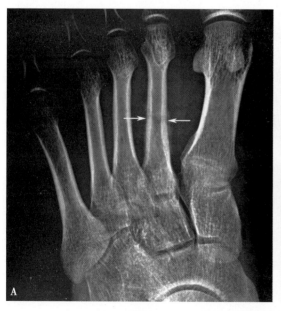
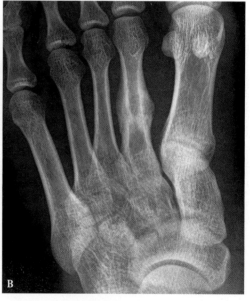

图 1-4-41　不同患者不同发病时间应力性骨折表现

A. 右足正位片示第 2 跖骨中段局部骨皮质密度减低，边缘模糊，称为"灰色骨皮质征"（白箭），周围层状骨膜反应；B. 另一患者，右足正位片示骨内、外膜同时增生，骨痂密度增高、局限性骨质硬化，骨干增粗

十七、趾间关节脱位

【正常解剖】

见本节"十六、足部应力性骨折"。

【影像表现】

趾间关节与指间关节基本相同，只能作屈、伸运动。于 X 线平片中表现为趾骨间等宽的透亮影。

【易漏诊因素】

1. 因趾间关节活动度小，且大部分时间受到鞋的保护，与其他关节脱位比较，趾间关节脱位并不多见，在临床工作中容易被忽视。

2. 前、中、后足之间厚度的差异，造成 X 线吸收不同，传统 X 线平片较难前、中、后兼顾，易造成足趾显示欠佳，尤其是末节趾骨。

3. 摄片时体位不规范，如足趾处于屈曲状态，致使趾间关节对合关系显示不清，加上阅片者经验不足，造成漏诊。

【诊断要点】

1. X 线正位摄片时，将足平放于探测器或片盒上，足趾尽量呈伸直位，避免因体位因素造成趾间关节显示不清。选择合适的摄片条件，特别是非数字化摄影，应考虑到体厚不同的影响，根据临床症状及体征适当增减条件，如考虑中、后足损伤应适当增加条件，前足损伤适当减小条件。数字化摄影可充分利用窗技术，对前、中、后足调整不同窗宽、窗位逐一仔细观察。

2. 趾间关节脱位可独立发生，也可作为足多发伤的一部分。趾间关节脱位多由于轴向应力于足趾末端所致，脱位多发生于近、中趾间关节。

3. 正常 X 线平片中，趾间关节间隙呈边界清晰、等宽的透亮影，当间隙不等宽或趾骨间相互重叠时应考虑脱位的可能（图 1-4-42），此时需详细询问病史，甚至亲自检查可疑趾间关节的形态、活动度及受压疼痛情况，必要时可双侧摄片对比评估。

【鉴别诊断】

①趾骨骨折；②趾骨周围软组织损伤。

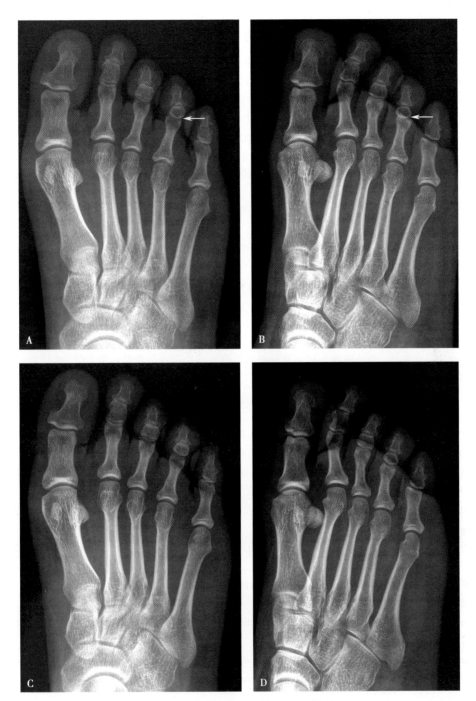

图 1-4-42 右足第 4 近节趾间关节脱位

A、B. 右足正位片、内斜位片示右足诸骨骨质结构完整，无明显骨折征象，右足第 4 趾近中趾间关节间隙消失（白箭），近节趾骨远端与中节趾骨近端部分重叠，临床上表现为该处肿胀、拒按；C、D. 整复后右足正位片、内斜位片示右足第 4 近、中趾间关节间隙清晰显示，宽度均匀，临床上表现为稍肿胀，按压后疼痛不明显

（徐志伟　张敏　姜增誉）

参 考 文 献

［1］柏树令，应大君.系统解剖学［M］.8 版.北京：人民卫生出版社，2013.

［2］白人驹，张雪林.医学影像诊断学［M］.3 版.北京：人民卫生出版社，2012.

［3］荣国威，王承武.骨折［M］.北京：人民卫生出版社，2004.

［4］王予生.骨关节数字 X 线摄影技术学［M］.北京：人民军医出版社，2012.

［5］黄耀华.髋关节影像诊断学［M］.北京：人民卫生出版社，2009.

［6］新津守.膝关节磁共振诊断［M］郭万首，程立明，译.2 版.北京：人民军医出版社，2011.

［7］邱其良.创伤性急诊 X 线摄影骨折漏诊 17 例分析［J］.中国医学影像技术，2000，25（Z1）：136-137.

［8］雷新玮，郭德安，王晖，等.椎体压缩性骨折的影像学诊断［J］.医学影像学杂志，2000，2（10）：87-89.

［9］于宝海，刘杰，牛秋芳，等.肩关节后脱位影像学诊断［J］.实用放射学杂志，2010，2（26）：286-288.

［10］于宝江，曹立福，骈文婷，等.腕骨脱位的 X 线平片及 40 层螺旋 CT 诊断比较［J］.国际医学放射学杂志，2012，35（3）：216-219.

［11］万荣超，邓德茂.腕三角骨背侧骨折 X 线及多排螺旋 CT 表现［J］.实用放射学杂志，2012，28（4）：585-586.

［12］龚文琴，庄振燕.急诊胸部 X 线平片诊断肋骨骨折漏诊误诊分析及对策［J］.实用放射学杂志，2012，28（5）：811-812.

［13］刘璠，保国锋，朱文峰，等.不同影像学检查在髋臼骨折诊断中的价值［J］.中华创伤骨科杂志，2011，4（7）：310-313.

［14］王春图.早期股骨头缺血坏死 28 例影像学诊断分析［J］.中国误诊学杂志，2008，8（24）：6000-6001.

［15］洪雷，冯华，耿向东，等.Segond 骨折与前交叉韧带损伤相关性的临床研究［J］.中华外科杂志，2007，45（2）：94-95.

［16］余霄，俞光荣.Lisfranc 关节的相关解剖学及生物力学研究现状［J］.中华创伤骨科杂志，2011，10（13）：979-982.

［17］郗艳，胡丁君，姚伟武，等.跖跗关节损伤的分型及影像学诊断［J］.中华医学杂志，2016，25（96）：1976-1981.

［18］李勇刚，王仁法，张景峰，等.应力性骨折的影像学诊断［J］.中华放射学杂志，2005，39（1）：72-75.

［19］Standaert CJ，Herring SA. Spondylolysis：a critical review［J］. Br J Sports Med，2000，34（6）：415-422.

［20］Amin MF，Youssef AO. The diagnostic value of magnetic resonance arthrography of the shoulder in detection and grading of SLAP lesions：comparison with arthroscopic findings［J］. Eur J Radiol，2012，81（9）：2343-2347.

［21］Aparicio G，Calvo E，Bonilla L，et al. Neglected traumatic posterior dislocations of the shoulder：controversies on indications for treatment and new CT scan findings［J］. J Orthop Sci，2000，5（1）：37-42.

［22］Melenevsky Y，Yablon CM，Ramappa A，et al. Clavicle and acromioclavicular joint injuries：a review of imaging，treatment，and complications［J］. Skeletal Radiol，2011，40（7）：831-842.

［23］Gholve PA，Cameron DB，Millis MB. Slipped capital femoral epiphysis update［J］. Curr Opin Pediatr，

2009，21（1）：39-45.

［24］Claes S，Luyckx T，Vereecke E，et al. The segond fracture：a bony injury of the anterolateral ligament of the knee［J］. Arthroscopy，2014，30（11）：1475-1482.

［25］Su AW，Larson AN. Pediatric Ankle Fractures：Concepts and Treatment Principles［J］. Foot Ankle Clin，2015，20（4）：705-719.

第二章

胸部易漏诊疾病

第一节 概　　述

胸部由胸廓、肺组织、纵隔等组成。骨骼、软组织、肺组织间存在天然对比，故 X 线摄片图像比较清晰，肺内细微病变基本能清晰显示。但胸部平片为平面投影，在肺与纵隔、膈肌、肋骨等重叠处的病灶会显示欠佳，易导致疾病漏诊。实际工作中胸部平片发生漏诊的原因主要有：①体表的衣物、饰物未去除，导致病变被遮挡；②摄影体位摆放不标准，摄影条件不合适，使病灶不能显示；③阅片时未按一定的顺序阅片，导致病变"被漏诊"；④对解剖及变异不熟悉，隐蔽部位细微异常征象未重视，导致漏诊；⑤未审阅申请单，对临床病史、症状及体征未重视。

常见肺内易漏诊病变，如局部的肺不张、少量气胸、纵隔旁肺癌、肺门肿大淋巴结，部分隐蔽部位病变如膈顶后方肺野内病灶、肺内心影重叠区病灶、肺内肺门血管重叠区病灶极易漏诊。常见支气管易漏诊病变，如支气管扩张、气管支气管异物或肿瘤、气管狭窄。常见纵隔内易漏诊病变，如胸内甲状腺肿、纵隔肿瘤、纵隔气肿。常见心脏和大血管易漏诊病变，如主动脉瘤、主动脉缩窄、缩窄性心包炎。常见易漏诊膈肌病变，如膈疝、食管裂孔疝。常见胸壁或胸壁组织重叠病变，如胸锁关节脱位、肺内肋软骨钙化重叠区病灶、肺内乳头影重叠区病灶、Poland 综合征。常见易漏诊体内置管异常，如经外周静脉穿刺中心静脉置管位置异常、体内留置导管（线）异常。

规范、全面的阅片流程可以降低漏诊率，主要从以下几个方面对胸部平片进行评估：①胸廓是否对称：对于胸廓不对称者，要分析是先天发育所致，还是疾病所致，如多发肋骨骨折、肺不张、弥漫的胸膜增厚均会导致局部胸廓塌陷；②两个肺野是否正常：肺野透亮度不一致时，需分析是什么原因所致，如单侧肺透亮度增加，有可能是肺气肿、单侧乳腺切除术后、Poland 综合征等所致；如局限性肺透亮度增加，有可能是局限性肺气肿或肺大疱；同时伴有肺门影增大时，有可能是阻塞性肺气肿；胸膜下的条形透亮区，有可能是自发性气胸；局限性密度应增高，需要区分是肿块、渗出性病变或肺不张；③三个隔 / 膈有无异常：纵隔的局限隆起，有可能是纵隔内肿瘤、血管性病变或者肺内邻纵隔病变所致；膈肌的局限隆起，有可能是局限膈膨隆、膈肌本身病变或膈下病变所致；④四个"管"有无问题：包括动脉、静脉、气管、淋巴管，正常情况下，肺纹理主要是动脉、静脉的投影，但异常情况下，气管和淋巴管可更大程度参与肺纹理的构成，胸部平片主要是看肺纹理走行、分布情况，观察有无增粗、聚集、稀疏、卷曲、紊乱等情况，比如卷曲状改变提示支气管扩张，网格状改变提示间质性肺炎，肺纹理聚集提示肿瘤性病变等；⑤骨骼有无问题：包括肋骨、锁骨、肩胛骨、颈椎和胸椎，主要观察骨骼的形状及密度改变，如局灶或弥漫性膨大提示良性病变，虫蚀状骨质破坏提示恶性病变。

第二节　肺部、气管及支气管疾病

肺、气管及支气管是呼吸系统重要组成部分，也是疾病好发部位，部分疾病发展迅速或预后不良，临床上需要早期诊断和治疗。而对于发生在隐蔽部位、组织器官互相重叠以及发育异常影响等，常规 X 线平片容易漏诊，其中肺部常见疾病有右肺中叶不张、少量气胸、膈顶后方肺野内病灶、纵隔旁肺癌、肺内心影重叠区病灶、肺门血管重叠区病灶、肺门淋巴结增大等，气管及支气管常见疾病有支气管扩张、气管及支气管异物、气管及主支气管肿瘤、气管狭窄等。

一、右肺中叶不张

【正常解剖】

右肺中叶呈三角形，位于右肺的前下部，上缘以横裂与上叶为界，下缘以斜裂与下叶分隔。

【影像表现】

1. 后前位：于右心缘可见一小片状、密度均匀或略有增高的阴影，上界不超过肺门阴影的中部，以内侧较密实，右心缘为其所重叠，阴影没有明显边缘，其外带变淡并逐渐消失，水平裂大多不可见，或向下、向内移位，邻近肺野可见代偿性肺气肿，右侧膈肌稍有上升。

2. 前弓位：使肺门向下倾斜，不张肺叶的长轴与 X 线中心线平行，因而投影为由肺门向外伸展的三角形阴影，基底部位于肺门侧，尖部指向外侧肺野可达胸壁，上下边缘锐利，此为中叶不张的特征。

3. 右侧位：自肺门向前下方斜行的带状或条索状致密影，常与心影相重叠，基底部较宽，大多靠近剑突与胸骨交界处，或完全贴靠胸骨下部，水平裂与斜裂移位相聚拢，阴影上端不超过肺门。

【易漏诊因素】

1. 病灶靠近纵隔，易被肺纹理遮挡或误认为正常肺纹理（图 2-2-1）。

2. 病灶被肺内其他病变遮挡（图 2-2-2）。

3. 病灶面积小，不易观察。

4. 没有采取特殊体位投照。

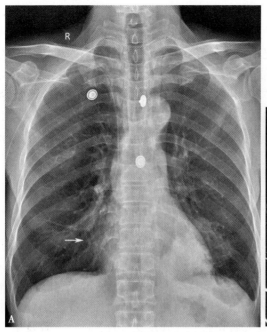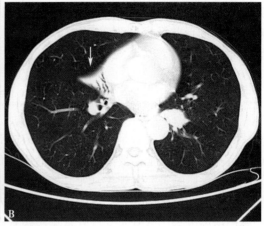

图 2-2-1　右中叶肺不张

A. 右下肺门区可疑楔形稍高密度影，边界模糊（白箭），另见左下肺心影后斑片状高密度影；B. CT 平扫肺窗示右肺中叶楔形密度增高影，内见支气管充气征（白箭）

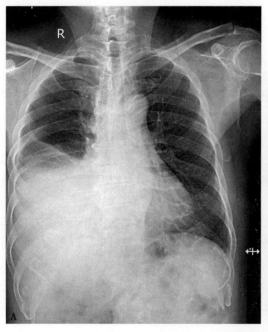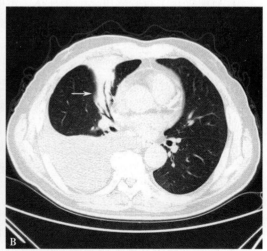

图 2-2-2　右侧胸腔积液、右肺中叶肺不张

A. 胸部正位片，右侧胸腔中等量积液，相应肺野肺纹理掩盖无法而显示；B. CT 平扫肺窗除显示右侧胸腔积液外，另见右肺中叶片状高密度影，内见支气管充气征（白箭）

【诊断要点】

1. 结合临床病史及患者症状、体征，全面细致地阅片。

2. 与其他组织重叠的区域更应特别注意观察。

3. 适当调整窗宽、窗位。

4. 必要时加照肺前弓位。

【鉴别诊断】

①右肺中叶肺炎；②右肺叶间积液；③肿瘤等。

二、气　　胸

【正常解剖】

胸膜是附着在胸壁内面和覆盖在肺表面的浆膜。包裹肺并深入肺叶间隙的是脏胸膜，而遮盖胸壁、横膈和纵隔的是壁胸膜，二者在肺门处与脏胸膜连接，形成左右两个互不相通的胸膜腔。胸膜腔为潜在的密封腔隙，其内有少量的浆液起润滑作用。

气胸是指因肺部疾病或外力影响使肺组织和脏胸膜破裂，气体进入胸膜腔导致胸腔积气而引起的病理生理状况。

【影像表现】

肺野外周条、带状透亮度增高区，边缘为压缩的肺组织，透亮区内见不到肺纹理。气胸延及下部则肋膈角显示锐利，如合并胸腔积液，则患侧肋膈角消失。

【易漏诊因素】

1. 慢性阻塞性肺部疾病患者并发气胸时，其症状常与基础疾病的表现类似，尤其是缓慢起病者早期不易发现。

2. 慢性阻塞性肺部疾病及肺心病患者病情加重多由呼吸道感染诱发，且常有反复发作史，首诊医师查体不仔细，易简单判断为感染而忽略气胸。

3. 缺乏典型的气胸体征，如无明显气管移位，胸部叩诊呈鼓音等。

4. 两肺出现哮鸣音而误诊为支气管哮喘。

5. 部分局限性气胸可与纵隔、骨骼、明显的肺气肿及肺大疱影像重叠而被掩盖，如仅摄正位胸片或阅片不仔细，易漏诊。

【诊断要点】

1. 密切结合临床病史，对突发胸痛患者的胸部正位 X 线片仔细评估，阅片时，以肺尖和两肺野外带作为重点。

2. 临床怀疑气胸而常规胸部正位 X 线片阴性时，可嘱患者深呼气，使患侧肺缩小更明显，透过度减低，与外带气胸区对比更明显。

3. 气胸的基本 CT 表现为胸膜腔内出现极低密度的气体影，伴有肺组织不同程度的压缩萎缩改变（图 2-2-3）。一般应在低窗位的肺窗条件下观察，含极少量气体的气胸主要位于前中胸膜腔，X 线平片可漏诊，而 CT 上则无影像重叠的缺点，诊断非常容易。

【鉴别诊断】

①肺大疱；②局限性肺气肿。

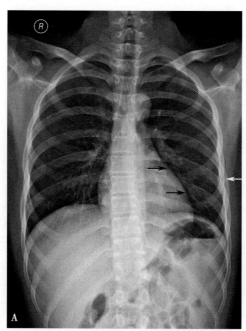

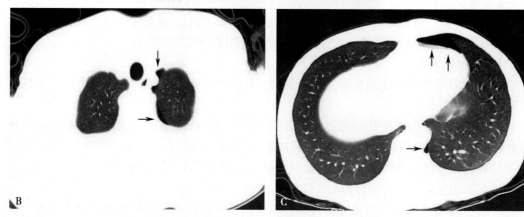

图2-2-3 左侧少量气胸

A.胸部正位片心影左缘条状低密度影（黑箭），部分肋骨骨质断裂（白箭）。B、C.胸部CT肺窗示左侧胸壁下见条带状无肺纹理透亮区形成（黑箭），内缘肺组织稍受压

三、膈顶后方肺野内病灶

【正常解剖】

膈由薄层肌腱组织构成，分左右两叶，各呈圆顶状，双侧肺底背侧会有部分肺组织在膈顶的下部，即膈顶后方肺组织。

【影像表现】

X线胸片上充满气体的双肺表现为透光度较高的区域，称为肺野，为了清楚表述病变的部位，在第2、4前肋端各划一条水平线，可分为上、中、下肺野。上、中肺野位置相对固定，而且容易显示，但下肺野由于肺底为穹窿状，在正位胸片上，双侧肺底背侧会有部分肺野隐藏在膈顶的下部，即正位胸片的下肺野实际上包括两部分：一部分是位于膈顶上方的较为透明的肺野，另一部分是位于膈顶后方透光度较低的肺野（主要是下肺的外、后基底段），后者由于重叠的原因，与周围软组织密度差别较小（图 2-2-4）。

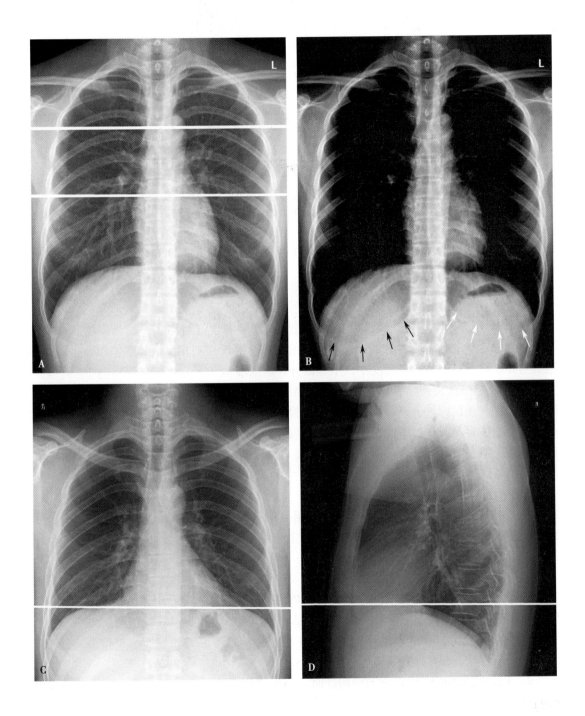

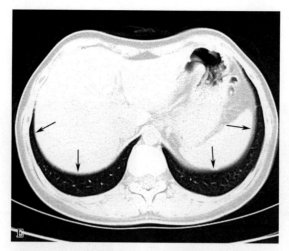

图 2-2-4　下肺野膈顶上、下两部分的影像示意图

A. 正位胸片示第 2、4 前肋端的两条白色水平线，将双肺分为上、中、下肺野；B. 胸部正位片示调整窗宽、窗位后，双肺下叶最下端与上腹部脏器相重叠，黑色箭头示右肺下叶最下端，白色箭头示左肺下叶最下端；C、D. 胸部正侧位片示双肺膈顶下方的肺野；E. CT 横断位图像示双侧侧方肋膈角及正位胸片时被遮盖的膈顶下方肺野（黑箭）

【易漏诊因素】

1. 肺野的透光度随着呼吸而变化。深吸气时，肺内含气量增多，透光度增高，实性结节与周围含气的肺组织容易形成较为明显的对比；呼气相则相反，肺部体积缩小，肺部结节与肺纹理容易重叠、对比度小，不易区分，造成漏诊。

2. 惯性思维常使初学者认为透光度较高的才是肺野，殊不知膈顶后方肺野也是肺叶的一部分。在正位胸片上，该部分肺组织被膈顶下方的上腹部脏器重叠、遮盖，发生于此处的病灶往往容易漏诊。即便有时加摄侧位胸片，正位片的膈顶后方肺野不再被上腹部脏器所遮盖，但左右双侧肺野此时发生了重叠，而且同时被脊柱遮盖，局部病灶还是不太容易观察清楚。

【诊断要点】

1. 胸部正位平片要规范，拍摄深吸气相。深吸气时，肺组织膨胀，膈面被压低，可以最大程度地使部分膈顶后方肺野变为膈顶上方肺野，在透光度较高的肺组织的衬托下，尽量减少该部病灶的漏诊。

2. 正位胸片投照野的上、下径要够长。有些技术员为了美观，人为放大膈顶上方肺野，裁切掉侧肋膈角平面以下部分。后肋膈角的平面要远低于侧肋膈角的平面，如果沿侧肋膈角平面裁剪，会包不全下叶后基底段的部分肺组织，导致局部病灶遗漏。

3. 尽量在高分辨率的电脑屏幕上阅读正位胸片，且不断调整窗宽、窗位，有利于显示对比度小的膈顶下方肺野的病灶（图 2-2-5）。

4. 正位胸片怀疑膈顶后方肺野病灶时，应加摄侧位胸片（图 2-2-6）或 CT 进一步检查明确诊断。

5. 注意双侧膈顶后方肺野的观察。右侧膈顶后方肺野通常只被单一较均质的肝脏重叠，透光度较为均匀，只要仔细观察，病灶并不容易遗漏。而左侧膈顶后方肺野往往会被脾脏、肝左叶、胃泡甚至结肠脾曲所重叠，影响因素较多，对于此部位的观察更需熟悉解剖结构，审慎观察（图2-2-7）。

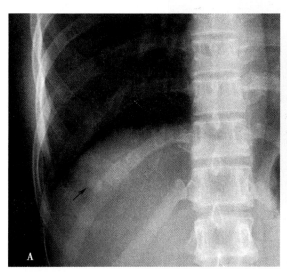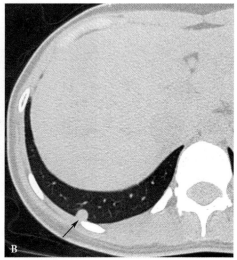

图2-2-5 绒癌右肺下叶后基底段转移

A.正位胸片局部放大后示右膈顶后方肺野结节（黑箭）；B.CT横断位肺窗示右肺下叶后基底段实性结节（黑箭）

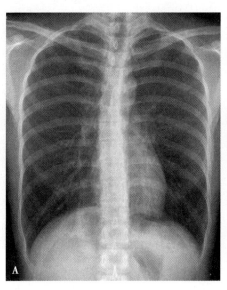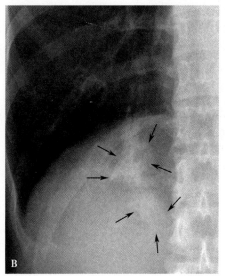

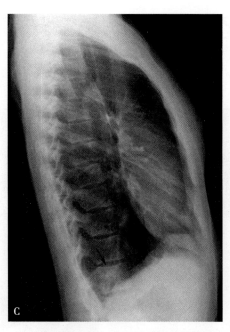

图 2-2-6 右肺下叶后基底段肺炎

A. 正位胸片示膈顶以上肺野未见明显异常；B. 正位胸片局部放大示调整窗宽、窗位后，发现右膈顶后方肺野不规则斑片影（黑箭）；C. 左侧位胸片示右肺下叶后基底段炎症（黑箭）

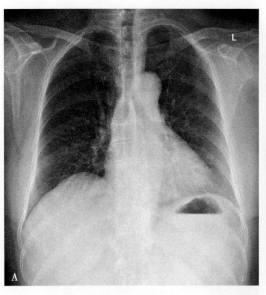

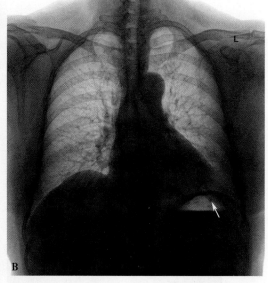

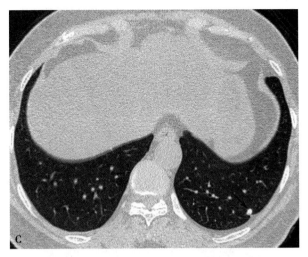

图 2-2-7 左肺下叶后基底段增殖钙化灶

A.正位胸片示膈顶以上肺野未见明显异常；B.通过正位负片（类似透视）观察，发现左膈顶后方并与胃泡重叠的小结节影（白箭）；C.CT横断位肺窗证实为左肺下叶后基底段增殖钙化灶（黑箭）

【鉴别诊断】

膈顶下方肺野的病灶有时需要与上腹部病变相鉴别，如肝脏、胃底等病变。

四、纵隔旁肺癌

【正常解剖】

肺门由肺动脉、肺静脉、支气管和淋巴组织共同构成，位于纵隔和心脏两旁。纵隔由大血管、心脏、食管及脂肪等组成，纵隔两侧为肺组织。

【影像表现】

胸部平片上部分肺组织与纵隔重叠，尤其是侧位片，邻近纵隔的肺内病变经常被纵隔掩盖，显示不清，但原发灶却位于肺内，易误诊为纵隔肿瘤。

【易漏诊因素】

1. 邻纵隔的肺内病变被纵隔或肺门影掩盖，胸部平片不易观察。

2. 对正常纵隔及肺门组织结构掌握不全面，基础不扎实，不能发现细微异常征象，或即使发现细微异常，却未引起足够重视。

【诊断要点】

1. 掌握胸部正常解剖结构，尤其是纵隔、肺门等结构复杂部位（图 2-2-8）。

2. 通过调整窗宽、窗位来观察纵隔等被掩盖区域有无异常征象。

3. 发现细微异常征象时，需进一步分析其形成原因，可加拍侧位或 CT 检查。

【鉴别诊断】

①纵隔内病变；②胸膜病变；③肺门淋巴结肿大等。

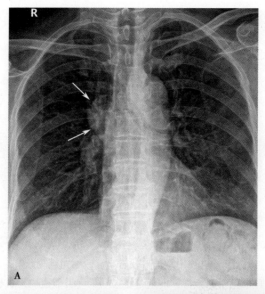

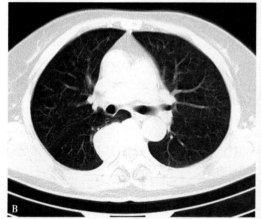
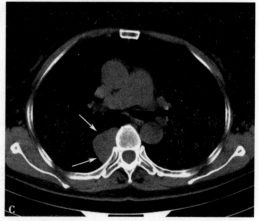

图 2-2-8 右下肺后纵隔旁肺癌

A. 胸部正位局部放大片示右侧肺门影增大、增浓（白箭）；B、C. CT 检查示右肺下叶背段团状软组织肿块（白箭），内缘与后纵隔界限不清，术后确诊为肺腺癌

五、肺内心影重叠区病灶

【正常解剖】

心脏似倒置梨形或不规则圆锥形，位于胸腔的中纵隔下部，约 2/3 位于前正中线左侧，1/3 位于右侧。

【影像表现】

胸部后前位摄片时，心影表现为密度均匀的高密度影，边界清晰；心影前后病变影像不可避免地与心影重叠，被掩盖或部分掩盖而显示不佳，如肺部病变、后纵隔肿瘤和食管裂孔疝等。

【易漏诊因素】

1. 常规胸部后前位片，心影重叠影密度较高，较难发现心影后病变，尤其是密度浅淡的渗出性病变。

2. 诊断经验不足，观察不仔细，忽视心影后区的常规评估。

3. 图片质量低，摄片体位不规范。

【诊断要点】

1. 从粗略到细致的阅片，观察投照位置、条件是否恰当。

2. 养成良好阅片习惯，观察心影位置、密度是否正常。

3. 发现心影局限性密度增高，需高度怀疑肺部、纵隔病变，可加拍侧位片、胸部透视或 CT 检查（图 2-2-9、图 2-2-10）。胸部正位片上，心脏表现为均匀高密度影，其后方肺纹理走行自然，边界较清晰，肺部的局限性病变会导致肺纹理模糊，纹理间出现斑点状、斑片状、条片状及结节状更高密度影，调整窗宽窗位后仔细观察，病变并不易遗漏。

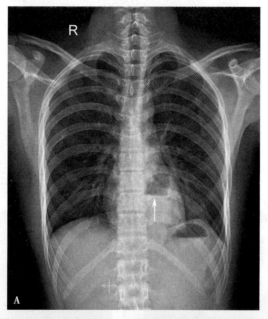

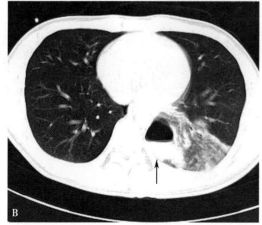
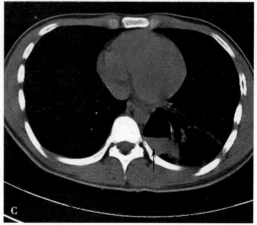

图 2-2-9　左肺下叶肺挫伤

A. 胸部平片示左侧脊柱旁团片状高密度影，内见空洞及液平面（白箭）；B、C. CT 平扫肺窗和纵隔窗示左肺下叶片状高密度影，内见空洞及液平面（黑箭）

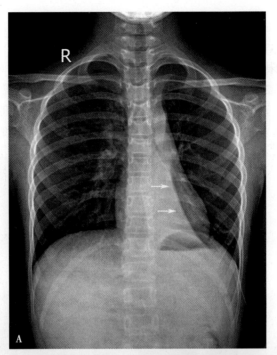

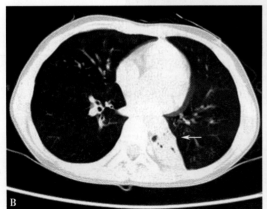
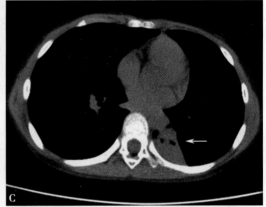

图 2-2-10 左肺下叶肺不张

A. 胸部正位片示左肺下叶外缘平直致密影（白箭）；B、C. CT 平扫肺窗和纵隔窗示左肺下叶不张，内见支气管充气征（白箭）

【鉴别诊断】

①左下肺不张、左肺门占位、左下肺癌等；②纵隔占位，淋巴瘤等。

六、肺门血管重叠区病灶

【正常解剖】

肺门阴影是由肺动脉、肺静脉、支气管和淋巴组织共同构成的综合投影，位于纵隔和心脏两旁。该区域占有两个肋间隙长度，左侧略较右侧高，左肺门高约相当于右上叶支气管开口高度。

【影像表现】

胸部正位片肺门位于两肺野内带 2~4 前肋间处，两侧肺门阴影多对称，位于纵隔心缘旁，大小和密度大致相等，在肺门旁可见 2~3 个圆点状阴影，系血管的断面。多与支气管断面相伴行，大小因人而异。通常右肺门易显清楚，左肺门部分常被心影遮盖难以辨认。若两肺门清晰时，则外形如"八"字。

【易漏诊因素】

1. 对于肺门区的较小病变，胸部平片检查时，病变的影像被各种组织、器官的影像掩盖而显示不清。

2. 即使部分隐匿性病变被胸部平片发现，但也常表现为轮廓不清，临床和影像科医生诊断信心不足。

【诊断要点】

1. 增强对肺门隐匿性病变的识别能力。在胸部平片检查中，要加强对肺门部位的评估，以尽早发现隐匿性肺癌或其他病变。

2. 减少投照因素、人为因素所致漏诊。投照位置不对称、曝光条件不理想使病变不能显示（图 2-2-11、图 2-2-12）；读片不细心，放射医师在读片过程中观察肺部其他部位，未能按顺序进行，所以漏了肺门区。

3. 密切结合临床症状及体征。因中、外肺野的肺纹理较细，肺野透亮度较均匀，发现结节性病变并非困难，而肺门周围及肺野内带血管较粗大，血管的轴位投影易与肺结节性病变混淆，而垂直投影时又易掩盖肺内结节性病变，故对于临床症状明确而中外肺野无阳性发现时，可以将肺门及肺野内带区域作为重点进行排查，必要时行 CT 检查。（图 2-2-12、图 2-2-13）。

【鉴别诊断】

①血管源性；肺动脉狭窄、肺动脉瘤、肺静脉扩张等；②淋巴结源性；③其他支气管囊肿等。

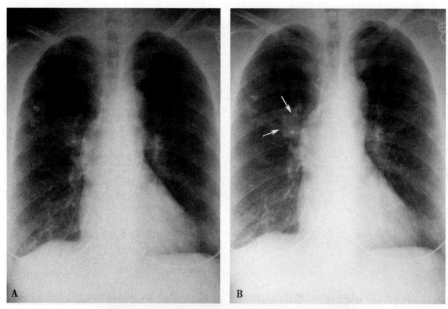

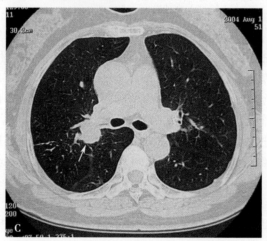

图 2-2-11　右肺上叶中央型支气管肺鳞癌

A.胸部正位片示右上肺钙化灶，余无明显异常，摄片条件不合理，管电压较高；B.胸部正位片示窗宽窗位调整后，发现右上肺门影增大，较左侧及下方血管增粗，呈结节状改变（白箭）；C.CT证实右肺上叶后段肺门区支气管肺癌（白箭）

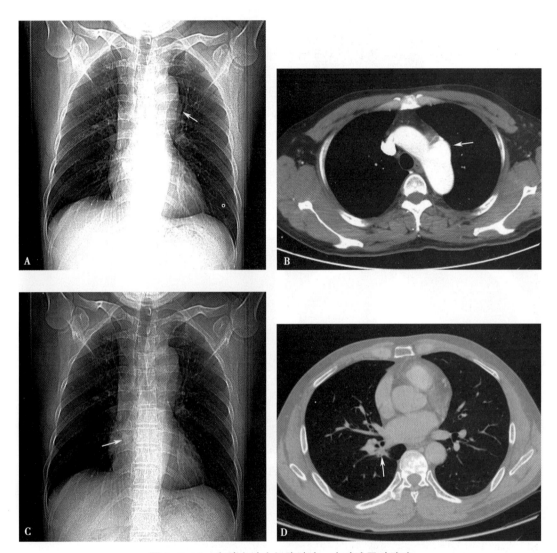

图 2-2-12　左肺上叶小细胞肺癌、主动脉弓动脉瘤

A. 胸部正位片示左侧肺门局部可疑突出（白箭），呈双边影；B. CT 增强示主动脉弓局部瘤样突出（白箭）；

C. 胸部正位片调整窗宽窗位后示右下肺门心影后方小结节（白箭）；D. CT 横断位骨窗证实右下肺门肺静脉后方结节（白箭）

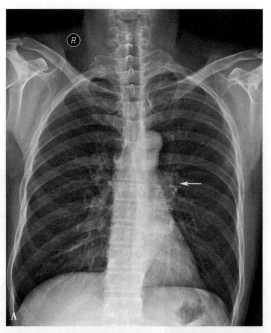

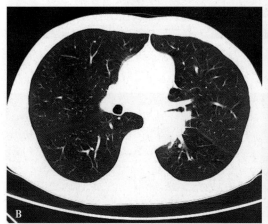
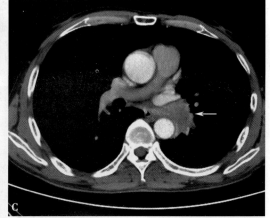

图 2-2-13 左肺门占位（中央型肺癌）

A. 胸部平片示左侧肺门影稍增大（白箭）；B、C. CT 增强示左侧肺门软组织肿块影，中等程度强化，病变与纵隔内结构分界不清（白箭）

七、肺门淋巴结增大

【正常解剖】

肺脏是一个淋巴循环异常丰富的器官，分浅层胸膜淋巴管网与深层血管和支气管周围淋巴管网，它们分别汇集成几支主要淋巴管，最终引流至肺门淋巴结。肺门是指肺的大动脉、静脉、支气管、淋巴管、神经及周围的结缔组织等自纵隔进入肺实质，以及由肺实质进入纵隔的局限性区域。

【影像表现】

胸部正位片上，右肺门略低于左肺门，右肺门的上部由右上肺动脉及肺静脉构成，下部由右下肺动脉构成，右肺门上、下部的夹角称为右肺门角；左肺门由左肺动脉及上肺静脉的分支构成。肺门淋巴结增大的 X 线表现为肺门球形或分叶状肿块。

【易漏诊因素】

1. 对正常肺门解剖结构不熟悉。

2. 不同年龄段和基础病变，肺门影像学表现存在一定差异。

3. 部分病例的病灶较小，影像表现浅淡且与其他结构重叠，易于漏诊。

【诊断要点】

1. 直接征象表现为肺门异常斑片状、结节状或团块状高或稍高密度影，可发生在肺门的任何部位。若肿大淋巴结阴影内缘与纵隔相连，则外缘可呈半圆形或呈分叶状外观（图 2-2-14）。

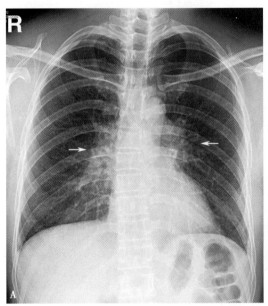
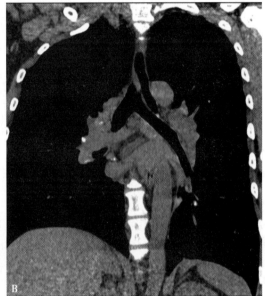

图 2-2-14　双侧肺门多发淋巴结增大、部分融合

A. 胸部正位片示双侧肺门影稍增大、密度增高（白箭），右侧肺门角向外侧略凸出；B. CT 平扫纵隔窗冠状位重建示双侧肺门、纵隔多发淋巴结增大，部分融合

2. 间接征象表现为病变对气管、支气管压迫明显，而侵犯较轻，可伴有支气管移位；肺门淋巴结增大在肺门部呈凸出肺野的弧状阴影，边缘清晰，呈球形或分叶状；肺门血管紊乱征，甚至血管间的间隙显示不清。纵隔增宽征：纵隔局部隆起突向肺野（图 2-2-15）。

3. 右侧肺门角变钝、平直、消失甚至弧形外凸均提示肺门淋巴结增大或其他病变存在，需进一步 CT 检查。

【鉴别诊断】

①肺动脉增宽；②纵隔肿瘤；③肺癌等。

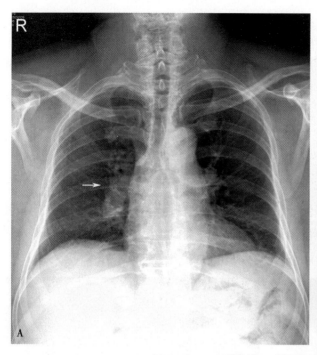
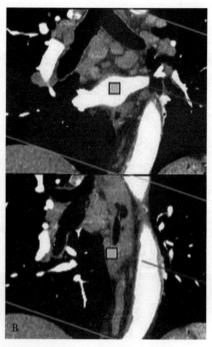

图 2-2-15 双侧肺门、纵隔多发淋巴结增大

A.胸部正位片示双侧肺门影增大，边缘略呈分叶状，右侧明显，右侧肺门角向外侧凸出（白箭），右下肺动脉可疑增宽，主肺动脉段无凸出；B.CT增强冠状位重建示双侧肺门、纵隔多发增大淋巴结影

八、支气管扩张

【正常解剖】

气管、支气管为由连串的软骨环及膜性组织构成的管腔，上起环状软骨下缘，下连肺泡。按气管的干、支分为气管、支气管、分叶支气管、分段支气管、细支气管、末端支气管、呼吸细支气管、肺泡管等。

【影像表现】

气管于X线正位片上位于纵隔中部，上缘自第6~7颈椎水平，至第5~6胸椎水平分左、右主支气管，气管分叉角度为60°~80°。左、右主支气管下壁交叉处，隆突角锐利，一般不大于90°。高千伏胸片能显示左右主支气管，主支气管以下分支不能显示。支气管扩张表现为支气管呈囊状、柱状、静脉曲张样扩大。

【易漏诊因素】

1. 胸部平片是重叠性影像，对于心影、横膈重叠区、纵隔旁轻度支气管扩张不易显示（图 2-2-16）。

2. 轻度支气管扩张胸部平片表现常缺乏特异性，可仅表现为肺纹理增多、紊乱、模糊，易被忽视而漏诊，尤其是对合并慢性支气管炎的患者。

【诊断要点】

1. 囊状支气管扩张表现为多个大小不等的圆形或椭圆形薄壁透亮区，部分囊内可见小液气平面（图 2-2-17）。

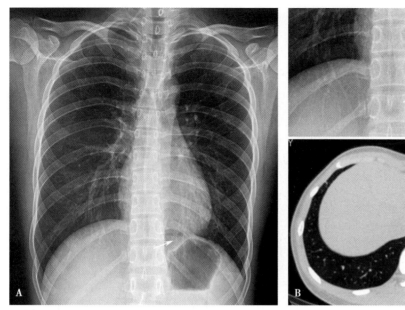
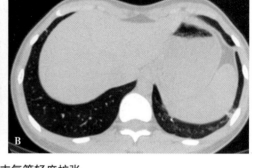

图 2-2-16　左下肺支气管轻度扩张

A. 胸部正位片示左肺下野内、中带纹理增粗、紊乱，边缘模糊（白箭），支气管扩张征象不明显；B. 局部放大图未见明显支气管扩张，CT 横断位肺窗示左肺下叶基底段多发支气管轻度扩张

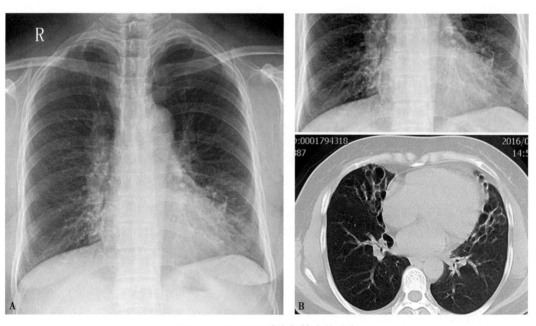

图 2-2-17　两下肺支气管囊状扩张

A. 双肺下野纹理增粗、紊乱，卷发样改变，并可见多发囊状改变；B. 局部放大图卷发样改变显示更明显，经 CT 证实，右肺中叶、左肺上叶舌段多发支气管扩张

2. 胸部平片中，一侧或两侧下肺野增多的肺纹理中有扩张的管状、柱状透亮区，为扩张的支气管影，而增厚的管壁表现为轨道征（图 2-2-18）；对于心影或横膈重叠区的可疑病变，可以调整窗宽、窗位进行观察。

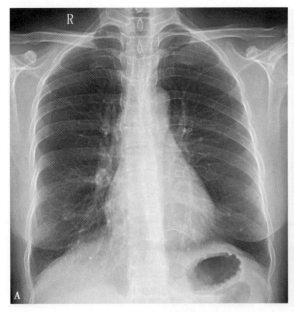
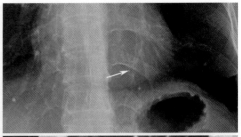
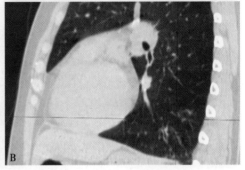

图 2-2-18　左下肺支气管柱状扩张

A. 胸部正位片示左下肺心影后纹理增多、增粗，未见明显支气管扩张征象；B. 局部放大图并调整窗宽窗位后，左肺下叶轻度支气管扩张，见"轨道征"（白箭），CT 平扫矢状位重建示左肺下叶后基底段轻度柱状支气管扩张

3. 支气管扩张患者易继发感染，表现为小片状和斑点状模糊影，或呈大片密度增高影，常局限于扩张的部位或周围。

4. 支气管扩张、肺部感染和肺不张三者常同时存在，并互为因果，需予以关注。

【鉴别诊断】

①慢性支气管炎；②支气管占位；③慢性炎性病变等。

九、气管、支气管异物

【正常解剖】

气管呈管状，下端分左右主支气管，右支气管较短而粗，长约 2.5cm，直径 1.4~2.3cm，与气管纵轴的延长线约呈 20°~30°；左支气管较细而长，长约 5cm，直径 1.0~1.5cm，与气管纵轴呈 40°~45°，因此气管异物进入右侧的机会较左侧多见。

【影像表现】

不透 X 线异物可于胸片上直接观察到，异物进入气道可引起如下改变：①双向通气，吸气呼气时气流正常通过，不引起远端阻塞性改变；②呼气性活瓣梗阻，吸气时无梗阻，气流进入远端肺组织，呼气时异物阻塞气道，气流不能呼出，引起阻塞性肺气肿；③吸气性活瓣梗阻，吸气时异物下移阻塞气道，呼气时异物上移，气体呼出，逐渐引起阻塞性肺不张；④完全梗阻，引起阻塞性肺炎、肺不张；⑤严重时引起肺泡破裂，产生间质性、纵隔、皮下气肿。

【易漏诊因素】

1. 常规胸部正侧位检查，气管内透 X 线异物不能显示，需通过观察间接征象来诊断，如肺气肿、肺炎、肺不张等间接征象不明显，极容易漏诊。

2. 如较大木质或较厚塑料等物品浅淡显示，容易被认为是体外异物而被忽视。

3. 异物误吸病史了解不充分，也易造成诊断上的疏忽。

【诊断要点】

1. 首先要充分与患者及临床医生沟通，详细了解患者病史，避免因未全面了解病史而引起读片时的疏忽。

2. 阅片要细致，小的支气管异物堵塞远端，间接征象可能不明显，一定要仔细观察有无小支气管的渗出、或局部肺野透亮度增高的征象。如有可疑征象，应建议CT扫描进一步检查（图2-2-19、图2-2-20）。

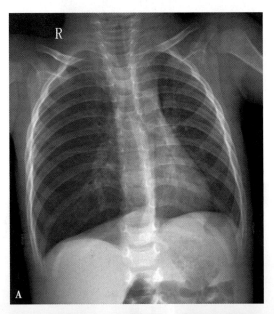

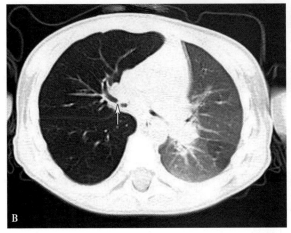
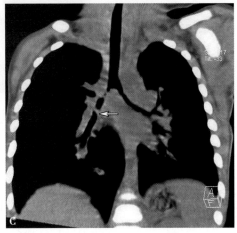

图2-2-19 右肺中间支气管异物

A.胸部正位片示右肺透亮度弥漫性增高，纵隔向左移位；B.CT平扫肺窗示右肺中间支气管异物（白箭），右肺野透亮度增高，形成呼气性活瓣；C.CT平扫冠状位重建可见支气管内异物

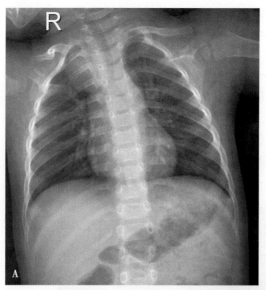

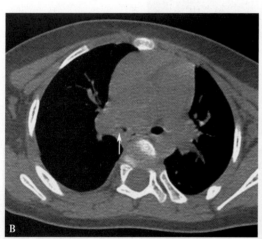
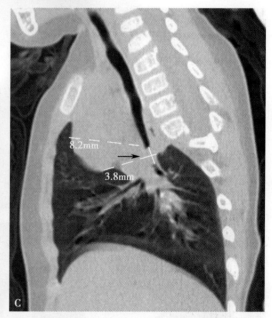

图 2-2-20 右肺下叶支气管异物

A. 胸部平片未见明显异常；B. CT 平扫纵隔窗可见右肺下叶支气管条状异物影，气道狭窄（白箭）；C. CT 平扫矢状位重建显示更清晰

3. 增强对气管支气管异物病变临床特征的认识。气道异物多好发儿童、老年或咽部功能减弱的患者。检查过程中，要注意标准的投照位置、选择好曝光条件，尤其对幼儿、儿童，要选择相应的曝光条件，并使其配合检查。

【鉴别诊断】

主要与食管异物相鉴别。一般根据病史及临床症状可进行鉴别。

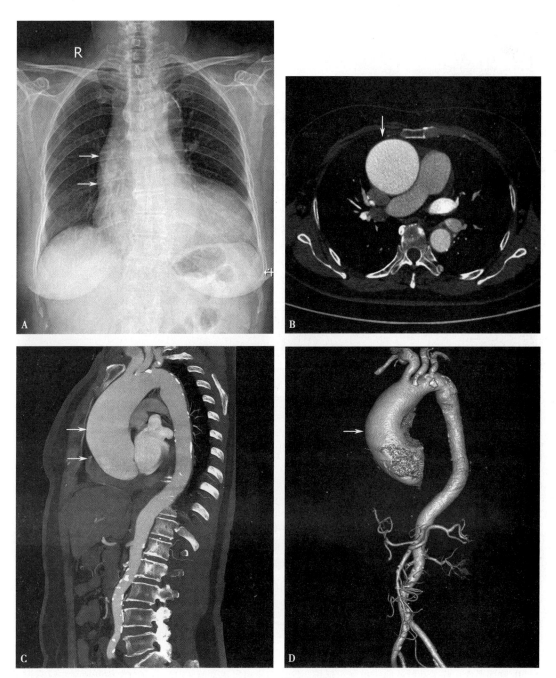

图 2-3-11 升主动脉瘤

A.胸部正位片示纵隔影增宽，边缘光整（白箭），与更常见的老年性主动脉迂曲扩张亦无法鉴别；B~D.胸主动脉 CTA 横断位、MIP 和 VR 示升主动脉瘤样扩张（白箭）

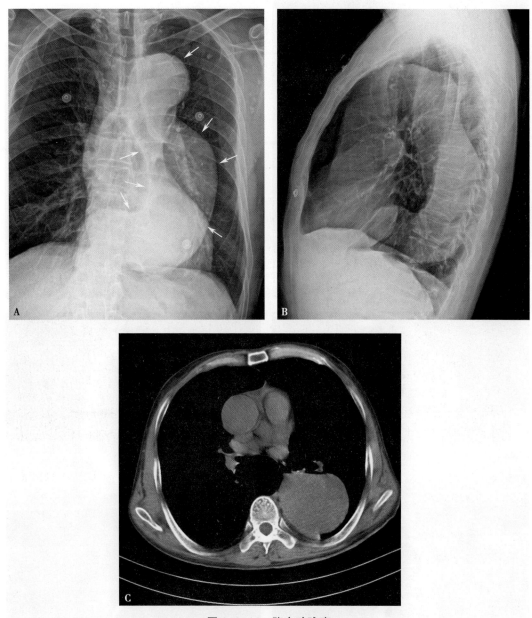

图 2-3-12 降主动脉瘤

A、B.胸部平片：降主动脉迂曲、扩张、延长，管径明显超出正常值（白箭）；C.CT 横断位平扫纵隔窗示降主动脉明显扩张，最大径处 7.7cm，与升主动脉管径比值 >1.5

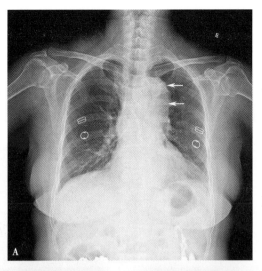

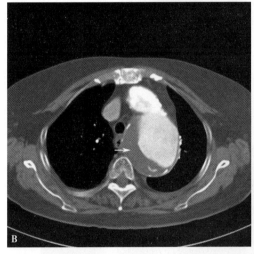
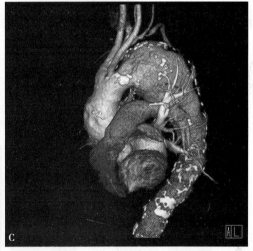

图 2-3-13　降主动脉瘤

A. 胸部正位片示主动脉迂曲增粗，向左侧局限性膨隆（白箭）；B、C. CTA 示降主动脉明显瘤样扩张，内见未强化的附壁血栓形成（白箭），VR 能更好地显示瘤体全貌

<h2 style="text-align:center">五、主动脉缩窄</h2>

【正常解剖】

主动脉分为升主动脉、主动脉弓、降主动脉。主动脉管壁较厚，平滑肌较发达，弹力纤维较多，管腔断面呈圆形，具有舒缩性和一定的弹性。

【影像表现】

主动脉缩窄是指在动脉导管或动脉韧带区域的主动脉狭窄。平片上影像异常与狭窄程度有关：①心影增大，左心室增大更为明显；②3 字征，在主动脉结处由扩大的左锁骨下动脉和缩窄段下端胸降主动脉狭窄后扩大所形成；③肋骨切迹，扩大迂曲的肋间动脉侵蚀肋骨后段下缘而形成；④食管压迹，扩大的胸降主动脉或扩大的肋间动脉对食管的压迫。

【易漏诊因素】

1. 少见病种，症状不典型，临床易忽视。

2. 常合并其他心血管畸形，易误导临床判断方向。

3. 常规影像学检查对疾病识别能力差，轻微异常易被忽视。

4. 摄片体位不正，肺门血管或胸骨、胸椎会对遮挡病变段主动脉显示。

【诊断要点】

1. 掌握主动脉的正常解剖，平片上发现主动脉形态异常要多角度观察，必要时进行CTA 检查（图 2-3-14）。

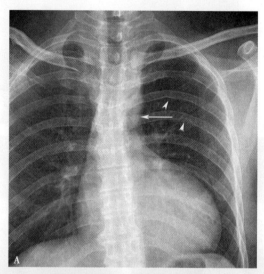

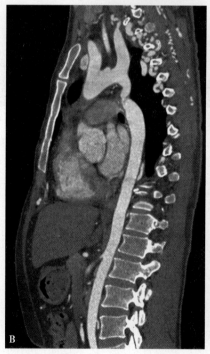 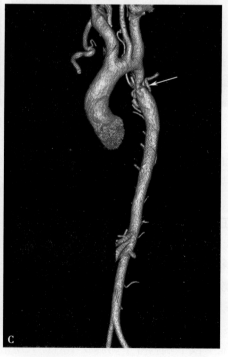

图 2-3-14　主动脉缩窄

A. 平片上可见左心室增大，可见胸降主动脉局部凹陷，主动脉缩小（白箭），同时可见肋骨切迹（箭头）；
B、C. CTA 检查胸降主动脉弓下段局限狭窄（白箭）

2. 发现以左心室增大为著的病例，要重点观察主动脉走行及形态，观察是否存在心后负荷增大的因素并分析其原因。

3. 发现显著的肋骨切迹或吞钡发现食管的异常压迹，要对主动脉进一步观察。

4. 重视临床体征和病史，对于有上下肢血压不一致的或者有明显下肢缺血症状的，要重点观察主动脉形态改变。

【鉴别诊断】

①大动脉炎；②主动脉夹层；③动脉导管未闭。

六、缩窄性心包炎

【正常解剖】

心脏的外形略呈倒置的圆锥形，心尖朝向左前下方，心底朝向右后上方。心脏是肌性的空腔器官。与壁的构成以心脏层为主，其外表面覆以心外膜（即心包脏层），内面衬以心内膜，心内膜与血管内膜相续，心房、心室的心外膜、心内膜是互相延续的，但心房和心室的心肌层却不直接相连。心房肌薄弱，心室肌肥厚，其中左室壁肌最发达。

【影像表现】

缩窄性心包炎（constrictive pericarditis）是由于心包的壁层及脏层的慢性炎症病变，引起心包增厚、粘连，甚至钙化。心包钙化是最可靠的 X 线征象，常呈弧形、不完整的环状。心影大小多正常，部分患者心影呈三角形或球形，心影变直或形成异常心弓。X 线透视见心脏搏动减弱或消失，以心包最厚处明显。CT 检查对心包增厚具有相当高的特异性和分辨力，是对可疑的缩窄性心包炎有价值的检测手段。MRI 可清楚显示缩窄性心包炎的特征性改变即心包增厚，能准确测量其厚度，判断其累及范围等。

【易漏诊因素】

1. 轻度缩窄性心包炎，缺乏典型症状，临床易忽视。

2. 心包钙化细小，不易辨认。

3. 心包钙化被肋骨、胸骨、胸椎遮挡或邻纵隔肺内病变干扰，不能明确辨认。

4. 读片不细致，对于钙化性病变不够重视。

【诊断要点】

1. 平片上发现心包缘的条状、弧形或环形钙化，要考虑缩窄性心包炎可能（图 2-3-15、图 2-3-17、图 2-3-18），要注意心包钙化被其他病变遮盖而显示不佳（图 2-3-16）或仅在侧位片显示（图 2-3-19）。

2. 严重的缩窄性心包炎常有心脏形态和功能的异常，如心影的增大或缩小、心

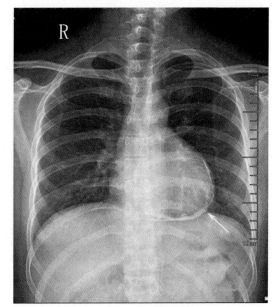

图 2-3-15　典型缩窄性心包炎

左心缘可见弧形钙化影（白箭），与心包膜走行一致

影变直僵硬或形成异常心弓、心脏搏动减弱甚至消失等。

3. 临床有慢性心包炎病史，发现心影区钙化性病灶，可以进行 CT 检查。

4. 在出现心力衰竭、肺水肿等心功能不全的患者，如发现心影区弧形钙化，要考虑到严重缩窄性心包炎。

【鉴别诊断】

①纵隔内淋巴结钙化；②临近心脏的肺内钙化；③体表异物。

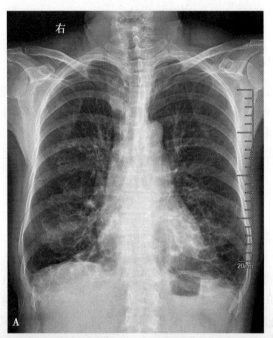

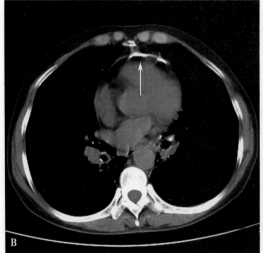 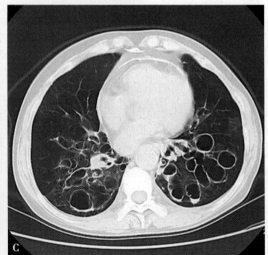

图 2-3-16 缩窄性心包炎

A. 心影区密度不均，不能明确辨认心包钙化；B. CT 纵隔窗，心包前缘弧形钙化（白箭）；C. CT 肺窗，纵隔双侧肺组织内可见多发扩张支气管影（此为平片上心影区密度不均的因素）

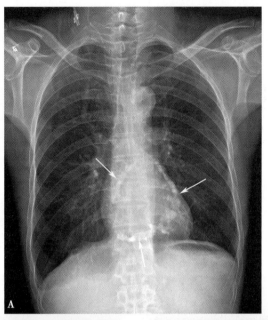

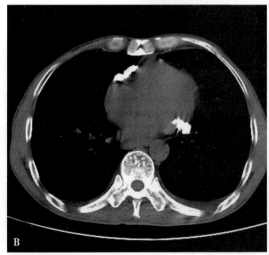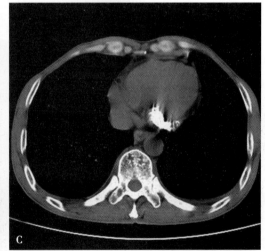

图 2-3-17　缩窄性心包炎

A. 心影区可见不规则环形高密度影（白箭）；B、C. CT 纵隔窗，平片所见高密度影位于心包走行区，为心包的增厚、钙化

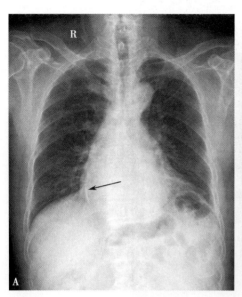

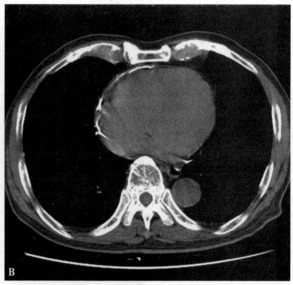

图 2-3-18 缩窄性心包炎

A. 胸部平片除心影稍大外似乎未见其他异常，仔细辨认右心缘可见条状高密度影（黑箭）；B. CT 纵隔窗见心包右缘弧形钙化

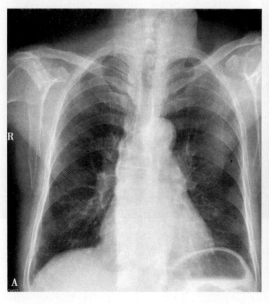

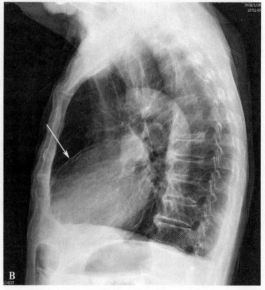

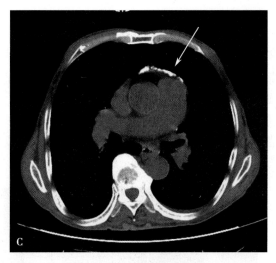

图 2-3-19 缩窄性心包炎

A. 胸部正位片未见明显其他异常；B. 胸部侧位片示心包前缘弧形钙化影（白箭）；C. CT 纵隔窗示心包前缘弧形钙化，厚薄不均（白箭）

七、膈　疝

【正常解剖】

膈肌由薄层肌腱组织构成，左右各一，位于胸腹腔之间，膈肌有 4 个膈孔，2 个在前称为前下肋胸骨间隙，2 个在后称胸腹裂孔，是膈的薄弱环节，由疏松的结缔组织构成。

【影像表现】

膈疝是指腹腔脏器和结构通过膈肌进入胸腔内的疾病，可分外伤性和非外伤性。外伤性膈疝是由于外伤引起膈肌破裂后，使腹腔脏器疝入胸腔所致。间接暴力引起的膈疝多位于左侧，因右侧膈受肝脏的保护，但严重的外伤常可同时有肝破裂。非外伤性膈疝一般发生在膈肌缺乏肌质的薄弱区，如胸肋三角、腰肋三角。

正位胸片，膈肌由内向外逐渐倾斜呈圆顶状高密度影，膈疝可见一侧胸部密度增高阴影，若为消化管疝入胸腔时，阴影密度不均匀，其内可见含气消化管。若仅脾一部分进入胸腔时，于左膈上可见长椭圆形密度均匀、边缘清楚阴影。

【易漏诊因素】

1. 膈肌是圆顶状结构，单纯平片不能反映膈肌的全貌。

2. 膈肌上、下病变或器官都会部分掩盖膈肌，使膈肌本身病变不能显示或显示欠佳，或被误认为非膈肌病变。

3. 创伤性膈肌破裂常为复合损伤，病情复杂，因疝入的内容物既有空腔脏器又有实质性器官，因而可能误诊为横膈膨升、横膈麻痹、胸腔积液、液气胸、膈下或肺底积液等疾病，表现缺乏特异性。

4. 创伤性膈肌疝易被并发的其他脏器更严重的损伤所掩盖，早期漏诊率较高。

5. 投照位置不对称、选择曝光条件不足等均能使病变不能显示或显示不清。

【诊断要点】

1. 患侧胸部局限密度增高，与膈肌关系密切，要考虑膈疝可能（图 2-3-20、图 2-3-21）。

2. 如疝出物为胃肠道，其内可见气体影，钡餐检查可以明确是否有胃肠道。

3. 心脏、纵隔向健侧有移位。

4. 提高对外伤性膈疝胸部平片表现的认识。胸部平片检查中，外伤性膈疝可有直接征象和间接征象，前者包括膈肌轮廓不完整、变形或缺如等膈肌破裂征象，后者包括胃底疝入胸腔内的"胸腔胃"或"液气胸"。

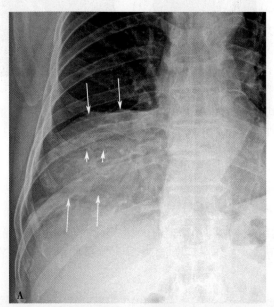

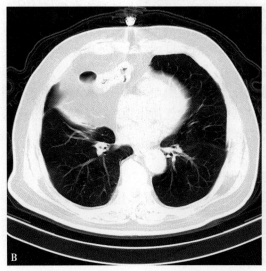
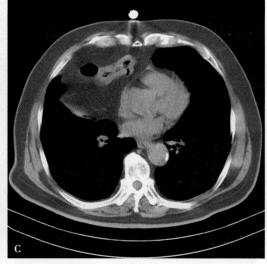

图 2-3-20　右侧胸肋三角区膈疝

A.胸部平片局部放大片示右侧双重"膈肌"影（长白箭），上层膈肌影内可疑条状低密度影（短白箭）；
B、C.CT横断位平扫纵隔窗示右侧膈疝内容物为肠系膜脂肪和肠管

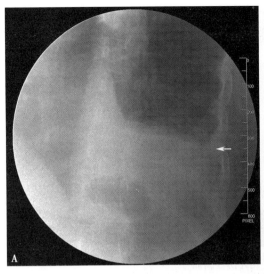
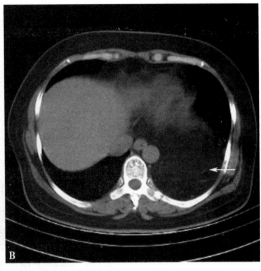

图 2-3-21 左侧腰肋三角区大网膜疝

A. 胸片示左侧膈肌消失、变钝，与胸腔积液表现相似；B. CT证实左侧大网膜疝入胸腔

5. 胸部平片不能确定是否存在膈疝时，螺旋CT多平面重建是重要的补充方法，CT不但可以明确有无膈疝，而且还能进一步对膈肌破裂的部位、大小、范围及程度进行评估，对临床治疗方案的选择具有重要的意义（图 2-3-22）。

【鉴别诊断】

①肺底积液；②肺部、纵隔肿瘤；③局限性膈膨升。

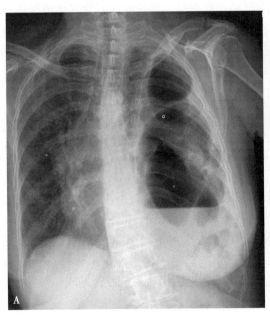
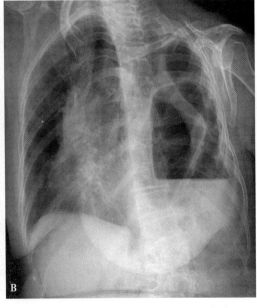

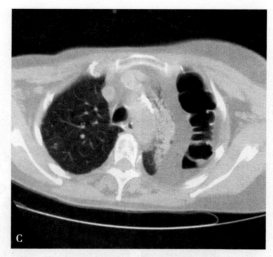

图 2-3-22 左侧外伤性膈疝

A、B. 胸部正斜位片示左侧胸腔巨大液气平面，左肺组织受压，纵隔右移；C. CT 横断位肺窗示左侧结肠疝入胸腔，左肺组织明显受压

八、食管裂孔疝

【正常解剖】

食管裂孔对膈疝发病有意义，正常情况下，食管位于膈上，胃泡位于膈下。多种原因可致腹腔内脏器（多为胃）通过食管裂孔疝入胸腔。

【影像表现】

食管中、下段位于心脏大血管后方，在胸部平片检查时，如管腔内不含气体或气体量较少，将被胸骨、心脏、大血管、脊柱等器官遮挡而无法显示；胃泡通过食管裂孔进入胸腔后，膈上胃腔内常含有较多气体，表现为心影后囊袋状气体密度影。

【易漏诊因素】

1. 食管裂孔疝的膈上部分较小时，腔内含气体量较少或不含气体时，与胸骨、心脏、大血管、脊柱等高密度影重叠而无法鉴别。

2. 阅片医生对食管裂孔疝解剖不熟悉或对其影像学表现经验不足。

3. 年轻患者食管裂孔疝可被误诊为隔离肺，老年患者则易被误诊为纵隔肿瘤。

【诊断要点】

1. 胸部平片上，食管裂孔疝表现为心影后囊袋状含气密度影（图 2-3-23），吞服对比剂后，可发现疝囊内存在胃黏膜，疝囊的上缘有收缩环，为上抬的食管括约肌。

2. 疝入的胃泡内可有胃液及水等，在胸部平片上表现为不同程度的气液面，调整窗宽窗位显示更清晰（图 2-3-24、图 2-3-25）。

3. 部分病例为滑动型裂孔疝，卧位或腹压增加时，胃结构疝入胸腔，站立位后消失，具有一定的特征性。

【鉴别诊断】

①食管膈壶腹；②食管憩室；③纵隔肿瘤。

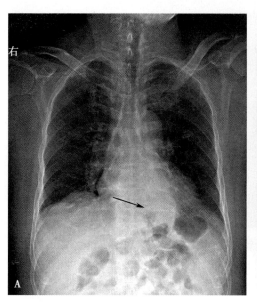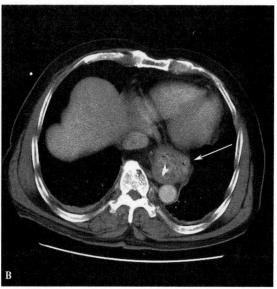

图 2-3-23　食管裂孔疝

A. 胸部正位片示心影后团状软组织密度影内见局限透亮增加区（黑箭）；B. CT 横断位平扫纵隔窗示病变为疝入胸腔的胃组织（白箭）

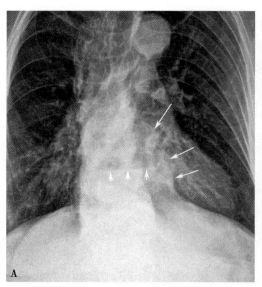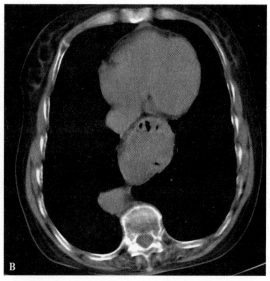

图 2-3-24　食管裂孔疝

A. 胸部正位局部放大片示心影后异常软组织密度影（长白箭），内可见气液面（短白箭）；B. CT 横断位平扫纵隔窗示病变为疝入胸腔的胃泡，内可见粗大胃黏膜和胃腔内容物影

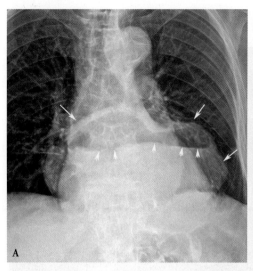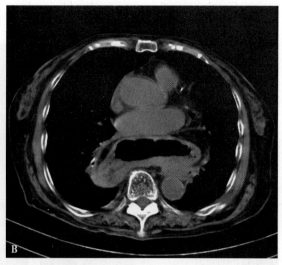

图 2-3-25　食管裂孔疝

A. 胸部正位局部放大片示心影后异常密度灶（长白箭），内可见气液面（短白箭）；B. CT 横断位平扫纵隔窗检查示病变为疝入胸腔的胃泡

（王小康　李蒙　葛祖峰）

第四节　胸廓、胸壁组织重叠病变及体内置管异常

　　胸壁疾病包括胸壁软组织疾病与构成胸壁的骨骼系统疾病，投射于肺野时主要表现为密度的异常，会误诊为肺内病变，或遮盖肺内病变导致漏诊，诊断时需要结合临床症状并两侧对比。随着医学的进展，各种体内置管日益多见，体内置管的位置异常、断裂、脱落等问题在临床上时有发生，严重时可致严重并发症，需要及时发现并处理，以达到置管应有的治疗效果，X 线平片有其重要价值。

一、胸锁关节脱位

【正常解剖】
　　胸锁关节是上肢骨与躯干骨连结的唯一关节，由锁骨的胸骨端与胸骨的锁切迹及第 1 肋软骨的上面构成，内有关节盘，属于微动关节，胸锁关节可做各个方向的微动运动，体现为锁骨外侧端的上提、下降和前后运动，此外，尚能做轻微的旋转运动。

【影像表现】
　　正常胸部正位片不能观察，必须倾斜一定的角度才能观察，如无明显错位，仅表现为关节间隙略增宽。

【易漏诊因素】
　　1. 胸部平片上，胸锁关节常与纵隔、胸椎等结构重叠，而显示不清。

　　2. 因胸部平片是重叠影像，如锁骨胸骨端仅向前移位或向上移位程度小，胸锁关节脱位易被忽视。

3. 胸锁关节脱位多与胸部其他严重损伤同时发生，这些损伤的临床及影像学表现可掩盖胸锁关节脱位。

【诊断要点】

1. 重视临床表现，胸锁关节损伤一般临床都有局部肿胀、疼痛等阳性发现，阅片时要有的放矢。

2. 对胸锁关节损伤患者的平片阅片时，一定要双侧对比，主要观察双侧胸锁关节间隙是否对称、锁骨胸骨端高度是否一致、周围软组织是否肿胀等，建议进一步对可疑胸锁关节脱位患者行 CT 检查（图 2-4-1）。

【鉴别诊断】

①锁骨胸骨端或胸骨柄骨折；②锁骨胸骨端局部病变，如结核或肿瘤；③肋软骨炎。

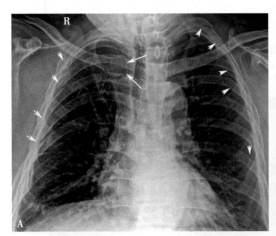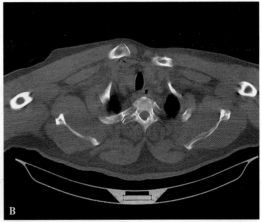

图 2-4-1 右侧胸锁关节脱位

A. 胸部正位局部放大片示右侧锁骨胸骨端稍抬高，胸锁关节间隙稍增宽（长白箭），另见双侧多发肋骨骨折（短白箭）；B. CT 平扫横断位骨窗检查示右侧锁骨胸骨端向前脱位

二、肺内肋软骨钙化重叠区病灶

【正常解剖】

第 1~10 肋骨前端有肋软骨与胸骨相连，肋软骨钙化通常出现在 25~30 岁，一般第 1 肋软骨首先钙化，然后自下而上依次发生钙化，第 2 肋软骨最后钙化。

【影像表现】

胸部平片上，肋软骨未钙化时不显影，肋骨前端呈游离状。肋软骨钙化表现为沿肋骨边缘呈条状或斑片状高密度影，大小、形态及密度因钙化程度而异。

【易漏诊因素】

1. 老年人肋软骨钙化，尤其第 2 肋软骨钙化常较大，且形态多不规则，易掩盖其后方肺野内相对较小病灶而导致漏诊。

2. 肋软骨钙化属人体正常生长发育，其影像学表现对临床意义不大，如肺部钙化性病变被误认为肋软骨钙化，可能会导致严重的后果。

3. 肋软骨钙化多表现为沿着肋骨走行的多发、散在的斑点状高密度影，易与肺部小结节性病变混淆。

4. 摄片体位、阅片不仔细及曝光条件不足等因素均可导致病变漏诊。

【诊断要点】

1. 增强对肋软骨重叠区临床特征的认识。肋软骨重叠区的病变中，在第 2 肋软骨区的比例占 80%，即绝大多数隐匿性病变都位于第 2 肋软骨区，因此在胸部平片阅片时，需重点对这个区域进行阅片，以尽早发现隐匿性病变。

2. 对胸部正位片可疑病例，可行胸部侧位片或 CT 检查进一步确定（图 2-4-2、图 2-4-3）。

3. 肋软骨钙化多双侧对称发生，如怀疑一侧肋软骨重叠区可能存在病变时，可双侧对照评估，如果双侧肋软骨大小、形态、密度明显不对称，高度提示病变存在，可进一步CT 检查评估。

【鉴别诊断】

①肋骨病变：转移瘤、血管瘤、纤维结构不良等；②肋软骨陈旧性骨折；③局限胸膜增厚等。

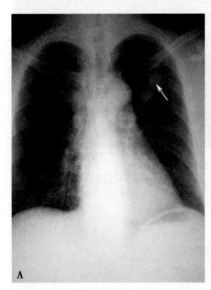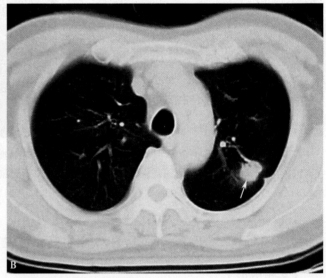

图 2-4-2 左肺上叶小细胞肺癌

A. 胸部正位片示左侧第 1 前肋和肋软骨交界区结节状高密度影（白箭）；B. CT 横断位肺窗示左肺上叶尖后段实性结节（白箭），形态不规则，手术证实为肺腺癌（白箭）

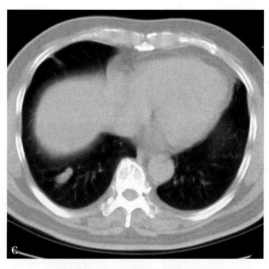

图 2-4-7 右肺下叶结节

A.胸片示右下肺与膈肌重叠处稍高密度结节影，边缘模糊不清，怀疑右乳头影（白箭）；B.于右乳头处用金属粒子标记后复查胸片，结节影（黑箭）与乳头影（白箭）不在同一位置；C.CT 扫描示右肺下叶结节

四、Poland 综合征

【正常解剖】

胸大肌在肌肉发达的男性，于两肺中部的外侧形成扇形均匀致密影，下缘呈斜形曲线，由肺野向腋部，一般右侧较左侧明显。

【影像表现】

Poland 综合征又称为胸大肌缺损并指综合征，主要发生于右侧，约占所有病例 75%。Poland 综合征一定伴有胸部肌肉、皮肤软组织或骨骼的发育不良或缺失，最常见为胸大肌缺失或发育不良，部分严重的患者也会伴有乳头、乳晕发育不良或缺失、腋毛稀少、胸廓凹陷、乳房扁平、胸大肌胸小肌萎缩，甚至三角肌萎缩，更为严重的会有肋骨萎缩。

胸部正位片多表现为一侧肺野透亮度较对侧明显增高，一侧腋下胸部肌肉较对侧密度减低、变薄。

【易漏诊因素】

1. Poland 综合征少见，发病率为 1/300 000，阅片医生缺乏对该病的认识，单侧肺野透亮度增高，更容易被误认为是摄片体位、局限性肺气肿或气管内异物等因素所致，导致漏诊或误诊。

2. 对于单侧肺野透亮度明显增高的 Poland 综合征，阅片医生缺乏对临床病史的采集，简单地理解为乳腺癌根治术后所致。

【诊断要点】

1. 掌握 Poland 综合征的临床表现及影像学体征。

2. 对单侧肺野透亮度增高患者的胸部平片，需要仔细、全面阅片，包括肺、骨质和肌肉。

3. 同时具备单侧肺野透亮度增高和相应侧肌肉密度降低的患者，加照胸部侧位片，并详细询问病史和细致的体格检查，若同侧合并并指畸形，应高度怀疑此病（图 2-4-8），并进一步对 Poland 综合征所可能累及的部位进行逐一检查。

【鉴别诊断】
①肺气肿（图 2-4-9）；②乳腺癌术后（图 2-4-10）。

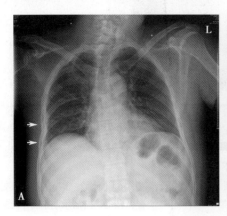
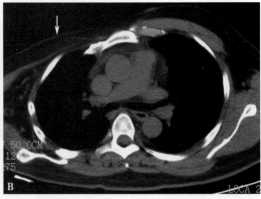

图 2-4-8　Poland 综合征

A. 胸部平片示右侧肺野透亮度增高，右侧胸部肌肉密度降低（白箭）；B. CT 平扫横断位纵隔窗示右侧胸大缺如（白箭）

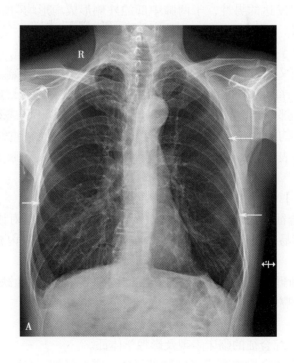

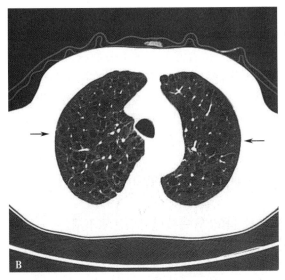
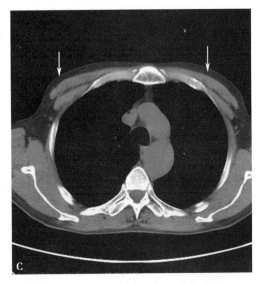

图 2-4-9　肺气肿

A. 胸部正位片示两肺野透亮度增高（白箭），横膈低平；B、C. CT 平扫横断位肺窗和纵隔窗示双侧肺野透亮度增高（黑箭），双侧胸大肌对称，形态及密度无异常（白箭）

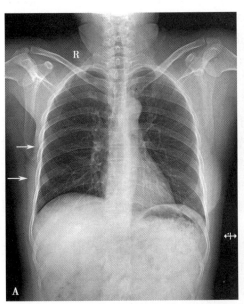
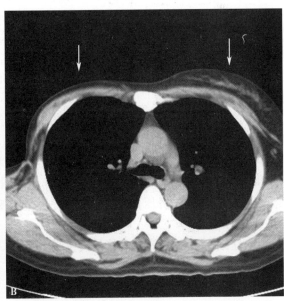

图 2-4-10　右乳癌术后

A. 胸部正位片示右肺透亮度增高（白箭）；B. 胸部平扫横断位纵隔窗示右侧乳腺缺失，胸大肌尚可见（右侧白箭），左侧乳腺及胸大肌正常（左侧白箭）

五、经外周静脉穿刺中心静脉置管位置异常

【正常解剖】

经外周静脉穿刺中心静脉置管（peripherally inserted central catheter，PICC）用于为患

者提供中、长期反复静脉输液，特别适用于恶性肿瘤患者的化学药物治疗。留置 PICC 时利用导管从外周手臂的静脉进行穿刺，通常选肘贵要静脉、肘正中静脉或肘头静脉中的一条，导管直接插入上腔静脉靠近心脏部位。判断 PICC 位置需要了解上肢静脉及上腔静脉的解剖。贵要静脉、肘正中静脉、头静脉均属上肢浅静脉，汇入腋静脉，在第 1 肋外侧缘延续为锁骨下静脉，在胸锁关节后方与颈内静脉汇合成头臂静脉。左头臂静脉比右头臂静脉长，两者在右侧第 1 胸肋结合处汇成上腔静脉，上腔静脉沿主动脉右侧下行，至右侧第 2 胸肋关节后方穿纤维心包，平右侧第 3 胸肋关节下缘注入右心房。

【影像表现】

胸部 X 线平片上 PICC 呈线状高密度影，经济便捷，容易辨认。

【易漏诊因素】

1. 胸部平片检查时，患者体型肥胖时，纵隔段 PICC 管易被掩盖而显示不清。

2. PICC 管位置的判断比较简单，多由临床医生自行阅片完成，即使看到管头位置异常的病例，部分放射科医生也会认为临床医生能发现这个问题，从而放松警惕。

【诊断要点】

1. 阅读胸片或书写报告时注意描述 PICC 情况，尤其是位置异常时，有时 PICC 与纵隔或骨质重叠显示不佳时可以调整窗宽、窗位，以便更清楚地显示。

2. 熟悉 PICC 的正常 X 线胸片位置。按照国内常规标准导管尖端位置是位于上腔静脉中下 1/3 段，上腔静脉与右心房交汇处上方 2.0~3.0cm；最新研究认为导管尖端的最理想位置是上腔静脉与右心房交汇处。在胸片上无法真正显示上腔静脉的边界，因此常用定位方式有如下几种：①第 3/4 前肋间隙；②胸椎 T_5~T_7；③气管分叉下两个椎体高度；④平右肺门角（右上肺静脉和右下肺动脉相交处）；⑤右心缘与右主支气管交叉点；⑥尖端往下不超过右心缘最膨出位置。

3. PICC 常见的位置异常包括尖端过浅位于锁骨下静脉、颈内静脉、头臂静脉等（图 2-4-11），少见的位置异常包括导管反折、位置过深位于右心房或右心室、导管进入对侧头臂静脉及其属支等，其并发症发生率会明显增高。

4. 导管夹闭综合征，是指导管经第 1 肋骨和锁骨之间的间隙进入锁骨下静脉时，受第 1 肋骨和锁骨挤压而产生狭窄或夹闭影响输液，严重时可造成导管损伤或断裂（图 2-4-12）。

5. 仔细阅读申请单，尤其是发生导管断裂、脱落等罕见而严重的情况时，临床医生往往会在申请单上有提示，在阅片和报告中一定不要遗漏。

【鉴别诊断】

放射科或影像科医生也要了解一些常用的医源性置管设备及其影像表现，包括正确的导管位置和相关并发症。容易与 PICC 相混淆的是另外两种常见的输液设备：中心静脉导管（central venous catheter，CVC）和输液港（implantable venous access port，PORT）。与 PICC 不同，CVC 的常见置管方式包括锁骨下静脉穿刺、颈内静脉穿刺和股静脉穿刺，管径较 PICC 粗，除了快速输液还可以测定中心静脉压（图 2-4-13）。输液港是完全植入人体内的闭合输液装置，包括尖端位于上腔静脉的导管部分及埋植于前胸壁皮下的注射座。CVC 和 PORT 导管尖端正常位置也是位于上腔静脉内，基本与 PICC 相同，少见情况下也都可发生导管异位、折断或脱落（图 2-4-14）。

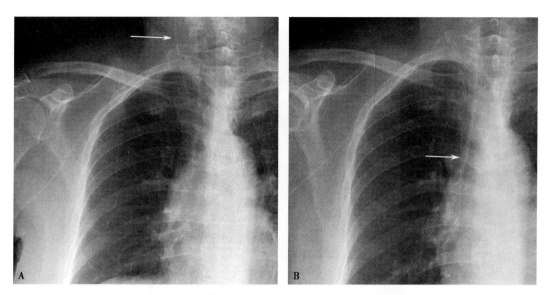

图 2-4-11 PICC 位置异常

A. 胸部正位片示 PICC 位置异常进入右侧颈内静脉（白箭）；B. 胸部正位片示重新置管后 PICC 尖端位置正常（白箭）

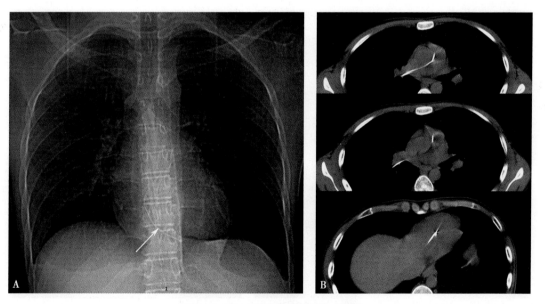

图 2-4-12 PICC 导管断裂、脱落

A. 胸部 CT 定位相示与心影重叠的纤细 PICC 导管影（白箭）；B. 胸部 CT 横断位图像示断裂的 PICC 导管脱落进入心脏及右侧肺动脉

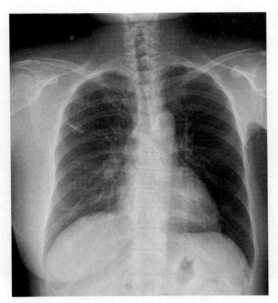

图 2-4-13　中心静脉导管

经右侧锁骨下静脉穿刺置管，尖端位置基本正常

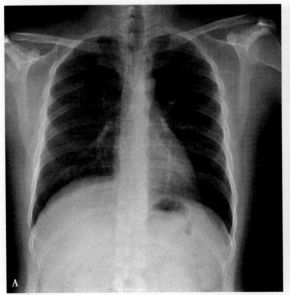

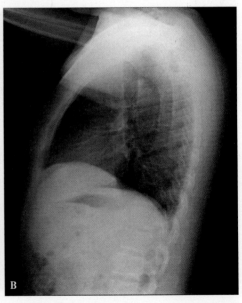

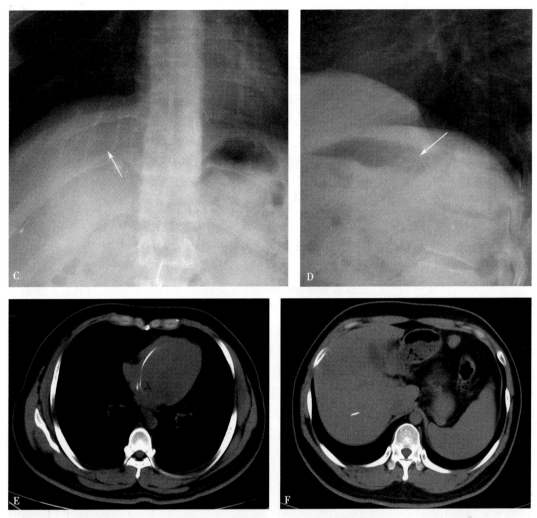

图 2-4-14 输液港导管部分脱落

A~D. 胸部正侧位片及局部调窗放大像示纤细导管影位于心脏及右肝区（白箭）；E、F. CT 横断位图像示输液港的导管部分脱落进入心脏，尖端沿下腔静脉下行进入肝右静脉内

六、体内留置导管（线）异常

【正常解剖】

治疗疾病过程中在人体组织器官内留置的导管、导线，属体内留置物（图 2-4-15）。体内留置导管的类型主要有：静脉导管、支架管、引流管、气管插管、胃管、T 管、导尿管等。体内留置导线的类型主要有：心脏起搏器导线、人工电子耳蜗导线等。

【影像表现】

根据材质 X 线片上一般表现为稍高、高密度影。导管表现为略不透 X 线的管状稍高密度影，导线则表现为不透 X 线的实性线条状高密度影。导管、导线沿体内原有或人为腔道留置走行，正常情况下应无扭曲、折叠、折断、穿破等征象。常规正位摄片即可观察，进一步明确诊断时，有时需要加摄斜位、侧位，甚至 CT 检查。

【易漏诊因素】

1. 日常临床工作中，影像医生容易忽视术后改变，常把阅片精力集中在人体组织、器官的影像是否异常上，一般不太关注导管、导线的影像征象。

2. 尽管大部分导管、导线在平片上均可显示清晰影像，但由于它们形态各异，放置的部位，行经的组织、器官、管道千差万别，低年资放射科医生不易掌握这些体内留置物的形态是否正常，位置有无偏离、移位。

3. 术后部分患者拍照时姿势不规范，处于强迫体位，平片容易前后重叠，影响了放射科医生对体内留置物影像异常与否的判断和解读。

【诊断要点】

1. 掌握大部分体内留置物的类型、形态，以及行经的组织、器官、管道等的基本情况。如果发现与常规影像征象不一致时，要谨慎推测，不能轻易排除其异常。较易发现的异常征象包括导管（线）过浅、过深、断裂、扭曲、折叠以及脱落，较难发现的异常征象包括导管（线）穿破正常组织或器官。

2. 经外周静脉穿刺中心静脉置管（peripherally inserted central catheter，PICC）感染率低，可以对病患进行长期化疗、静脉营养支持等。外周静脉常规选取右侧上肢静脉，包括贵要静脉、肘正中静脉、头静脉，有时也可选择左侧上肢静脉。在胸部平片上，PICC 的导管沿相应的静脉管腔向心脏侧走行，导管末端要求位于上腔静脉下 1/3 处为佳，即在正位胸片上平第 5~7 后肋脊柱右侧或 T_6 椎体上下缘右侧（图 2-4-15A），如果导管盘曲、折叠、背心侧走行、近端位于腋静脉内或远端沿锁骨下静脉折曲向颈内静脉走行，以及导管末端位置异位、过高、过低等均属异常。另外，导管末端如果呈鱼钩状且偏离正常静脉管腔投影范围，强烈提示静脉壁穿破，可行 CT 进一步检查判断（图 2-4-16）。

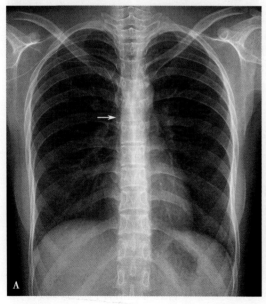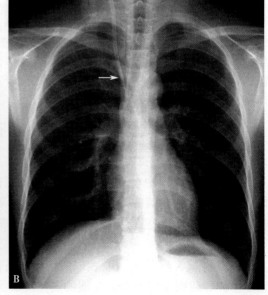

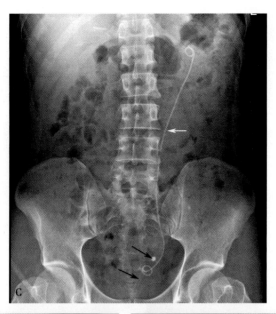

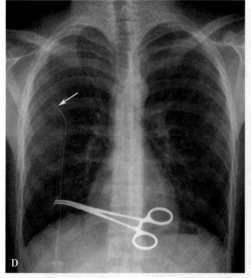

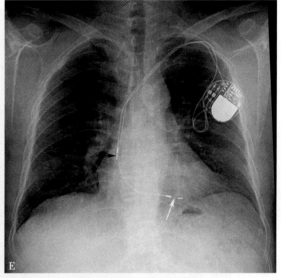

图 2-4-15　体内留置导管（线）的平片图像

A. 胸部正位片示经外周穿刺中心静脉导管置入的图像，导管沿右腋静脉 – 锁骨下静脉 – 头臂静脉 – 上腔静脉区走行，导管末端位于 T_6 椎体下缘右侧（白箭）；B. 胸部正位片示中心静脉导管置入的图像，导管稍粗，沿右侧颈内静脉 – 上腔静脉区走行，导管末端位于 T_6 椎体上缘右侧（白箭）；C. 腹部正位片示输尿管支架管置入的图像，左侧腹部两端蜷曲呈猪尾巴状的导管（白箭），导管上端位于肾盂内，中间沿左侧输尿管走行，下端位于膀胱内；膀胱内尚可见导尿管留置（黑箭），导尿管的头端有不透 X 线的标记，不要误诊为膀胱结石；D. 胸部正位片示气胸胸腔引流管置入的图像，导管末端位于右侧第 2 前肋间并向后弯曲走行；E. 胸部正位片示心脏起搏器及导线的图像，起搏器埋置在左前上胸部，导线沿左侧锁骨下静脉 – 头臂干静脉 – 上腔静脉进入右心腔，电极分别位于右心房心耳部（黑箭）和右心室心尖部（白箭）心内膜下

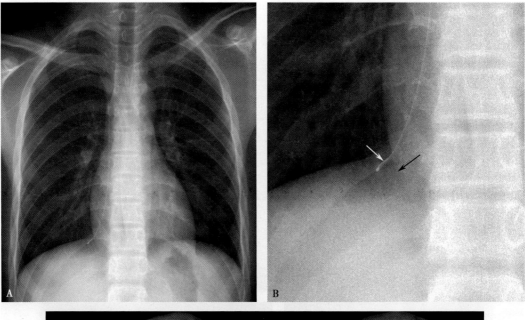

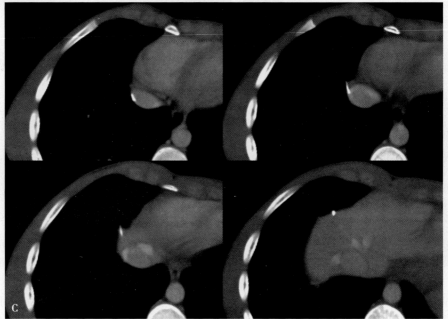

图 2-4-16　PICC 导管末端位置过低、穿破静脉管壁

A. 胸部正位片示 PICC 导管沿右侧锁骨下静脉 – 上腔静脉 – 右心房投影区走行，导管末端超过右心下缘边界；B. 胸部正位片局部放大仔细观察，发现导管远端呈鱼钩状（白箭）超出了下腔静脉 – 心脏汇合部（黑箭）边缘；C. CT 横断位纵隔窗示导管远端经第二肝门 – 肝中静脉穿破肝脏至肝包膜下，如果经导管给予化疗药将会引发化学性腹膜炎，后果非常严重

3. 中心静脉导管（central venous catheter，CVC）是在颈内静脉、锁骨下静脉、股静脉穿刺，将导管插入上、下腔静脉并保留，可为各种治疗提供直接便利的静脉通道，同时也可检测静脉血的各种生理学参数。CVC 感染率高，适合于短期留置导管。因常需快速扩容或注入高渗、黏稠液体，所以导管一般较 PICC 粗。为了防止导管刺激大血管壁或心房壁引发心律失常，CVC 末端同样位于右心房入口以上 2cm 为适宜。据文献报道提示 CVC 放入导管的长度，一般右侧不超过 15cm，左侧不超过 17cm，在胸片上导管末端位于 $T_4 \sim T_6$ 椎体或第 3~4 前肋水平（图 2-4-15B）。与 PICC 一样，如果导管盘曲、折叠、偏离应该所在静脉管腔投影范围时，提示导管位置不正或插入过深（图 2-4-17）。

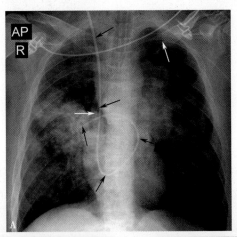

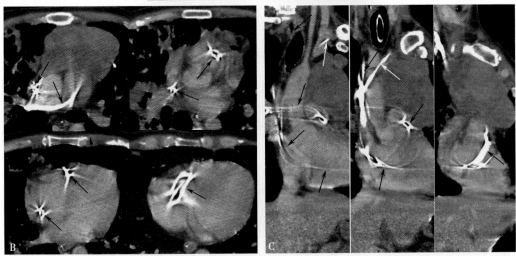

图 2-4-17　CVC 导管插入过深，导管末端进入右肺动脉

A. 胸部正位片示 CVC 导管沿右侧颈内静脉 – 上腔静脉 – 右心投影区走行，导管远段盘曲，末端位于右肺门（黑箭）；同时可见经左侧腋静脉 – 锁骨下静脉 – 上腔静脉的 PICC 导管（白箭）；B. CT 横断位纵隔窗示位于上腔静脉 – 右心房 – 右心室 – 右肺动脉主干内的 CVC 导管截面图（黑箭）；前纵隔肿块为胸腺瘤；C. CT 纵隔窗斜冠状位重建图示 CVC 导管沿上腔静脉 – 右心房 – 右心室 – 右肺动脉主干的走行盘曲图（黑箭）。此例患者的 CVC 导管插入太深，必须马上调整

4. 双 J 管，又称猪尾巴导管，属输尿管的支架管，置入输尿管后能起到引流尿液、防止输尿管狭窄和粘连的重要作用，在泌尿外科手术中应用广泛。双 J 管在正位腹部平片上表现为两端蜷曲呈猪尾巴状的导管，上段位于肾盂内，中间沿输尿管走行，下端位于膀胱内（图 2-4-15C）。双 J 管偏离了正常的位置称为移位或脱落。一般在体内放置不应超过 3 个月，否则容易形成支架管周围包覆物，甚至结石（图 2-4-18）。

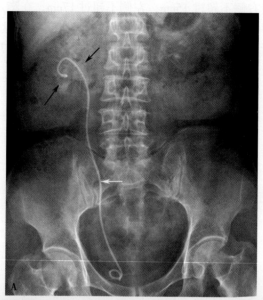

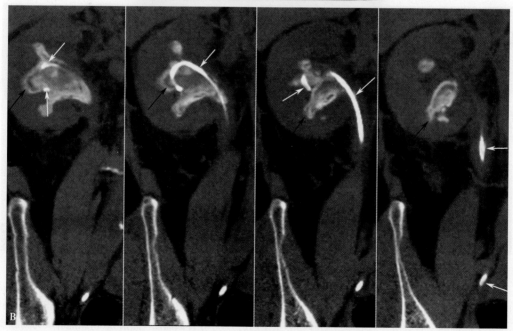

图 2-4-18 双 J 管包覆物、肾结石形成

A. 腹部正位片示双 J 管沿右侧肾盂 – 输尿管 – 膀胱投影区走行（白箭），无移位或脱位，阅片容易忽略双 J 管头端周围包绕不规则形稍高密度影（黑箭）；B. CT 平扫骨窗斜冠状位系列重建图示双 J 管头端有分层状高密度结石包覆，推测该双 J 管已经失功能，必须及时取出

5. 胸腔引流管留置的目的是引流胸腔内的气体或液体。依据不同的引流物，导管末端放置的位置也不尽相同。一般而言，气胸时导管末端选择放置在锁骨中线第 2 前肋间（图 2–4–15D）；血胸和开胸手术一般选择在腋中线和腋后线之间的第 6 或 7 前肋间；包裹性脓胸、液胸，应根据 X 线、CT 检查和超声定位，选择相应的部位。如果放置的位置不当，会导致引流效能减低或失效，甚至其他严重并发症（图 2–4–19）。

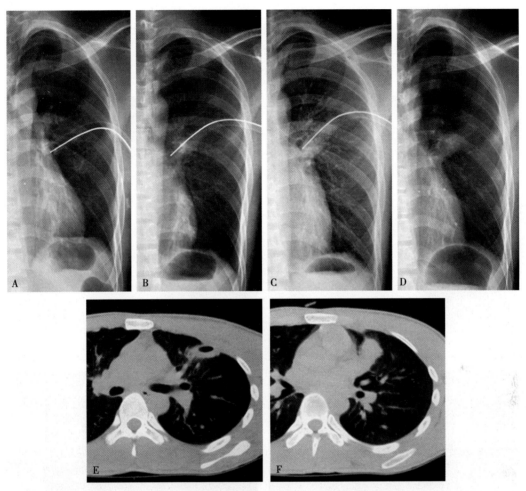

图 2–4–19　胸腔引流管插入过深，几乎穿至纵隔大血管

A. 胸部正位片示左侧气胸后行胸腔引流管置入，导管向肺门侧走行，末端与肺门重叠；当事临床医生描述操作时有鲜血喷出。B. 术后第 3 天胸部正位片，示导管头端斑片状稍高密度影；C. 术后第 4 天胸部正位片，示导管头端斑片状稍高密度影范围明显增大；D. 术后第 5 天拔出导管的胸部正位片，示左中肺野斑片状稍高密度影，该院放射科医生诊断为肺炎；E. F. CT 轴位骨窗示该胸腔引流管曾穿破肺组织至肺门处，拔出导管后，局部肺内形成肉芽组织包裹的空洞（导管隧道）

6. 心脏起搏器是治疗心律失常的一种有效方法。在正位胸片上，脉冲发生器常重叠于中上肺野外带，左侧多于右侧。导线沿锁骨下静脉－头臂干静脉－上腔静脉进入右心腔，电极分别位于右心房心耳部和右心室心尖部的心内膜下（图2-4-15E）。如果导线偏离了正常的位置，可造成心肌穿破（图2-4-20）或起搏器失功能。

7. 人体内其他导管（线）留置物都有特定的用途，平片仍是观测这些导管（线）的重要方法，放射科医生应熟悉解剖结构，审慎观察其影像表现，一般诊断不难。

【鉴别诊断】

人体内留置导管（线）的表现各异，放射科医生应熟悉相关影像表现，才能在阅读平片时及时发现异常征象，从而指导临床进行相应的补救措施，防止严重并发症，甚至死亡的发生。平片怀疑异常时，需及时行CT检查确诊。

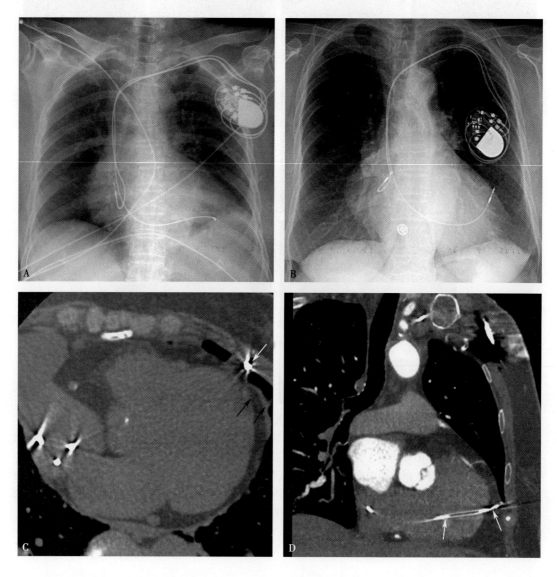

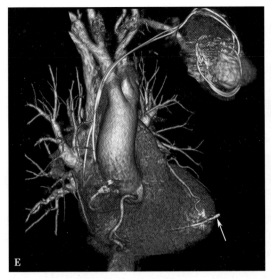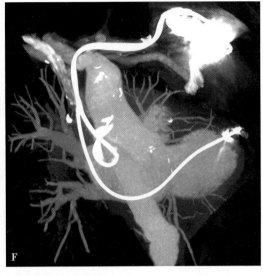

图 2-4-20 心脏起搏器导线穿破右心室心尖部心肌

A.实施了心脏起搏器植入术后的胸部正位片，起搏器导线及电极位置正常；B.8 个月后复查胸部正位片，示心室侧电极超出了心影左心缘的边缘，提示穿破心肌；C.CT 扫横断位骨窗示左心室侧电极（白箭）戳破心肌；脏壁层心包形态尚好（黑箭）；D.CT 增强斜冠状位重建图示心室侧电极（白箭）戳破心肌；E.VR 重建示心脏起搏器及导线、电极与心脏的关系，心室侧电极（白箭）戳破右心室心尖部；F.最大密度投影，显示心脏起搏器及导线、电极与心脏的关系

（范淼　罗晓东　李广明）

参 考 文 献

［1］周燕发.胸部 X 线、CT、MRI 诊断学［M］.北京：科学出版社，2002.

［2］郭启勇.实用放射学［M］.3 版.北京：人民卫生出版社，2007.

［3］白人驹，张雪林.医学影像诊断学［M］.北京：人民卫生出版社，2010.

［4］段承祥，潘纪戍，张火俊.胸部疾病影像鉴别诊断［M］.北京：中国协和医科大学出版社，2009.

［5］郑穗生，高斌，刘斌.CT 诊断与临床［M］.合肥：安徽科学技术出版社，2010.

［6］于永涛，郭淑宁.隐匿部位肺癌的 X 线影像漏诊原因分析［J］.山东医学高等专科学校学报，2006，28（1）：18.

［7］张海青.X 线平片、CT 及多层螺旋 CT 诊断支气管扩张症的对比分析［J］.临床肺科杂志，2012，17（2）：236-237.

［8］周孟常，祖亚男，李金.影像检查中误诊、漏诊原因与对策［J］.吉林医学，2014，35（1）：123-124.

［9］何锡华，张旭升，郑晓林.纵隔型肺癌的 X 线及 CT 表现分析［J］.中国 CT 和 MRI 杂志，2011，9（4）：32-34.

［10］张琳，刘俊刚，李欣.部分型 Poland 综合征的 CT 诊断［J］.放射学实践，2014，30（7）：834-836.

［11］张琳，刘俊刚，王立英.儿童先天性胸廓畸形的 MSCT 诊断［J］.中国临床医学影像杂志，2015，26（4）：289-291.

［12］侯志彬，刘俊刚，王春祥，等.CT-3D 技术在儿童 Poland 综合征诊断中的应用价值［J］.中国临

床医学影像杂志，2014，25（3）：204-206.

［13］邱小明，陈军，周清华.原发性气管肿瘤的诊断与治疗进展［J］.中国肺癌杂志，2011，14（1）：58-62.

［14］罗明月，单鸿，姜在波，等.多层螺旋 CT 及重建技术对气管主支气管肿瘤的诊断［J］.中华放射学杂志，2003，37（12）：1156-1160.

［15］孙红，白友贤.气管与主支气管肿瘤的影像诊断（附 32 例报告）［J］.中华放射学杂志，1995（4）：258-261.

［16］马立岩.纵隔气肿的胸部 X 线诊断价值［J］.现代中西医结合杂志，2011，20（16）：2042-2043.

［17］唐洪勇，王峰.膈疝的 X 线 CT 检查对照研究［J］.川北医学院学报，2004，19（2）：74-75.

［18］Ngo AV，Walker CM，Chung JH，et al. Tumors and tumorlike conditions of the large airways. AJR Am J Roentgenol，2013，201（2）：301-313.

［19］Jamjoom L，Obusez EC，Kirsch J，et al. Computed tomography correlation of airway disease with bronchoscopy—part Ⅱ: tracheal neoplasms. Curr Probl Diagn Radiol，2014，43（5）：278-284.

［20］Little BP，Duong PT. Imaging of Diseases of the Large Airways. Radiol Clin North Am，2016，54（6）：1183-1203.

［21］García-Peña P，Barber I. Pathology of the thoracic wall: congenital and acquired. Pediatr Radiol，2010，40（6）：859-868.

［22］Litmanovich D，Bankier AA，Cantin L，et al. CT and MRI in diseases of the aorta. AJR Am J Roentgenol，2009，193（4）：928-940.

［23］Bonatti M，Lombardo F，Vezzali N，et al. Blunt diaphragmatic lesions: Imaging findings and pitfalls. World J Radiol，2016，8（10）：819-828.

［24］Hayashi H，Ashizawa K，Uetani M，et al. Detectability of peripheral lung cancer on chest radiographs: effect of the size, location and extent of ground-glass opacity［J］. Br J Radiol，2009，82（976）：272-278.

［25］Suut S，Al-Ani Z，Allen C，et al. Pictorial essay of radiological features of benign intrathoracic masses. Ann Thorac Med，2015，10（4）：231-242.

［26］Buckley JA，Stark P. Intrathoracic mediastinal thyroid goiter: imaging manifestations. AJR Am J Roentgenol，1999，173（2）：471-475.

第三章

腹盆部易漏诊疾病

第一节　概　　述

腹部 X 线平片是急腹症的首选影像学检查方法，其方便、及时而且价格较低，在临床中发挥重要作用。由于腹部平片影像相互重叠，密度分辨率较低，放射科医师对细微影像征象认识不足，以及没有正确的阅片顺序等，日常工作中经常发生漏诊、误诊病例。常见病变包括肠道系统疾病，如回肠破裂、小肠扭转、小肠异物、间位结肠等；实质脏器疾病，如肝包虫、胆道结石、慢性胰腺炎、肾脏及输尿管结石等；腹腔及腹膜后疾病，如腹腔大量积液、腹膜后淋巴瘤、腹膜后积气、腰大肌走行区疾病等；盆腔疾病，如卵巢肿瘤、急性阑尾炎、膀胱憩室结石、腹股沟疝等。如果发生漏诊，延误临床治疗直接影响了患者的预后，导致医疗安全隐患和医疗纠纷，而完整的阅片流程和正确的阅片思路可以帮助放射科医师，尤其是基层医院放射科医师减少腹部平片的漏诊。

1. 完整的阅片流程　在实际工作中，每位放射科医师阅片习惯有所差异，但阅片的基本内容和要求是相同的，严格执行完整的阅片流程，可以避免遗漏腹部部分结构的影像评估，尤其是同时伴有其他器官或组织明显病变时。完整的阅片流程可从以下三个方面进行，①从上至下：依次对腹腔内组织和器官进行评估，如横膈、膈下、肝脏、胆囊区、脾脏、肾脏、输尿管、膀胱、骨骼等，根据临床病史和体征，对每个区域的常见病和多发病进行重点观察，如膈下有无游离气体，胆囊、肾脏、输尿管行程区和膀胱区有无高密度结石，阑尾周围腹脂线是否模糊，肠管是否存在扩张和宽大液平面征象等；②从外至内：腹部大部分组织与器官周围均存在脂肪等结缔组织，如肝脏、脾脏、肾脏、膀胱及胁腹部、腰大肌等，在腹部和盆腔平片检查时，这些结构表现为带状低密度影，边界多清晰、锐利，而一旦这些低密度区模糊或消失，常意味着相应区域存在病变，如胁腹脂线模糊提示腹腔积液，腰大肌肿大和边缘模糊，意味着感染、肿瘤或外伤等；③从粗到细：粗看是否存在病变，细看是在粗看基础上进一步分析，如粗看观察到腹腔内高密度影，细看则是进一步分析高密度影是结石、钙化或异物，如果是钙化，需进一步分析钙化的来源是脏器内或脏器外的淋巴结等。

2. 正确的阅片思路 大部分腹部病变，尤其是急腹症，其临床症状和体征对病因的提示具有重要价值，阅片时需要密切关注：①腹痛部位与常见病变：上腹痛提示胃十二指肠穿孔，右上腹疼痛提示胆囊结石、胆囊炎，后腰背部或上腹疼痛提示胰腺炎，转移性右下腹痛提示阑尾炎，会阴部或大腿内侧放射痛提示泌尿系结石；②疼痛性质与常见病变：如持续性腹痛提示炎性渗出物、胃十二指肠穿孔、肝脾破裂等，阵发性腹痛提示空腔脏器平滑肌痉挛、机械系肠梗阻、胆石症、输尿管结石等，疼痛症状与体征不符提示急性胃肠炎、肾绞痛、肠系膜血栓及夹层等；③诱因与常见病变：暴饮暴食、大量饮酒易导致胰腺炎、胃肠道穿孔、胆囊炎等，饮食后剧烈活动导致肠扭转、肠套叠，腹内压增加致嵌顿性疝等；④伴随症状与常见病变：腹胀、呕吐、肛门停止排便排气提示肠梗阻，血便提示肠套叠、绞窄性肠梗阻、急性坏死性肠炎等，血尿提示泌尿系肿瘤和结石等。

总之，尽管腹部 X 线平片易漏诊，但其仍然不失为腹部病变的重要辅助检查手段，完整的阅片流程和正确的阅片思路，再结合患者的临床症状、体征，会得到更准确的影像诊断，从而更好的做到服务于临床、服务于广大患者的目的。

第二节 肠道系统疾病

肠道系统疾病中急腹症为日常工作中常见病症，必须要在短时间做出诊断，以采取及时而有效的治疗措施；影像诊断尤其基层医院一般以 X 线检查，常见易漏诊疾病如小肠破裂、小肠扭转、小肠异物等，另外，间位结肠一般是没有临床意义的先天变异，X 线检查易忽视其存在，同样易忽视其所引起的并发症。

一、回肠破裂

【正常解剖】

小肠包括十二指肠、空肠与回肠，起自胃幽门，终于回盲部，全长 4~6m，其中空肠约占其全长的 40%，而回肠约占另外的 60%。小肠的直径是上粗下细，其终部最细。小肠附着在肠系膜上，除两端固定外，其余肠段活动范围很大。

【影像表现】

空肠与回肠之间没有明确的分界，但上段空肠与下段回肠的表现不大相同，从空肠向回肠的移行，是逐渐的，内腔逐渐变细。空场大部分位于左上中腹，回肠位于下腹及盆腔，小肠平时多无气体存在，且相互排列紧密。小肠破裂时 X 线平片常显示不清，主要表现反射性淤积，腹腔游离气体及积液。

【易漏诊因素】

1. 小肠平时多无气体存在，且相互排列紧密，穿孔时间短，肠管内气体没有大量释出。

2. 肠祥彼此靠紧，小的穿孔可能被暂时封闭盖住。

3. 大网膜可阻挡部分气体，使其不能移至膈下，所以一般小肠穿孔者出现膈下游离气体者不足 30%。

4. 对回肠破裂认识不足，破口周围脂肪间隙模糊等间接征象被忽视。

【诊断要点】

1. 认真寻找膈下游离气体，尤其是发生在左侧膈下的游离气体（图 3-2-1），要注意与胃泡及结肠内气体鉴别，全面、细致、对称阅读 X 线腹部平片，不遗漏任何可疑征象。

2. 小肠破裂 3~4h 后，逐渐发生肠麻痹，肠袢开始扩张充气，甚至出现液气平面，认识相应腹部平片征象，密切结合临床，认真听取患者主诉。

3. 小肠破裂后，腹腔游离液体逐渐增多，腹部平片表现为腹腔密度增高，两侧腹脂线不对称，患侧腹脂线密度增高，轮廓模糊或消失，周围结构受推移位（图 3-2-1）。

4. 腹部平片显示膈下游离气体，再结合患者症状和体征可以诊断回肠破裂，但无膈下游离气体者，并不能排除回肠破裂的可能，为了提高阳性率，可让患者坐位休息 3~5min 后重新摄片，或进一步 CT 检查。

5. 对临床症状和体征明确患者的腹部平片，注意对间接征象的观察，尤其是可疑病变区周围的脂肪线。

【鉴别诊断】

①胃泡和结肠内气体鉴别；②两侧气胸；③肠梗阻等。

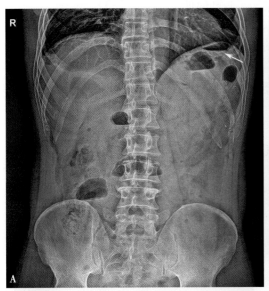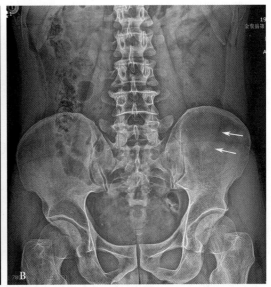

图 3-2-1　回肠破裂

A. 腹部平片示左侧膈下游离气体，易误认为是结肠脾区（白箭）；B. 腹部平片示左侧腹脂线密度增高（白箭）、轮廓消失；手术证实为回肠中段侧壁破裂

二、小肠扭转

【正常解剖】

见本节"一、回肠破裂"。

【影像表现】

在 X 线检查中，为便于描述，把小肠分为 6 组（Cole 法）。第 1 组：十二指肠，黏膜皱襞呈羽毛状；第 2 组：左上腹部小肠（近段空肠），羽毛状或雪花状黏膜皱襞；第 3 组：左

下腹部小肠（远段空肠）；第4组：中腹部小肠（近段回肠）；第5组：右中下腹部小肠（中段回肠）；第6组：盆腔内小肠（远段回肠），无明显黏膜皱襞（图3-2-2）。小肠扭转典型X线表现为闭袢性肠梗阻，"假肿瘤征、咖啡豆征"，还可发现空回肠转位、扭曲扩大的肠管等。

【易漏诊因素】

1. 急腹症患者就诊时一般无肠道准备，当肠道内容物较多、病程较短时，腹部立位片有时可仅表现为肠管积气扩张，未见到明显宽大或多发液气平时，诊断肠扭转、肠梗阻较困难。

2. 摄片体位不标准，无腹胀或无肛门停止排气、排便等肠梗阻临床表现者，均可导致放射科医师或临床医师漏诊肠扭转的可能。

【诊断要点】

1. 临床上，肠扭转常表现为突然发作的剧烈腹痛，呈持续性，伴阵发性加重，早期腹痛在上腹和脐周，扭转早期常无明显体征，扭转肠袢绞窄坏死时出现腹膜炎和休克，腹膜炎时有全腹疼痛，呕吐频繁，停止排气排便。

2. 局部肠袢扭转时，其对肠系膜影响较少，扭转的肠袢形成一个闭袢，腹部平片表现为腹腔局部密度增高，有时形成"咖啡豆征""假肿瘤征"（图3-2-3）。

3. 肠系膜根部扭转病情凶险，进展迅速，腹部平片表现为多种形态排列的小跨度蜷曲肠袢，或空肠和回肠换位等绞窄性肠梗阻的征象。如果发生全小肠扭转，小肠可能反而不会出现明显积气，仅见胃和十二指肠胀气，或偶见小肠内小液气平面。

4. 腹腔渗出液在腹部平片上表现腹腔密度增高，常与充气肠曲间的渗液连成一片，两侧腹脂线不对称。

【鉴别诊断】

①消化道穿孔；②便秘患者结肠明显积气扩张；③其他类型的肠梗阻。

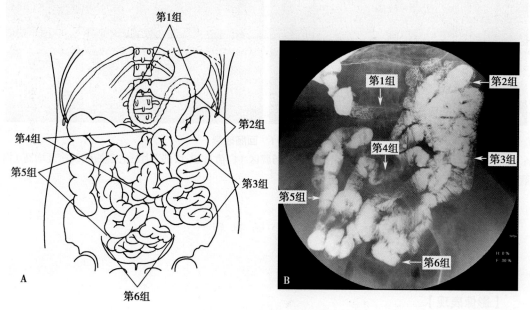

图3-2-2　小肠分组（Cole法）

A.小肠分组示意简图；B.腹部平片小肠分组示意图

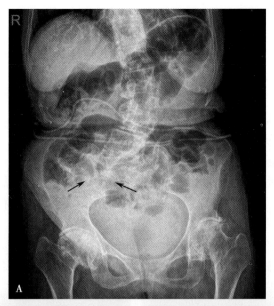

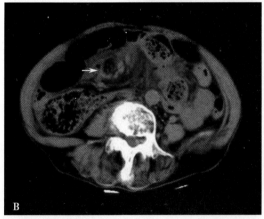
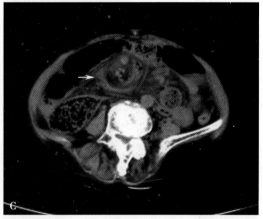

图 3-2-3 小肠扭转

A. 腹部立位平片示腹部肠管积气扩张，肠管内容物较多，未见明显液气平影，遗漏下腹部中部密度增高征象（黑箭），周围扩张肠管影；B、C. CT 平扫横断位图像示下腹部小肠及肠系膜血管呈"旋涡状"改变（白箭）

三、小肠异物（枣核误食）

【正常解剖】

见本节"一、回肠破裂"。

【影像表现】

正常小肠肠腔多闭合状态，密度均匀呈等密度，部分肠腔内因含水或气体而呈相应低密度，如果肠腔内呈高密度，需要考虑含铁、钙、血制品等阳性异物，或肠腔内出血。结肠肠腔内常含有大量干结的粪便、气体而呈高低混杂密度，易掩盖小肠肠腔内异物而显示不清。

【易漏诊因素】

1. 在腹部平片上，枣核形态较小，多呈梭形稍高密度影，且与周围软组织结构密度相似而分界不清，尤其在骨骼重叠区或与含有大量内容物的结肠重叠区，漏诊率较高。

2. 部分患者腹痛多天后就诊，所提供的病史信息不足。

【诊断要点】

1. 常发生于老年人，吞咽功能减弱，有明确枣核误食病史。

2. X线片高密度影位置可有移动，肠壁柔软，轮廓线连续。

3. 仔细观察颈、胸片、腹部平片，寻找可疑稍高或高密度影，不放过可疑征象，腹部平片阴性而临床症状和体征高度怀疑枣核嵌顿时，可进行CT扫描（图3-2-4）。

4. 部分枣核嵌顿、穿孔病例，需仔细观察间接征象，如腹腔积气、肠腔扩张和梗阻等征象。

【鉴别诊断】

主要与粪石、药物或体外其他异物鉴别。

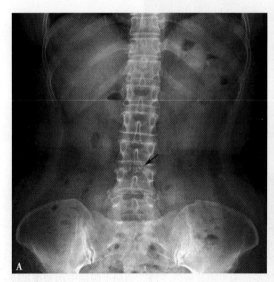
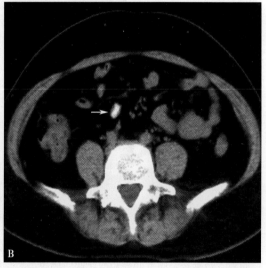

图3-2-4 小肠内误食枣核

A. 腹部平片示肠管散在积气，未见明显扩张及宽大液平面，L_3/L_4水平左侧重叠处似见小结节状高密度影（黑箭）；B. CT平扫示回肠内梭形枣核样致密影（白箭），肠壁无水肿、穿孔改变，脂肪间隙尚清晰，枣核位置较平片有移动

四、间位结肠

【正常解剖】

间位结肠亦称Chilaiditi综合征，是指肝与横膈之间嵌入部分肠管，多为结肠肝曲。肝脏的韧带过长、薄弱、缺无等发育异常使肝脏下移，肝膈间隙增宽，以致结肠嵌入其间是形成本病的主要原因；部分肝硬化患者肝右叶明显萎缩致肝膈间隙增大，亦可导致间位结肠的发生；另外，肠道恶性肿瘤向周围组织浸润性生长，当发生腹膜转移浸及肝脏、结肠、膈肌时，可使肝脏下移，结肠向膈肌牵拉，形成间位结肠。

【影像表现】

腹部平片上，肝膈间隙可见透光区，透光区可完全或部分占据肝膈间隙，内可见结肠袋影，或小肠黏膜影，有时可见粪块影。按嵌入情况分为两型：完全嵌入型和部分嵌入型，前者是结肠嵌入并填满膈穹窿，后者则是嵌入至右膈穹窿的一半。

【易漏诊因素】

1. 间位结肠多被认为是没有临床意义的先天变异，易忽视其存在，同样易忽视其所引起的并发症。

2. 间位结肠易被误诊为膈下游离气体、肝脓肿、肠梗阻等，尤其是工作经验不足的年轻医生。

【诊断要点】

1. 加强对本病的认识，对其临床及影像学表现进行综合仔细分析，不能视而不见，减少漏诊。

2. 胸部或腹部平片上，肝膈间隙可见透光区，上缘以横膈为界，边界清晰，下缘与肝脏或胃底等结构重叠而显示不清，透光气体影内可见结肠袋或小肠黏膜影，有时可见粪块影（图 3-2-5）。

3. 肝脏表面弧形压迹，肝脏下移与膈肌间隙增宽（图 3-2-6）。

【鉴别诊断】

①消化道穿孔；②肝脓肿。

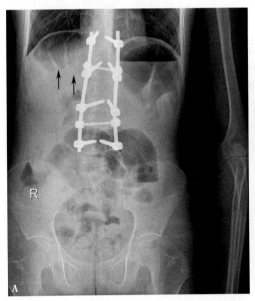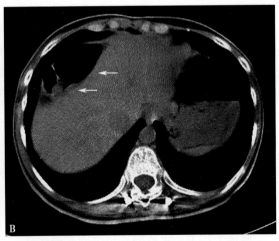

图 3-2-5　右侧间位结肠

A.腹部平片示右侧膈下气体密度影，上缘光整，可见结肠袋影（黑箭），下缘与肝脏重叠而边界不清，需与膈下游离气体鉴别；B.上腹部 CT 平扫示肝右叶前方结肠影（白箭），内见结肠袋影

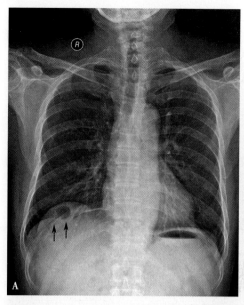
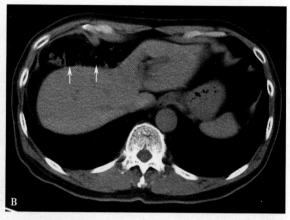

图 3-2-6 右侧间位结肠

A. 胸部正位片示右侧膈下片状气体样低密度影，肝脏与膈肌间隙增宽（黑箭）；B. 上腹部 CT 平扫示肝右叶前方结肠影（白箭），见结肠袋和肠腔内容物存在

（相世峰 杨素君 王琪）

第三节 胆道系统与实质脏器疾病

普通 X 线检查是传统的常用方法。一般摄仰卧前后位或立位后前位像，必要时加摄左右侧位像。可借助膈肌或腹部脂肪观察脏器上缘，借助消化道气体及腹部脂肪观察脏器下缘。对于肝内胆管积气、胆囊结石、肝包虫及慢性胰腺炎钙化、泌尿系结石、肾影增大、马蹄肾、膈下病变等诊断具有临床意义。

一、胆管积气

【正常解剖】

胆道系统分为肝内胆管和肝外胆管，前者由毛细胆管、肝段胆管和叶胆管构成，后者由肝左右管、肝总管及胆总管构成。

【影像学表现】

腹部平片上，正常胆管系统内充满胆汁，与周围软组织密度相仿而不能显示。病理情况下，如胆道手术、胆道感染、胆囊与肠管形成内瘘等，可导致胆管系统积气，表现为沿着胆管系统走行的管状气体样低密度影，甚至可持续数年。

【易漏诊因素】

1. 腹部平片检查，多以筛查胃肠道急腹症为目的，如胃肠道穿孔、肠梗阻等，而肝脏后方并无肠管结构（间位结肠除外），故阅片时容易被忽视，尤其是少量肝内胆管积气。

2. 腹部平片上，肝内胆管积气主要表现为肝脏轮廓内条状、点状气体样低密度影，不延伸至边缘；胆总管积气则表现为沿着胆总管走行的气体样低密度影，管腔多较正常胆管粗，向肝内胆管延伸呈树枝状（图 3-3-1、图 3-3-2），易被误认为更常见的胃肠道气。

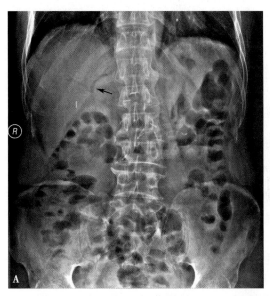
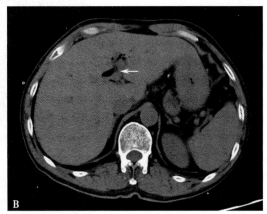

图 3-3-1　胆囊术后肝内胆管积气

A.腹部平片示肝门区胆管积气，呈树枝状（黑箭）；B.CT 平扫示肝内胆管积气（白箭）

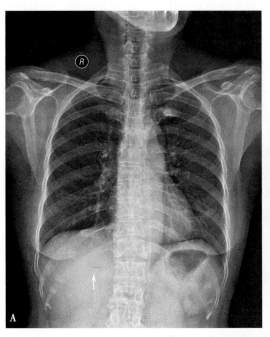
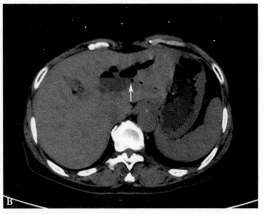

图 3-3-2　肝内胆管积气

A.胸部平片示胆管内少量气体样低密度影，主要分布于左肝管区，可见明显扩张胆管，内见气液平（白箭）。B.CT 平扫示左肝管扩张积气积液，并见液气平面征象（白箭）

【诊断要点】

1. 胆道手术和感染是引起胆管积气最常见的因素，尤其是前者，故当腹部平片上显示胆管积气时，需详细了解以上病史的有无。需要注意，胆管系统对气体吸收能力差，部分胆管积气可以持续数年之久，故询问病史时，需要包括近几年来的胆道手术史。

2. 当胆管积气较少时，仅表现肝内小点片状气体影，需仔细观察。

3. 检查过程中，要注意标准的投照位置，选择好曝光条件，获得清晰的图像便于观察。

【鉴别诊断】

主要与门脉系统积气、肝实质病变积气鉴别。

二、胆囊结石

【正常解剖】

胆囊位于右上腹肝脏下方，长 5~8cm，宽 3~5cm，容积 40~60ml。腹部正位片上，充满胆汁的胆囊与周围组织密度接近而无法分辨。

【影像表现】

胆囊结石分为胆固醇性、色素性和混合性胆结石。胆固醇结石剖面呈放射状，胆固醇含量达 70% 以上，结石常较大、单发，呈圆形或类圆形，表面光滑；色素性胆结石剖面呈分层状，主要成分为胆红素钙，胆固醇含量低于 25%，结石多发，呈泥沙样或颗粒状；混合型胆石结剖面形似树干年轮或放射状，包含胆固醇和胆红素钙，大小、数目不等，常呈多面体形。腹部 X 线平片，大部分胆固醇结石不能显示，平片诊断受到限制，只有含钙量较高的结石才能在平片上显影。

【易漏诊因素】

1. 腹部平片上，正常胆囊完全或大部分与肝脏重叠而无法显示。胆囊内较小结石及薄环状结石，因其密度与周围肝实质相仿而不易鉴别，需调整窗宽窗位仔细观察（图 3-3-3）。

2. 结肠内容物常较多，且密度较高，易与胆囊结石混淆，尤其是较松散的结石；部分药片或果核密度较高，腹部平片呈圆形或椭圆形，易与胆囊结石混淆。

3. 腹部平片上，肋软骨与肋骨交界区常呈环形，易与胆囊环形结石混淆。

4. 右肝钙化灶多呈圆形或椭圆形，易与结节状胆囊结石混淆（图 3-3-4）。

5. 肝脏较大，胆囊位置较低或偏离正常胆囊位置而漏诊（图 3-3-5）。

【诊断要点】

1. 普通平片能发现的胆囊阳性结石约占全部胆囊结石的 10%~20%，表现为右上腹部大小不等的圆形、环形、菱形或多角形高密度影，多发者在胆囊内聚集成堆，形似石榴籽（图 3-3-6）。

2. 普通平片需密切结合临床病史及特征，如患者疼痛和压痛的区域与右上腹高密度影区一致时，需考虑胆囊结石、胆囊炎，建议对胆囊进一步检查。

3. 对于部分较小或显影浅淡的结石，需调整窗宽窗位，必要时加照侧位平片对照。

4. 胆囊结石多以肝脏下缘为中心，位于其稍上方或下方，而一旦高密度影与肝脏边缘较远，需要考虑肝脏钙化、肾脏结石等情况；肋软骨与肋骨交界区的环形高密度影，常同时出现在多发肋骨上，并且双侧对称发生，可以与胆囊结石进行鉴别。

5. 因平片不能显示含钙化较少的胆固醇结石，而部分结石由胆固醇和胆色素钙化混合而成，故平片上所显示的结石大小可明显小于CT上所见。

【鉴别诊断】

①肾脏疾病钙化；②右侧肾上腺钙化；③肝脏钙化灶；④皮肤或肋软骨钙化也会造成干扰。

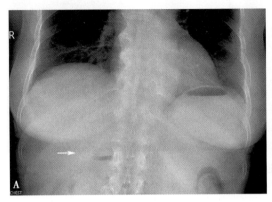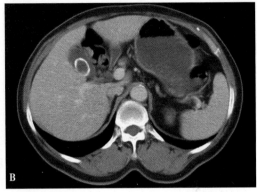

图 3-3-3　胆囊环状结石

A.胸部平片示胆囊区薄壁环状高密度影，边界清晰（白箭），需要调整窗宽、窗位仔细观察；B.CT平扫示胆囊内环形高密度影

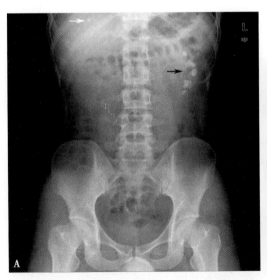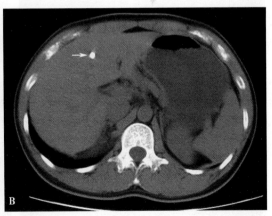

图 3-3-4　肝脏钙化灶

A.腹部平片示右肝区、右侧第10肋间水平结节状高密度影，边界清晰（白箭），另见左肾多发结石（黑箭）；B.腹部CT平扫示钙化位于肝实质内（白箭）

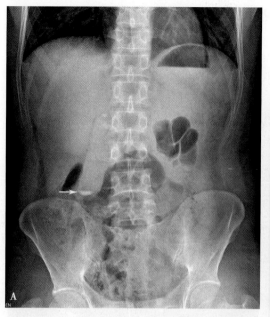
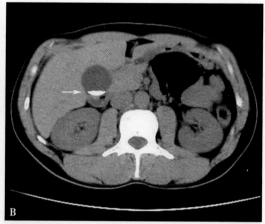

图 3-3-5 胆囊低位结石

A. 腹部平片示右下腹髂骨上缘水平可见高密度影（白箭），偏离正常胆囊位置；B. 腹部 CT 平扫示胆囊内结石（白箭），胆囊位置较低

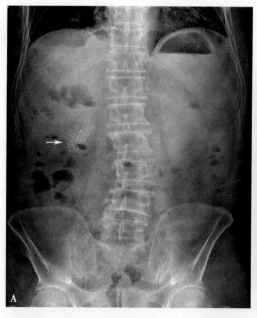
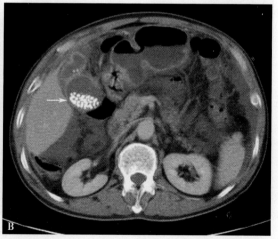

图 3-3-6 胆囊多发结石

A. 腹部平片示右上腹胆囊区多发结节状高密度影，大小均匀，如"石榴籽"状分布（白箭）；B. 腹部 CT 门脉期扫描示胆囊形态增大，壁轻度均匀增厚，腔内见多发结石影（白箭），另见腹腔积液

三、肝包虫病

【正常解剖】

肝脏位于右上腹，上缘与横膈同高，约平第 5 肋间隙，下缘不超出肋弓，平静呼吸可上下移动 2~3cm。

【影像表现】

腹部平片上，肝脏均表现为密度均匀的软组织密度影，上缘与横膈分界不清，下缘在周围脂肪间隙的衬托下而显示清晰、锐利。肝包虫钙化时囊壁钙化呈弧形或蛋壳状，此外，可见肝大及并发症表现，如穿入胆道或继发感染，肝内可见气体密度影。

【易漏诊因素】

1. 腹部平片上，由于腹部脏器相互重叠，密度较高，容易掩盖包虫病较小的钙化斑或较薄的环形钙化。

2. 弧形或壳状包虫壁钙化在腹部平片上常容易发现，但少数情况下，钙化走行与肋骨一致，或与肋软骨钙化重叠时，尤其是斑状钙化，易被误认为更常见的肋骨或肋软骨钙化。

3. 阅片者经验不足，尤其是对远离牧区的沿海地区医生，忽视了对肝包虫病的意识。

【诊断要点】

1. 肝包虫囊壁钙化形成弧形或壳状钙化时，虽然与肋骨、肋软骨钙化走行相近，但不完全一致，二者的形态及密度亦会有一定差异；另外，肋软骨钙化常多根肋骨同时发生，并且两侧对称发生，而孤立单独肋软骨钙化少见。

2. 充分掌握肝脏囊虫病钙化腹部平片的各种征象，如弧形或壳状钙化、弥漫点状钙化及团块状钙化等，同时多伴有肝脏影增大（图 3-3-7）。

3. 疫区生活史是诊断肝包虫病的前提条件。对影像学表现怀疑为肝包虫病时，需详细了解患者现在或以前是否在疫区生活。因包虫病可以多脏器同时发生，故一旦包虫病诊断明确，需要对肺部、颅内等情况进行影像学评估。

【鉴别诊断】

①肋软骨钙化、肋骨陈旧性骨折；②局限胸膜增厚钙化；③肝脏其他肿瘤钙化等。

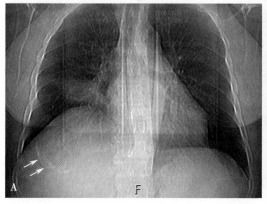
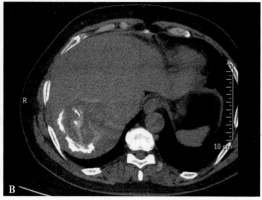

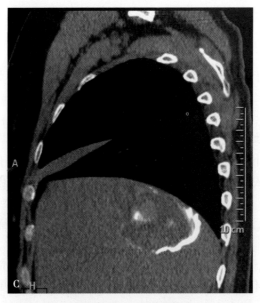

图 3-3-7 肝包虫钙化

A. 胸部平片示右肝外上缘条状、弧形钙化影（白箭），与右侧第 6 前肋走行相近；B、C. CT 平扫横断位及矢状位重建示肝右叶团块状低密度影，边缘伴弧形钙化，患者有疫区生活史

四、慢性胰腺炎

【正常解剖】

胰腺位于胃的后方，是横卧于腹膜后间隙的长条形腺体，胰腺的上缘相当于脐上 10cm，下缘约平脐上 5cm。胰腺左高右低，横过第 1、2 腰椎的前方，其右侧段被十二指肠包绕，左侧端抵近脾门。除胰尾外，胰腺大部居于腹膜后壁的腹膜外。

【影像表现】

常规腹部 X 线平片上胰腺通常无法直接显示，但其位置固定，当慢性胰腺炎出现钙化时 X 线平片容易发现（图 3-3-8）。

【易漏诊因素】

1. X 线平片不能清晰显示胰腺结构，容易漏诊。

2. 胰腺出现钙化，但有时其与脊柱、肋软骨钙化及肠管粪石重叠而导致漏诊（图 3-3-9）。

3. 不熟悉胰腺正常解剖位置，将胰腺钙化误诊为淋巴结钙化等。

4. 观察不全面、细致，没有调节窗、宽窗位而遗漏细小钙化导致漏诊。

【诊断要点】

1. 熟悉胰腺解剖位置，胰腺左高右低，横过第 1、2 腰椎的前方。

2. 增强对胰腺钙化 X 线表现的认识，可以表现为斑片状、串珠样钙化，与胰腺走行区一致。

3. 仔细调节窗宽窗位、必要时多体位摄片，区分胰腺钙化与肋软骨钙化、肠管粪石（图 3-3-10）。

4. 慢性胰腺炎一般临床有明确病史，发现 X 线可疑征象应仔细追问病史。

【鉴别诊断】

①淋巴结钙化；②肠管粪石；③血管钙化等。

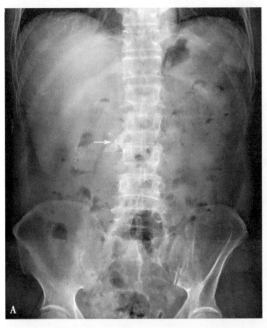
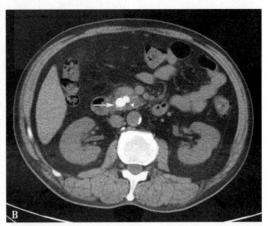

图 3-3-8　慢性胰腺炎钙化

A. X 线平片十二指肠内侧脊柱右旁可见斑片状钙化影（白箭），不仔细观察容易漏诊；B. 同一患者 CT 检查，胰头内可见斑片状、结节状钙化影（白箭）

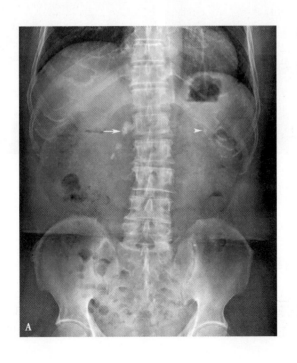

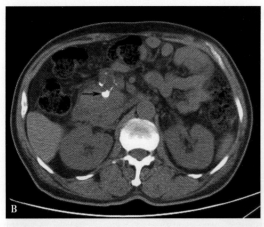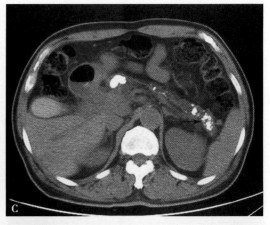

图 3-3-9 慢性胰腺炎钙化

A. X 线平片 L_1、L_2 椎体水平可见多发斑片状钙化影（白箭），左侧部分与肋软骨重叠（箭头）；B. 同一患者 CT 检查胰头内多发斑片状钙化影（黑箭）；C. CT 检查胰尾部可见多发斑片状钙化影（黑箭）

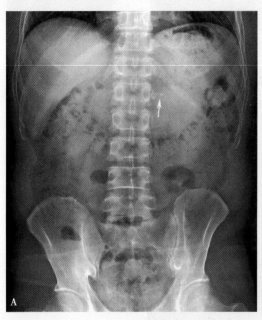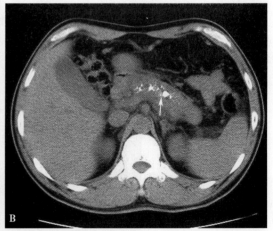

图 3-3-10 慢性胰腺炎钙化

A. X 线平片 L_1 左侧横突区可见斑片状略高密度影（白箭）；B. 同一患者 CT 检查，胰腺内可见斑片状、结节状钙化影（白箭）

五、肾 影 增 大

【正常解剖】

　　双肾位于腹膜后间隙，呈八字排列于脊柱两侧，成人长径 12~13cm，宽径 5~6cm，厚 2~3cm，由于肝右叶存在，右肾低于左肾 1~2cm，右肾上端平第 12 胸椎，下端平第 3 腰椎，左肾上端平第 11 胸椎，下端平第 2 腰椎，长轴自内上斜向外下，与脊柱形成肾脊角，正常为 15°~25°。

【影像表现】

腹部平片上，因肾周含丰富的脂肪而清晰勾勒出肾脏的轮廓，表现为双肾呈蚕豆形，密度均匀，外缘光整或呈浅分叶状，长径相当于本人 3 个椎体加 2 个椎间隙厚度（肾脏在站位较卧位低 1~3cm）。肾影增大表现为肾脏影像局灶或弥漫性超过正常大小，前者多见于肿瘤或囊肿，而后者多见于肾积水或急性肾炎等。

【易漏诊因素】

1. 腹部平片上，双肾与胃肠道影重叠，如胃肠道气体、内容物较多，可影响双肾显示。

2. 肾脏下方为脂肪结构，与肾脏密度差异较大，故腹部平片容易勾勒出肾脏轮廓，而肾脏上方为肾上腺，密度与肾脏接近，二者之间脂肪间隙少或无，腹部平片不易区分二者。

3. 肾周脂肪囊是显示肾脏轮廓的最重要因素，对于部分脂肪囊薄的患者，肾脏与腹腔其他脏器重叠而不易显示。

4. 对临床病史了解不够，同样易造成阅片上的疏忽。

【诊断要点】

1. 临床病史及体征与泌尿系影像学密切相关，如腰背部疼痛向会阴部放射，提示泌尿系结石；外伤血尿患者，提示肾脏挫裂伤；偶然发现肾脏包块，则多提示肿瘤性病变。

2. 掌握正常肾脏解剖及影像学表现，注意双肾对比观察。双肾任何不对称的改变都需要引起重视，如肾脏位置、大小、形态及密度。需要注意，因缺乏对比，当双侧肾脏轻度增大时更易漏诊（图 3-3-11、图 3-3-12）。

3 检查过程中，要注意标准的投照位置及选择好曝光条件，获得清晰的图像是减少漏诊的重要条件。

【鉴别诊断】

①肾上腺区肿块；②腹膜后肿块；③脊柱病变等。

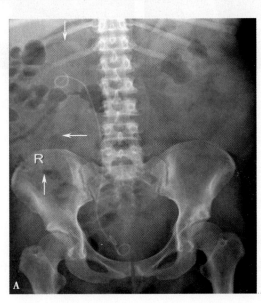

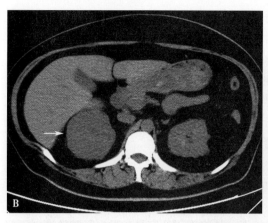
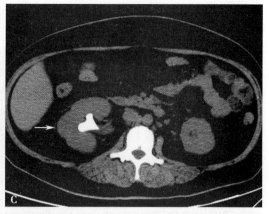

图 3-3-11　右肾轻度增大

A.右肾影增大（白箭）；B.CT平扫右肾增大，轮廓模糊（白箭）；C.CT排泄期右侧肾盂少量积水（白箭）

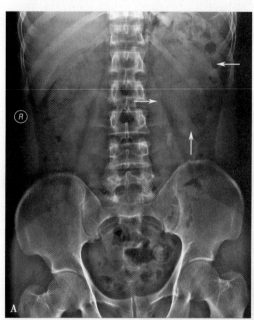
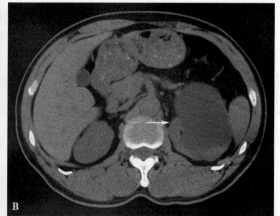

图 3-3-12　左肾增大

A.腹部平片示左肾影明显增大（白箭）；B.腹部CT平扫可见左肾增大，肾盂、肾盏明显扩张、积水（白箭）

六、马 蹄 肾

【正常解剖】

见本节"五、肾影增大"。

【影像表现】

胚胎早期两侧肾脏胚基在两脐动脉之间被挤压融合所致，融合的部位多在两肾下极，大体轮廓似呈马蹄形铁，故称"马蹄肾"。腹部平片上，因肾周含丰富的脂肪可以勾勒出两肾脏下极融合的轮廓。

【易漏诊因素】

1. 腹部平片上由于胃肠道内容物干扰，两肾影显示不清。

2. 没有掌握两肾正常解剖走行，而忽视两肾下方融合征象，导致漏诊。

3. 没有完整的阅片流程，没有仔细调整窗宽床位也是漏诊主要原因。

【诊断要点】

1. 掌握正常肾脏解剖及影像学表现，能够发现肾脏走行异常，不放过任何异常征象（图 3-3-13）。

2. 检查前尽量清洁肠道，减少胃肠内容物对双肾及肾周间隙影像的干扰。

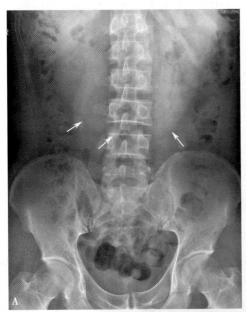
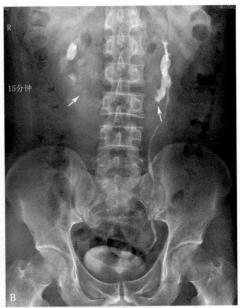
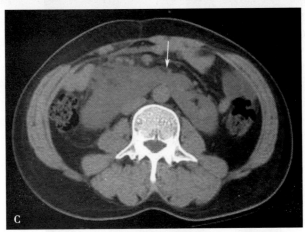

图 3-3-13　马蹄肾

A. 双肾呈半月形排列，双肾下极内移（白箭）；B. 静脉肾盂造影示双侧下部肾盂向中线移位（白箭）；C. CT 平扫示双侧肾脏下极相互融合（白箭）

3. 学会完整的阅片流程，仔细观察腹部 X 线片的每个区域，不遗漏异常 X 线征象。

【鉴别诊断】

①肾脏肿瘤；②腹膜后病变等。

七、气肿性肾盂肾炎

【正常解剖】

见本节"五、肾影增大"。

【影像表现】

X 线平片肾轮廓无法显示，肾外形不规则，肾实质及肾周间隙内可见气体密度影，气体可跨过肾周筋膜或双侧病变，不同体位投照片中患侧肾脏的位置相对固定为一有意义的 X 线征象。

【易漏诊因素】

1. 气肿性肾盂肾炎临床少见，对该病认识不足，其好发于糖尿病、免疫机制低下尿路梗阻及吸毒等患者。

2. 由于胃肠道积气扩张时甚至存在液气平面时，可能掩盖双肾影及肾周脂肪间隙导致漏诊。

3. 肾盂少量积气平片难以发现或没有仔细调节窗宽、窗位，遗漏细微可疑征象导致漏诊。

4. 没有两侧对比肾脏及肾脏间隙密度。

【诊断要点】

1. 熟悉双肾解剖结构，注重观察肾脏轮廓、肾周间隙与肾旁间隙。

2. 对气肿性肾盂肾炎应有所了解，发现肾区或肾周可疑气体密度影，应仔细调节窗宽、窗位或不同体位摄片，排出胃肠管内积气，必要时 CT 进一步检查（图 3-3-14）。

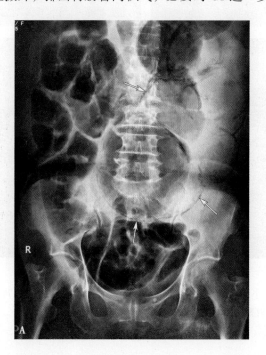

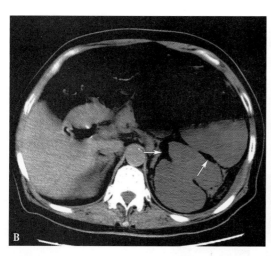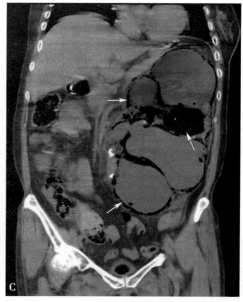

图 3-3-14　左侧气肿性肾盂肾炎

A.腹部立位平片示肠管扩张积气，左肾影显示不清，仔细观察肾区多发气体密度影（白箭）；B.腹部CT示左肾体积明显增大，左肾及肾周多发积气（白箭）；C.同一患者CT冠状重建：左肾及肾周积气更加明显（白箭）

3. 气肿性肾盂肾炎的常见临床症状包括发热、腹痛、恶心、呕吐、意识障碍、休克、肋脊角疼痛及急性肾功能损害等。

【鉴别诊断】

①肾周脓肿；②肠梗阻；③腹腔游离气体等。

八、膈　下　疾　病

【正常解剖】

膈肌由薄层肌腱组织构成，左右各一，呈圆顶状，位于胸、腹腔之间。膈为主要的呼吸肌，收缩时，膈穹窿下降，胸腔容积扩大，以助吸气，松弛时膈穹窿上升恢复原位，胸腔容积减少，以助呼气。

【影像表现】

X线平片上，膈肌与其后方、下方的肝实质密度相近，且二者脂肪间隙很薄或无间隙，故影像学难以分辨膈肌下缘与肝脏，膈肌上缘以光滑的穹窿状为主，由内向外逐渐倾斜，部分膈肌凹凸不平，呈波浪状或局限性膨隆等，尤其是老年人多见。膈肌下方的病变如果是实性或囊性成分，其密度与膈肌、肝脏相仿，在平片上仅表现为局限性膈肌升高，易与老年性的膈肌薄弱性膨隆混淆，而如果膈下病变内含有气体和液体，在平片上表现为膈肌下方局灶性积气，典型者可见液气平面征象。

【易漏诊因素】

1. 膈肌下方病变较小时，对膈肌无压迫或压迫不明显而难以发现，病变较大时会推压膈肌导致膈肌局限隆起、抬高，但这种抬高易被误认为局限性膈膨升而所致。

2. X线平片检查存在膈肌自身的重叠，部分隆起病变并不能显示，或只表现为局部密度不一致，如不仔细观察极易漏诊。

3. 肺底病变，如炎症、肿瘤、积液等亦可与膈下病变相混淆而表现为密度不均。

【诊断要点】

1. 掌握膈肌的解剖特点和动态影像特点有助于病变的检出，如吸气时膈肌下降，与腹腔脏器间的接触压力增大，膈下病变会导致膈肌隆起更明显，呼气时膈肌上抬，与腹腔脏器间的接触压力减小，膈肌膨隆会变浅或消失。

2. 掌握局限性膈膨升和膈疝好发部位，有助于鉴别诊断。

3. 对膈肌局限隆起或膈下密度不均的患者，要调窗细致观察，确定病变的来源，并建议 CT 进一步检查（图 3-3-15）。

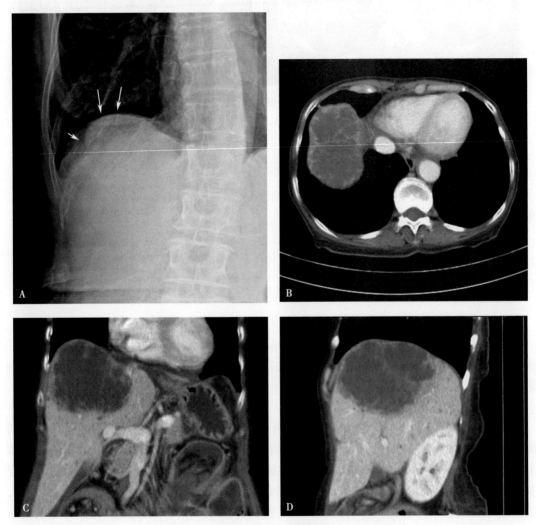

图 3-3-15 肝脓肿

A. 腹部平片局部放大片示右侧膈肌局部密度有差别，重叠影像中局部有隆起改变（长白箭），隆起部分与肝脏界限不清，交界区局部有凹陷（短白箭）；B~D. 腹部增强 CT 横断位、冠状位和矢状位重建示肝脏内巨大异常密度灶，边缘及分隔强化较明显，内部无强化，穿刺引流确诊为肝脓肿

4. 阅片时，需要重视临床病史、症状及体征。膈肌扁平，面积较大，平片上膈肌明显受压隆起时，多意味膈下病变较大，此时患者多具备一定的病史、症状和体征。

【鉴别诊断】

①局限性膈膨升；②幕状粘连；③膈肌肿块等。

（相世峰　王玉芳　吴嘉硕）

第四节　腹膜腔及腹膜后疾病

腹膜腔及腹膜后疾病的 X 线检查以腹部平片为主，透视虽然可以显示腹腔积气及肠管内积气或气液面，但其他征象的显示受到相当的限制，故价值有限。腹内脏器分布比较均匀自然，对于积气、积液及腰大肌走行区病变有关 X 线征象可以显示，对于肿瘤性病变价值有限，主要显示肿块局部及与其相邻充气肠曲的关系。

一、腹腔大量积液

【正常解剖】

腹部包括腹膜、系膜、网膜、韧带、筋膜、血管等结构，以及由它们分隔而形成的腹膜腔和腹膜后各间隙等是腹部的重要部分。腹膜腔指横膈以下到盆底以上的区域，包括腹壁。以横结肠及其系膜、盆缘为界，可粗略划分为三部分，上腹腔、下腹腔及盆腔。

【影像表现】

X 线平片双侧胁腹部皮下脂肪、腹膜外脂肪以及腹腔内脏器周围的脂肪表现为灰黑色带状影，可以比衬、勾画邻近结构；腹腔大量积液 X 线平片变现位腹腔密度增高，结肠与胁腹脂线间距加宽，胁腹脂线、肾周脂线及腰大肌影模糊。

【易漏诊因素】

1. 没有掌握 X 线平片胁腹脂线、肾周脂肪线及腰大肌影等重要征象。

2. 腹部肠管内气体较少时，肠管影显示不清，肠管被推移等间接征象不能显示。

3. 只进行腹部立位 X 线摄片，没有仰卧位等多体位摄片。

【诊断要点】

1. X 线平片胁腹脂线、肾周脂肪线及腰大肌影模糊显示不清，甚至消失（图 3-4-1）。

2. 腹水在腹腔内坠积于低处，少量腹水盆腔密度增高，大量腹水仰卧位摄片，肠曲漂浮于腹中部。

3. 肠曲间也有腹水，表现为肠间距增宽，肠壁增厚、粘连固定。

4. 应摄取不同体位照片，根据腹腔积液能在腹内流动，同时又受重力和膈下负压影响等特点，来认识腹腔大量积液的 X 线表现。

【鉴别诊断】

①腹部术后；②腹腔肿瘤等。

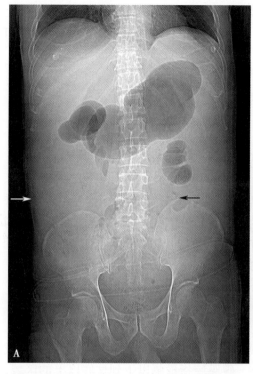
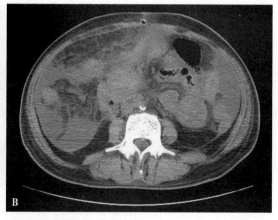

图 3-4-1 腹腔大量积液

A.腹部 X 线立位平片示腹腔密度增高，胁腹脂线消失（白箭），腰大肌影模糊（黑箭）；B.同一患者 CT 检查证实腹腔大量积液

二、腹膜后淋巴瘤

【正常解剖】

腹膜后间隙位于后腹，是后腹膜与腹横筋膜间各间隙的总称。按解剖学概念，此间隙尚应包括膈下筋膜间隙及盆外筋膜间隙。腹膜后间隙解剖比较复杂，目前仍广泛引用 Meyers 划分方法，划分为肾旁前间隙、肾周间隙及肾旁后间隙，是一个疏松组织构成的大间隙，范围甚大。

【影像表现】

在腹部平片上，十二指肠降部可因肠腔积气而显示，肾脏虽然呈软组织密度，但其周围较厚的低密度脂肪结构常勾勒出肾脏的轮廓，而胰腺、肾上腺等腹膜后脏器在腹部平片上均表现为软组织密度，与肝、胆、胰腺、脾脏等密度相仿而无法鉴别。腰大肌周围亦因含有较多脂肪结构而显示出清晰的轮廓。腹膜后病变会导致脏器周围脂肪间隙变窄或消失，导致脏器周围脂肪轮廓消失，亦可遮挡腰大肌周围脂肪间隙而导致其轮廓中断。

【易漏诊因素】

1. 腹部平片是腹腔内与腹膜后组织结构的重叠投影，主要用于判断与低密度气体或高密度结石等相关性病变，如胃肠道穿孔、肠梗阻、泌尿系结石、胆囊结石、胰管结石等，而很难发现其他软组织性病变，如感染、肿瘤等，除非已对周围产生明显压迫的较大病变（图 3-4-2）。

2. 腹膜后病变常缺乏特征性的临床症状及体征。

3. 肠腔内积气或积粪易掩盖较小腹膜后病变。

【诊断要点】

1. 掌握腹膜后正常解剖结构和影像学体征，阅片时注重观察各脏器轮廓及脂肪间隙。

2. 通过调整窗宽、窗位，重点观察中线部位器官和组织的轮廓、密度，如肾脏和腰大肌等。

3. 对临床怀疑腹膜后病变而肠道准备不佳者，建议肠道充分准备后复查或进一步 CT 检查。

【鉴别诊断】

①肥胖；②马蹄肾；③转移性淋巴结肿大等。

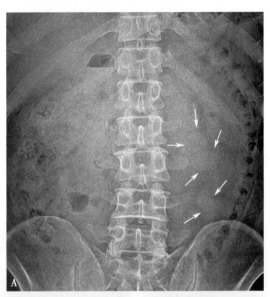

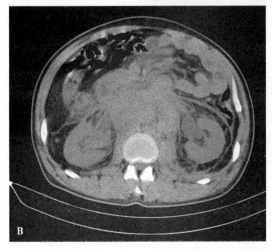
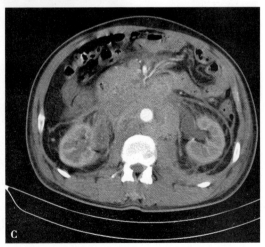

图 3-4-2 淋巴瘤患者腹部 X 线平片

A. 腹部平片局部放大片示腹部饱满，中线区域软组织密度增高，腰大肌边界不清，左侧脊柱旁软组织影中见多枚结节状密度更高区（长白箭）；B、C. 腹部 CT 平扫和增强检查示腹膜后多发肿大融合的淋巴结影，边界不清，增强后轻度强化，腹膜后大血管及脏器被包绕、推压移位

三、腹膜后积气

【正常解剖】

见本节"二、腹膜后淋巴瘤"。

【影像表现】

X线平片腹膜后由于组织器官相互重叠，不能明确显示，当腹脂线改变比较明显、腰大肌影模糊或腹膜后间隙内有积气征象时，可以帮助诊断病变的部位和范围。

【易漏诊因素】

1. X线平片由于组织器官相互重叠，不能分辨腹腔与腹膜后间隙容易漏诊。

2. 对于腹膜后积气、腹脂线影改变及腰大肌边缘模糊等征象，没有充分认识导致漏诊。

3. 没有结合临床相关病史或局部体征轻微、很不典型，也往往较易漏诊。

【诊断要点】

1. 熟悉腹后间隙正常解剖及X线影像表现。

2. 对于胃肠道以外区域出现可疑气体密度影，应仔细、认真、全面观察，必要时建议CT进一步检查（图3-4-3）。

3. 密切结合临床相关病史，不放过任何相关部分的可疑征象。

【鉴别诊断】

①胃肠道积气；②腹腔脓肿；③腹膜后肿瘤等。

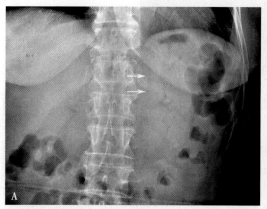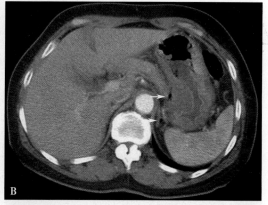

图3-4-3　腹膜后积气

A. 腹部立位片局部放大图示脊柱左旁与胃之间可疑小斑片状气体密度影（白箭）；B. 同一患者CT检查证实左侧腹膜后主动脉与胃之间可见斑状气体密度影（白箭）

四、腰大肌走行区疾病

【正常解剖】

腰大肌位于腰椎椎体和横突之间，起自T_{12}胸椎与L1~L4椎体的椎间盘，横突根及腱弓，肌纤维向外下与髂肌共同组成髂腰肌腱，经腹股沟韧带及肌腱隙，止于股骨小转子。其周围与腹膜后淋巴结、肾脏、胃肠道、腹主动脉及骨骼等结构毗邻。

【影像表现】

腰椎正位片上，腰大肌影位于椎体两侧，其外缘由于腹腔脂肪组织衬托而显示，呈自上向外下斜行的三角形软组织密度影，如脂肪缺乏，腰大肌显影欠佳；侧位片上，腰大肌与椎体及附件重叠而无法显示。感染、血肿和肿瘤是腰大肌常见的病变，表现为腰大肌增宽，边界可以清晰或模糊、消失（图3-4-4）。

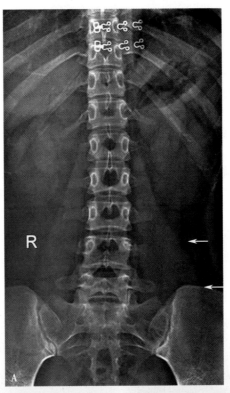

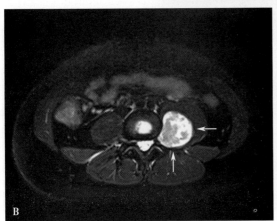

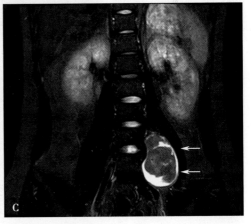

图 3-4-4 左侧腰大肌内侧神经鞘瘤

A.腰椎正位片示左侧腰大肌中下部增宽，外缘较光整（白箭）；B、C. MRI平扫T$_2$WI脂肪抑制序列示左侧腰大肌内侧占位，呈混杂稍长及长T$_2$信号，边界清晰（白箭），病理诊断为神经鞘瘤

【易漏诊因素】

1. 平片上，腰大肌前方被腹腔和腹膜后组织器官掩盖，尤其是肠管内容物较明显时，容易掩盖腰大肌病变，而腰椎侧位片提供的信息更有限；部分腰大肌病变被认为更常见的肠腔内容物而漏诊。

2. 腰大肌显影的前提是其周围存在一定厚度的脂肪间隙，而一旦脂肪间隙过薄或缺如，腰大肌与周围组织器官间的密度差消失而无法显示。

3. 腰大肌萎缩变薄，脂肪成分增加，在平片上表现为密度减低，与周围脂肪组织间密度差异缩小而边界不清。

4. 腰大肌病变较小，被掩盖在腰大肌内，未造成形态、密度的改变，或形态和密度的轻微改变，平片不能或不易发现。

【诊断要点】

1. 平片上，肠腔内容物显著的平片对腰大肌病变的评估价值极其有限，可肠道准备后重新摄片或进一步 CT、MRI 检查。

2. 掌握腰大肌正常解剖及平片表现，详细评估腰大肌起点、走行区及止点形态，以及其与周围结构的关系；增强对腰大肌区常见病变临床及平片特征的认识（图 3-4-5、图 3-4-6）。

3. 详细了解病史，必要时直接对患者进行体格检查。

4. 全面、细致、双侧对比阅片，对重点部位进行重点阅片。

【鉴别诊断】

①腹腔中部感染；②肠管及系膜肿瘤性病变鉴别。

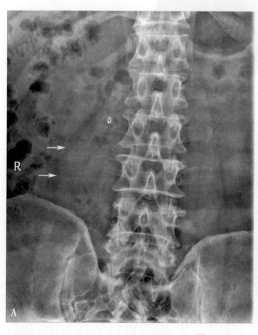
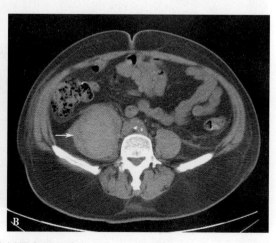

图 3-4-5 右侧腰大肌血肿

A. 腰椎正位片示右侧腰大肌明显增宽，轮廓尚清晰（白箭）；B. CT 平扫示右侧腰大肌明显肿胀，其内可见血肿密度（白箭）

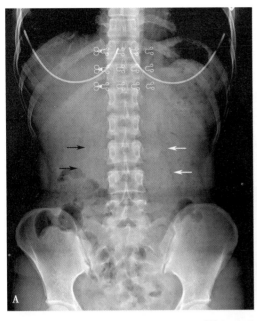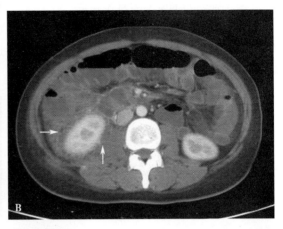

图 3-4-6　右侧肾周脓肿

A. 腰椎正位片示左侧腰大肌边缘清晰（白箭），右侧腰大肌边缘模糊、显影淡（黑箭）；B. CT 增强扫描扫示右侧肾周、腰大肌周围可见渗出，并可见强化（白箭）

五、腹腔输尿管结石

【正常解剖】

输尿管起自肾盂，终于膀胱，长约 20~30cm，左右各一。临床上常将输尿管分为上段（骶髂关节上缘以上）、中段（骶髂关节上下缘之间）、下段（骶髂关节下缘以下）。输尿管全程存在三个生理性狭窄，包括：①肾盂与输尿管连接部；②输尿管跨髂血管处；③输尿管膀胱壁内部，其中输尿管膀胱壁内段是输尿管最狭窄的部分。

【影像表现】

腹部平片上，正常输尿管内充满尿液而与周围组织密度相近而分界不清。输尿管结石多能显影，表现为沿着输尿管走行的条状及结节状高密度影，其长轴多与输尿管走行一致。对难以确诊患者，可加拍摄腹部侧位片。

【易漏诊因素】

1. 肠道内大量积气、积粪时，小的结石容易被掩盖而漏诊。

2. 腹部平片可显示草酸钙和磷酸钙结石等不透 X 线的阳性结石，但难以显示尿酸和胱氨酸结石等透 X 线的阴性结石。

3. 对于正常输尿管走行区域的高密度结石，再结合患者临床病史及体征，诊断并非难事，而对于尿管明显迂曲扩张，向内侧与脊柱骨质重叠或向外侧明显偏离正常输尿管的结石，平片不易发现或即使发现亦难以确定输尿管结石，从而导致漏诊。

4. 下段结石易与盆腔内静脉石混淆而造成漏诊。

【诊断要点】

1. 充分的胃肠道准备是摄腹部正位片的前提，如果准备不充分，肠腔内的大量积气和粪石会掩盖输尿管结石，造成漏诊，尤其是较小输尿管结石。

2. 腹部平片上，输尿管阳性结石多呈条状、斑状或长椭圆形致密影，边界规则或不规则，长轴与输尿管走行一致，且多位于输尿管 3 个生理性狭窄部位（图 3-4-7）。

3. 当腹部正位片有疑问时，可加拍摄腹部侧位片或正位肾区高千伏摄影核实，侧位片肾输尿管结石通常与脊柱影重叠。

4. 诊断输尿管结石需考虑多方面因素，尤其是先天性输尿管和肾脏病变，如先天性输尿管囊肿、异位肾、游离肾等，这些病变会造成输尿管位置异常，与正常输尿管位置相差较大，结石位置亦随其变化（图 3-4-8）。

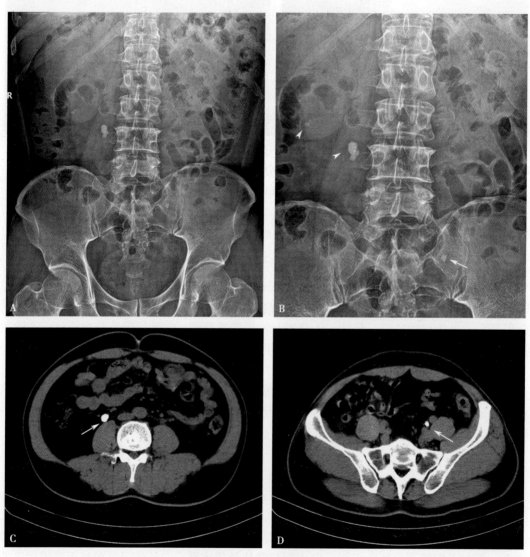

图 3-4-7 双侧输尿管结石

A、B. 腹部卧位平片及局部放大片示右肾区及右侧输尿管结石清晰可见（白箭），左侧输尿管中段走行区小圆形高密度影与骶骨重叠，与骨岛和肠腔内容物易混淆（白箭）；C、D. 腹部 CT 平扫示双侧输尿管结石诊断明确（白箭）

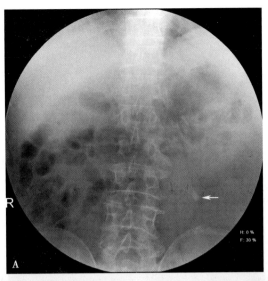

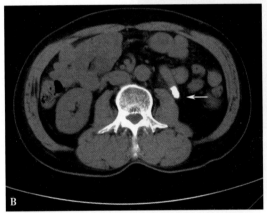
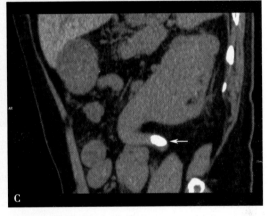

图 3-4-8 左侧输尿管结石

A. 腹部摄片示左侧腰大肌外缘椭圆形高密度影,位置偏离常规输尿管走行区,易误认为"淋巴结钙化"而忽视其存在(白箭);B、C. 腹部 CT 平扫横断位和矢状位重建示左侧输尿管上段局限性迂曲扩张,位置向外侧偏移(白箭),管腔内见高密度结石影,结石上方输尿管及肾盂、肾盏扩张积水

【鉴别诊断】

腹腔淋巴结钙化、静脉石、大血管钙化及肠道内容物如粪石等。

(相世峰 舒艳艳 李广明)

第五节 盆部区疾病

盆腔属于腹腔的一部分,向上与腹腔相通,向下为盆腔底,由盆膈和尿生殖膈构成。盆腔主要内容纳泌尿生殖器官和消化道末端部分,其男女情况不同。由于影像技术的发展常规 X 线检查逐渐被取代,但对于输尿管下段结石、膀胱结石、膀胱憩室结石、卵巢畸胎瘤、急性阑尾炎及腹股沟疝等疾病的诊断依然具有重要的临床价值。

<h2 style="text-align:center">一、盆腔内结石及钙化疾病</h2>

【正常解剖】

盆腔主要内容纳泌尿生殖器官和消化道末端部分，在男性盆腔内包括前列腺、精囊，女性包括子宫、输卵管及卵巢，另外都包括膀胱、输尿管盆段、肠管、血管、淋巴及神经等器官。

【影像表现】

盆部平片除可清楚显示骨盆各构成骨外，尚可清晰显示周围脂肪衬托下的膀胱，充气的结肠和小肠，其余盆腔内组织或器官多缺乏密度差异而表现为等密度（图 3-5-1）。如子宫、附件、精囊和前列腺等。

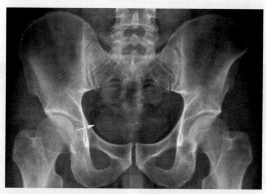

图 3-5-1　盆部正位平片
膀胱在周围脂肪间隙衬托下呈轮廓光整的椭圆形（白箭）

【易漏诊因素】

1. 平片上，盆腔脏器前后重叠，软组织间密度差小，不能显示其轮廓，需借助其周围脂肪组织和含气肠管的对比，如周围脂肪结构过少或肠管积气过少，则无法显示其轮廓。

2. 盆腔内肠管内容物较多时，尤其是高密度内容物，如粪石、异物等，易与输尿管结石、膀胱结石、淋巴结钙化或附件钙化性病变混淆。

3. 盆腔内静脉石较常见，多位于耻骨和坐骨上缘，呈规则的圆形或椭圆形，易与输尿管结石混淆，尤其是对阅片经验缺乏的低年资医生或基层医生。

4. 卵巢来源的巨大囊性病变密度与膀胱相仿，易被误认为扩张积尿的膀胱。

【诊断要点】

1. 卵巢畸胎瘤：可发生在任何年龄，是卵巢生殖细胞肿瘤中最常见的一种，肿瘤含有内、中、外三种胚层组织成分，故瘤内常含牙齿、骨骼等外胚层组织，在盆部平片表现为附件区的高密度影，可见成形或不成形的牙釉质及骨骼（图 3-5-2）。

2. 输尿管下段结石及膀胱结石：输尿管下段结石一般位于双侧骶髂关节下方与骨盆内缘平行，向耻骨联合上缘部走行，临床常有血尿及同侧腹痛，加大摄片范围往往可见双肾结石、膀胱结石等其他泌尿系结石征象（图 3-5-3）。膀胱结石多位于膀胱影内，为小结节状、层状卵石形高密度影，边缘光滑。

3. 盆腔静脉石：是盆腔静脉丛内大量钙盐沉积的血栓，特点是多发、较小且边缘锐利，呈绿豆大小或环形致密影。靠近骨盆的内侧的边缘，尤其是坐骨棘内侧 1~1.5cm 左右（图 3-5-4）。

【鉴别诊断】

平片容易显示盆腔高密度病变，但定位价值有限，诊断时需熟悉各脏器解剖关系进行推测，确诊有赖于 CT 等进一步检查。

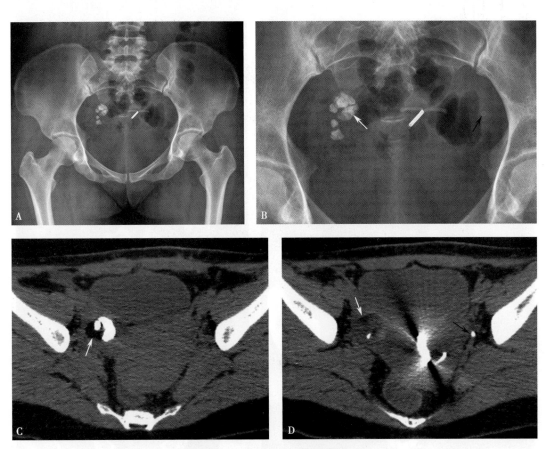

图 3-5-2　卵巢畸胎瘤及盆腔静脉石

A. 盆部正位片示盆腔右侧多发小结节状高密度影；盆腔中线偏左位置见 T 形宫腔节育环留置；B. 盆部正位片局部放大示盆腔右侧小结节呈发育不良的牙齿状，见高密度的牙釉质（白箭）及稍高密度的牙本质；盆腔左侧见绿豆大小的环形高密度影（黑箭）；C、D. 盆腔 CT 平扫示右侧卵巢软组织肿块，内见多发牙齿状高密度影和脂肪状低密度影（白箭），病理证实为良性畸胎瘤；盆腔左侧高密度结节（黑箭）与后方条状软组织影相连，提示静脉石

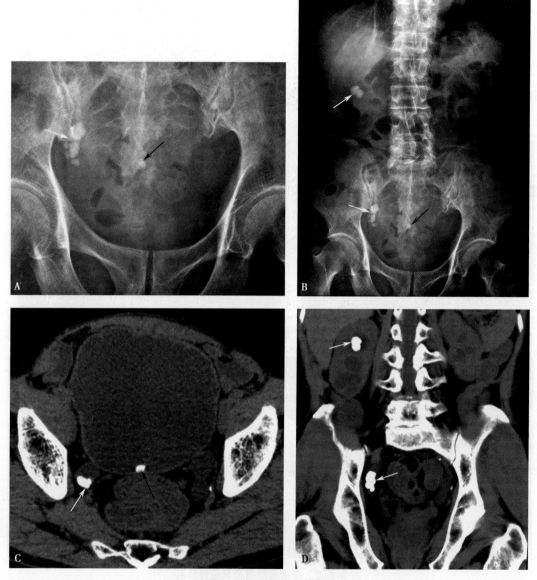

图 3-5-3 泌尿系结石

A. 盆部正位片局部放大示盆腔右侧高密度影与右侧输尿管下段走行相一致（白箭）；盆腔中线区见小结节状高密度影（黑箭）；B. 全腹平片示右肾区亦见类似高密度的结节影（箭头）；C. 盆腔 CT 平扫横断位示原盆腔右侧高密度影位于右侧输尿管内（白箭），输尿管局部扩张；另见，中线区高密度影位于膀胱内（箭头）；D. CT 平扫冠状位重建示右肾结石（箭头）、右侧输尿管下段多发结石（白箭）

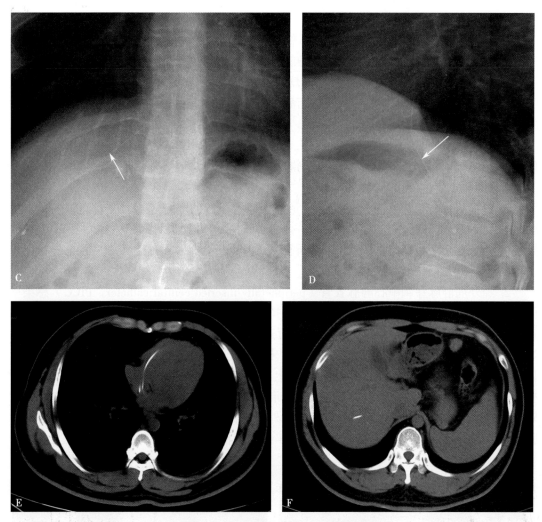

图 2-4-14 输液港导管部分脱落

A~D. 胸部正侧位片及局部调窗放大像示纤细导管影位于心脏及右肝区（白箭）；E、F. CT 横断位图像示输液港的导管部分脱落进入心脏，尖端沿下腔静脉下行进入肝右静脉内

六、体内留置导管（线）异常

【正常解剖】

治疗疾病过程中在人体组织器官内留置的导管、导线，属体内留置物（图 2-4-15）。体内留置导管的类型主要有：静脉导管、支架管、引流管、气管插管、胃管、T 管、导尿管等。体内留置导线的类型主要有：心脏起搏器导线、人工电子耳蜗导线等。

【影像表现】

根据材质 X 线片上一般表现为稍高、高密度影。导管表现为略不透 X 线的管状稍高密度影，导线则表现为不透 X 线的实性线条状高密度影。导管、导线沿体内原有或人为腔道留置走行，正常情况下应无扭曲、折叠、折断、穿破等征象。常规正位摄片即可观察，进一步明确诊断时，有时需要加摄斜位、侧位，甚至 CT 检查。

【易漏诊因素】

1. 日常临床工作中，影像医生容易忽视术后改变，常把阅片精力集中在人体组织、器官的影像是否异常上，一般不太关注导管、导线的影像征象。

2. 尽管大部分导管、导线在平片上均可显示清晰影像，但由于它们形态各异，放置的部位，行经的组织、器官、管道千差万别，低年资放射科医生不易掌握这些体内留置物的形态是否正常，位置有无偏离、移位。

3. 术后部分患者拍照时姿势不规范，处于强迫体位，平片容易前后重叠，影响了放射科医生对体内留置物影像异常与否的判断和解读。

【诊断要点】

1. 掌握大部分体内留置物的类型、形态，以及行经的组织、器官、管道等的基本情况。如果发现与常规影像征象不一致时，要谨慎推测，不能轻易排除其异常。较易发现的异常征象包括导管（线）过浅、过深、断裂、扭曲、折叠以及脱落，较难发现的异常征象包括导管（线）穿破正常组织或器官。

2. 经外周静脉穿刺中心静脉置管（peripherally inserted central catheter，PICC）感染率低，可以对病患进行长期化疗、静脉营养支持等。外周静脉常规选取右侧上肢静脉，包括贵要静脉、肘正中静脉、头静脉，有时也可选择左侧上肢静脉。在胸部平片上，PICC 的导管沿相应的静脉管腔向心脏侧走行，导管末端要求位于上腔静脉下 1/3 处为佳，即在正位胸片上平第 5~7 后肋脊柱右侧或 T_6 椎体上下缘右侧（图 2-4-15A），如果导管盘曲、折叠、背心侧走行、近端位于腋静脉内或远端沿锁骨下静脉折曲向颈内静脉走行，以及导管末端位置异位、过高、过低等均属异常。另外，导管末端如果呈鱼钩状且偏离正常静脉管腔投影范围，强烈提示静脉壁穿破，可行 CT 进一步检查判断（图 2-4-16）。

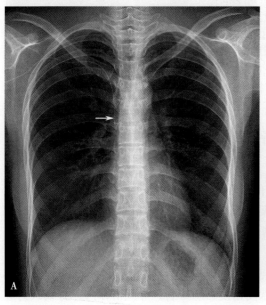
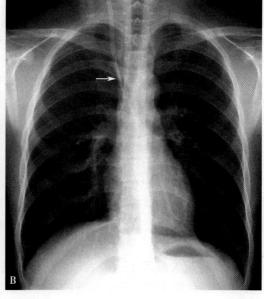

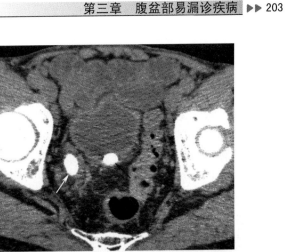

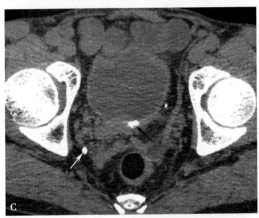

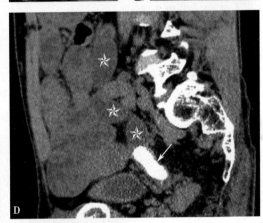

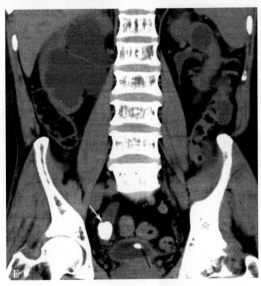

图 3-5-4　泌尿系结石和盆腔静脉石

A. 全腹部平片局部放大示盆腔右侧较大结节与输尿管下段走行一致（白箭），其下方见绿豆状高密度影（箭头），靠近中线结节为层状卵石形高密度影（黑箭），位于膀胱轮廓以内；B、C. CT 平扫横断位示盆腔右侧较大结节位于输尿管内（白箭），绿豆状高密度影位于静脉丛内（箭头），靠近中线结节位于膀胱内（黑箭）；D. CT 平扫斜面重建示右侧输尿管扩张（☆）和位于其内的高密度结石；E. CT 平扫冠状面重建示位于扩张的右侧输尿管下段的结石（白箭）及位于膀胱内的结石（黑箭）

二、膀胱憩室结石

【正常解剖】

膀胱是一富于肌肉的中空囊性器官，其位置、大小、形态因年龄大小及膀胱充盈程度不同而有显著变化，依其外形划分为尖部（或称顶部）、体部、底部与颈部，膀胱空虚时膀胱尖平耻骨联合，充盈后则不同程度地升至耻骨联合上方。

【影像表现】

腹部立位上膀胱结石多能显影，表现为耻骨联合上方圆形、卵圆形或不规则形高密度影，多位于中线下部水平。膀胱憩室分为真性膀胱憩室与假性膀胱憩室。前者发病是先天性的，后者是指膀胱壁的局限性外向性突出，好发于膀胱后壁及两侧壁。

【易漏诊因素】

1. 膀胱憩室内结石偏离正常膀胱结石位置，甚至位于膀胱影以外，是漏诊的主要原因。

2. 膀胱憩室较少见，对膀胱憩室结石不了解忽视其存在而导致漏诊。

3. 对于尿酸和胱氨酸结石等透 X 线的阴性结石难以显示。

4. 憩室结石易与盆腔内静脉石、前列腺钙化等混淆而造成漏诊。

5. 膀胱前下壁憩室结石与膀胱结石不能鉴别（图 3-5-5）。

【诊断要点】

1. 掌握膀胱憩室结石的正常解剖及影像表现，其位置常偏离正常膀胱结石位置（图 3-5-6、图 3-5-7）。

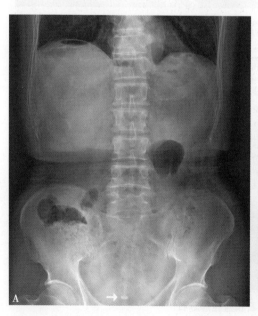
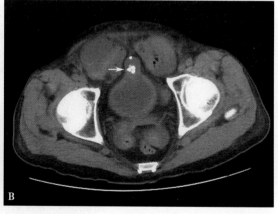

图 3-5-5 膀胱前下壁憩室结石

A. 腹部立位平片耻骨联合上方膀胱区可见结节状高密度影（白箭），考虑膀胱结石；B. CT 平扫示膀胱前下壁憩室结石（白箭）

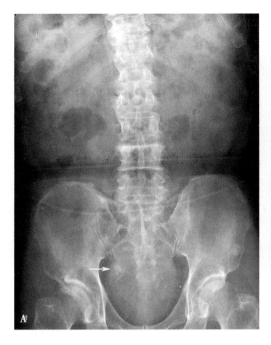
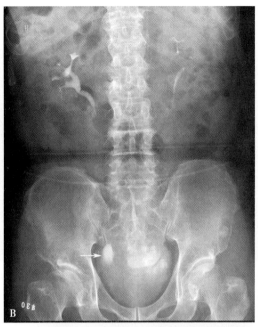
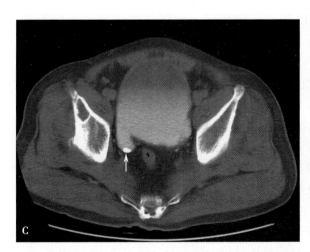
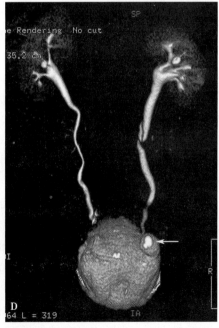

图 3-5-6　膀胱右侧壁憩室结石

A. 腹部立位平片膀胱右上方可见结节状高密度影（白箭）；B. 尿路造影示结节周围可见造影剂进入（白箭）；C、D. 泌尿系造影（CTU）轴位及三维重建示膀胱右后壁憩室并结石（白箭）

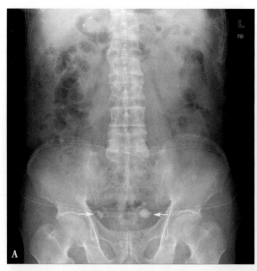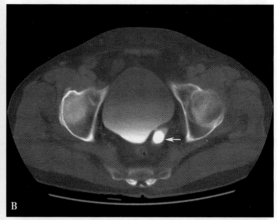

图 3-5-7 膀胱左侧壁憩室结石

A. 腹部立位平片示盆腔两侧结节状高密度影，左侧结节边界清晰、锐利，密度均匀，呈结石样（白箭）；右侧结节形态不规则，密度欠均匀，为外裤绳结影（白箭）；B. CTU 示膀胱左侧壁憩室并结石，结石周围可见造影剂充填（白箭）

2. 膀胱憩室 X 线平片盆区高密度影，随膀胱充盈度不同位置有变化。

3. 对于膀胱区高密度影不能轻易诊断盆腔内静脉石、前列腺钙化，有可疑征象应建议进行 CT 等进一步检查。

4. 注意密切结合临床病史，其可伴有分段排尿，膀胱刺激症状或血尿等临床症状。

【鉴别诊断】

①盆腔静脉石；②盆腔淋巴结钙化；③前列腺钙化。

三、急性阑尾炎

【正常解剖】

阑尾是细长弯曲的盲管，在腹部的右下方，位于盲肠与回肠之间，它的根部连于盲肠后内侧壁，远端游离闭锁，活动范围位置因人而异，变化很大。

【影像表现】

腹部 X 线平片阑尾不能显示，阑尾炎时右下腹密度增高，有时可见不规则透亮区，或出现液气平面，盲肠内可有液气平面，可受推压移位，腰大肌下缘边缘可以模糊或消失，有时尚可见致密的结石影，但显示率不高。

【易漏诊因素】

1. 腹部 X 线片组织器官相互重叠，直接征象一般不易显示而诊断困难。

2. 由于盲肠的移动度很大，阑尾的位置也各不相同。

3. 对于阑尾炎 X 线平片间接征象认识不足而导致漏诊。

4. 没有密切结合临床病史或临床症状不典型也容易漏诊。

【诊断要点】

1. 理解并熟悉回盲部、阑尾解剖结构。

2. 右下腹出现阑尾结石 X 线征象，想到阑尾炎可能，应建议进行 CT 等进一步检查（图 3-5-8）。

3. 掌握急性阑尾炎的多种 X 线征象，如右下腹密度增高、腹脂线及腰大肌影模糊、盲肠液气平面等，对阑尾炎的发现和诊断十分关键（图 3-5-9、图 3-5-10）。

4. 阑尾炎典型临床症状是转移性右下腹痛，诊断注意密切结合临床。

【鉴别诊断】

①克罗恩病；②憩室炎；③肿瘤和盆腔炎等。

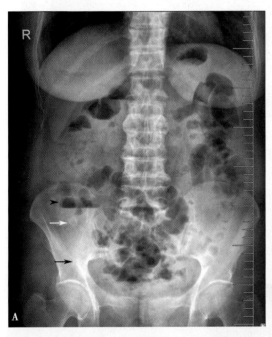
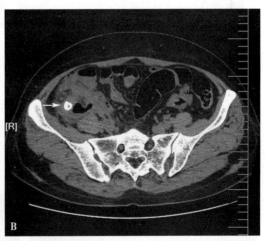

图 3-5-8　急性阑尾炎

A. 腹部立位平片右下腹阑尾区可见结节状高密度影（白箭），右下腹远端腹脂线模糊（黑箭），盲肠内可见液气平面（箭头）；B. CT 平扫示阑尾结石（白箭），周围多发渗出，盲肠液气平面，符合阑尾炎

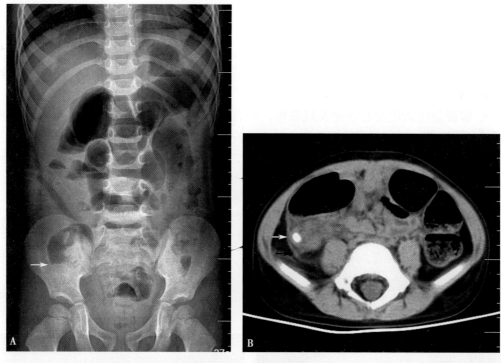

图 3-5-9 急性阑尾炎

A. 腹部立位平片右下腹盲肠扩张，可见液气平面（白箭），阑尾结石未显影；B. CT 平扫示阑尾内结石，周围可见少量渗出（白箭）

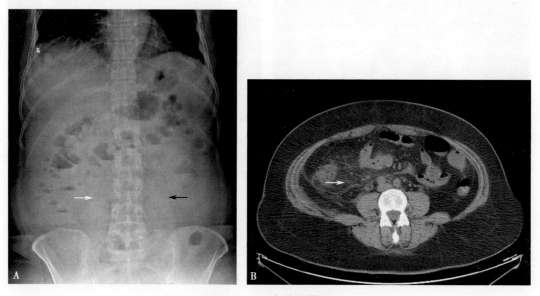

图 3-5-10 急性阑尾炎

A. 腹部立位平片右侧腰大肌盆腔段模糊（白箭），左侧腰大肌影清晰（黑箭）；B. CT 平扫示右侧腰大肌前方多发渗出（白箭）

四、腹股沟疝

【正常解剖】

腹股沟区位于下腹壁与大腿交界的三角区，腹股沟疝是指腹腔内脏器通过腹股沟区的缺损向体表突出形成的疝，腹股沟疝可分为腹股沟斜疝和直疝。腹股沟斜疝从位于腹壁下动脉外侧的腹股沟深环突出，向内下，向前斜经腹股沟管，再穿出腹股沟浅环，可进入阴囊中，右侧多见；腹股沟直疝从腹壁下动脉内侧的腹股沟三角区直接由后向前突出，不经内环，不进入阴囊。

【影像表现】

正位片上腹股沟重叠于双侧闭孔区，双侧软组织对称密度均匀，双侧阴囊区密度均匀，腹盆腔内肠管无扩张及液平面，腹盆腔腹脂线清晰。

【易漏诊因素】

1. 腹股沟区结构相互重叠，X 线片缺少脂肪衬托，容易漏诊。

2. 没有结合临床症状及体征，忽视腹股沟区及阴囊区导致漏诊。

3. 没有双侧对比观察软组织内密度异常，缺乏对腹股沟疝的认识。

【诊断要点】

1. 首先要掌握腹股沟区正常解剖位置，密切结合临床症状及体征，腹股沟疝临床一般为可复性包块。

2. 阅片要全面、细致，并双侧对比注意观察腹股沟区软组织密度异常（图 3-5-11）。

3. 注意双侧阴囊区密度异常、肠管有无扩张及梗阻征象，不遗漏可疑征象（图 3-5-12）。

4. 增加对腹股沟疝的临床及 X 线平片特征的认识。

【鉴别诊断】

①肿大淋巴结；②骨盆病变；③睾丸及附睾病变等。

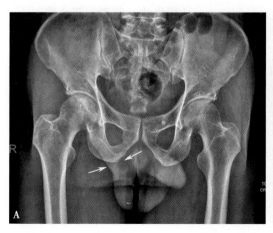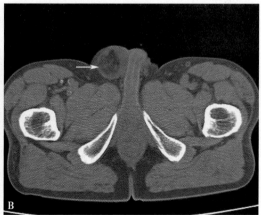

图 3-5-11　右侧腹股沟疝

A.骨盆正位片右侧睾丸上方密度增高，边缘较清晰（白箭）；B.同一患者检查可见右侧腹股沟区脂肪密度影（白箭）

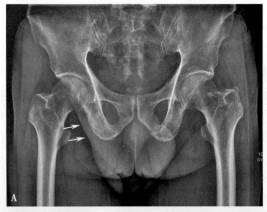

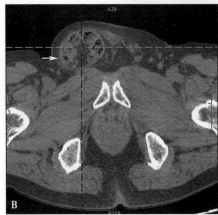 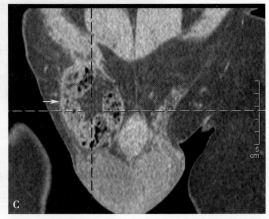

图 3-5-12 右侧腹股沟疝

A. 骨盆正位片示右侧腹股沟区密度增高（白箭）；B. 同一患者 CT 平扫轴位图像可见右侧腹股沟区肠管密度影（白箭）；C. CT 冠状重建图像示右侧睾丸上方可见肠管影疝入（白箭）

（相世峰　范淼　王小康）

参 考 文 献

［1］郭启勇. 实用放射学［M］.3 版. 北京：人民卫生出版社，2007.

［2］白人驹，徐克. 医学影像学［M］.7 版. 北京：人民卫生出版社，2013.

［3］金征宇. 医学影像学［M］.2 版. 北京：人民卫生出版社，2010.

［4］曹丹庆，蔡祖龙. 全身 CT 诊断学［M］.5 版. 北京：人民军医出版社，2005.

［5］陈星荣，陈九如. 消化系统影像学［M］. 上海：上海科学技术出版社，2010.

［6］龚洪翰. 影像科医生手册［M］. 北京：人民卫生出版社，2016.

［7］冯佳，冯子坛，孙蓉，等. 内镜下取出食管嵌顿枣核 116 例临床分析［J］. 中华消化病与影像杂志（电子版），2013，3（3）：144-146.

［8］肖运平，韩秋丽，邹莹，等. 绞窄性肠梗阻的多层螺旋 CT 征象分析［J］，临床放射学杂志，2013，32（5）：672-675.

［9］纪建松，卢陈英，杨宏远，等. 多层 CT 对成人非外伤性急腹症病因的诊断价值［J］. 中华放射学杂志，2014，48（5）：391-394.

［10］李伯龙，彭心宇，王成伟，等. 能谱 CT 曲线对不同分型肝包虫的诊断价值［J］. 中华灾害救援医

学，2017，5（6）：333–337.

［11］黄洁夫，陈孝平，董家鸿，等.肝胆胰外科学［M］.北京：人民卫生出版社，2010.17.

［12］王敏，张志强，亓开，等.X线数字断层融合技术诊断输尿管结石［J］.中国医学影像技术，2016，32（11）：1727–1730.

［13］俞炳根，于晓华，胡新伟，等.淋巴肿瘤的淋巴管造影X线片与CT表现［J］.医学影像学杂志，2012，22（06）：959–962.

［14］Pecchi A，De Santis M，Torricelli P，et al. Radiologic imaging of the transplanted bowel［J］. Abdominal Imaging，2005，30（5），548–563.

［15］Holmes James F，Offerman Steven R，Chang Cindy H，et al. Performance of helical computed tomography without oral contrast for the detection of gastrointestinal injuries［J］. Ann Emerg Med，2004，43（1）：120–128.

［16］Jang KM，Min K，Kim MJ，et al. Diagnostic performance of CT in the detection of intestinal ischemia associated with small–bowel obstruction using maximal attenuation of region of interest［J］. AJR，2010，194（4）：957–963.

［17］Mihil DE，Nitu MC，Potec TD. Histopathological aspects described in patients with hepatic hydatidosis［J］. Rom J Intern Med，2016，54（1）：47–53.

［18］Sheikh Zishan，Khan Afroze，Khan Shahnawaz. Chilaiditi's syndrome：colonic interposition in a young patient with abdominal pain［J］. PMJ Online，2011，87（1025）：239.

［19］Giese A，Zieren J，Winnekendonk G，et al. Development of a duodenal gallstone ileus with gastric outlet obstruction（Bouveret syndrome）four months after successful treatment of symptomatic gallstone disease with cholecystitis and cholangitis：a case report［J］. J Med Case Rep，2010，23：376–380.

［20］Liu Te–Ming，Chiu Hsin–Hui. Images in clinical medicine. Gallstone ileus［J］. N Engl J Med，2010，362（4）：345.

［21］Cada M，Gerstle JT，Traubici J，et al. Approach to diagnosis and treatment of pediatric primary tumors of the diaphragm［J］. J Pediatr Surg，2006，41（10）：1722–1726.

［22］Johnston PC，Silversides JA，Wallace H，et al. Phaeochromocytoma crisis：two cases of undiagnosed phaeochromocytoma presenting after elective nonrelated surgical procedures［J］. Case Rep Anesthesiol，2013，2013：514714.

［23］Dierickx I，Jacomen G，Schelfhout V，et al. Primary retroperitoneal mucinous cystadenocarcinoma：a case report and review of the literature［J］. Gynecol Obset Invest，2010，70（3）：86–91.

第四章

儿科易漏诊疾病

第一节 概 述

随着医学影像技术的飞速发展，儿童疾病影像检查方法也从普通 X 线平片扩展到计算机体层摄影（CT）、磁共振成像（MRI）、超声（US）及核医学，极大地提高了儿童疾病检出率，对提高儿童健康水平具有重大作用。但是普通 X 线平片依然具有很强的优势：具有较高的空间分辨率，对许多病变可提供有价值的信息，而且简便易行，价格低廉且辐射低，因此，普通 X 线平片依然是儿童影像学检查最常用、最基础的检查手段。临床实际应用中注意事项总结如下：

1. 注意辐射防护 由于小儿对射线特别敏感，且预期寿命长、辐射累积效应更明显，因此对各种腺体尤其是甲状腺和性腺器官应进行有效防护。如仰卧位摄片应采用铅围脖遮挡甲状腺，铅围裙遮挡于下腹部保护生殖腺。

2. 曝光条件选取 儿童身体较成人明显薄、脂肪及肌肉含量少，因此射线更易穿透，实际拍摄中要比成人剂量适当降低，从而拍摄出高质量 X 线片，且有效降低辐射剂量。

3. 疾病谱的差异 儿童期影像学疾病诊断思维具有年龄和疾病种类的特殊性。儿童的身体构造与成人有很大的差异，我们不能把儿童看成是成人的缩小版，不可把成人的经验总结套用于儿童中来。

4. 熟悉正常变异 儿童正常变异较多，尤其是骨骼系统中籽骨、跗骨等较多、骨骺的形态亦多变，需仔细鉴别，不可误为异常。因此，需要熟悉儿童常见变异，必要时可采取两侧对照摄片。两侧对照是解决轻微病变或确定正常变异时便捷、有效的方法，对于儿童尤为实用。

总之，合理使用 X 线检查、熟悉儿童正常平片表现，从而准确发现异常并进行鉴别诊断，有效提高疾病诊出率，减少或避免漏诊发生。

第二节 胸 部 疾 病

胸片为儿童最常见的拍摄部位，与儿童呼吸道疾患高发有关，也与大多数医院入院常规均需拍摄胸片有关。胸片主要由肺、气管支气管、血管、纵隔、横膈、胸廓及脊柱等影像构成，本书第二章已对成人肺部易漏诊疾病进行详细解读。本节主要对儿童及婴幼儿的肋骨、锁骨、纵隔、气道等易漏诊疾病进行详细叙述。

一、黏多糖病

【正常解剖】

肋骨共 12 对，由肋骨和肋软骨构成。每根肋骨分为前肋、腋段和后肋三段；同一肋骨前后段的位置不同，一般第 6 前肋与第 10 后肋等高。

【影像学表现】

肋骨前段扁薄，密度略低，自外上向内下倾斜走行并形成肋弓；后段圆厚，密度略高，呈水平状向外下走行；第 1~10 肋骨前端有肋软骨与胸骨连接，因肋软骨未钙化时不显影，故肋骨前端多呈游离状。

黏多糖病肋骨特征性改变为肋骨内端保持相对较细而外侧增宽，如船桨或飘带状。锁骨内侧增宽，外侧变细呈钩状。颅骨增厚，常伴矢状缝早闭，前后径增长，呈长头型。蝶鞍前后径增长，呈"J"形。眼距增宽。胸腰椎连接处椎体前上部发育缺陷下部呈喙状突出，伴脊柱后突。其他椎体上下缘膨隆，呈椭圆形，后缘常凹陷。

【易漏诊因素】

胸片检查主要注意点集中于两肺观察，忽视对肋骨、锁骨、肩关节形态改变的仔细观察。此外对小儿疾病欠熟悉，对前肋增宽所致肋骨飘带征缺乏认识，亦导致漏诊率较高。因此，熟悉小儿胸片正常表现，能及时发现异常并熟悉部分常见疾病征象很重要。

【诊断要点】

1. 仔细阅片，按照一定顺序全面阅片，不要放过胸片中骨骼：肋骨、锁骨以及肩关节等的观察。

2. 不要放过异常，感觉患儿胸片肋骨有增宽改变，与正常表现不太一样，不要忽视这样的异常征象。

3. 增强对儿童疾病的认识。"飘带征"又称为"船桨征"，是黏多糖病的特征性改变（图 4-2-1），是代谢性疾病累及骨骼的系列表现之一。

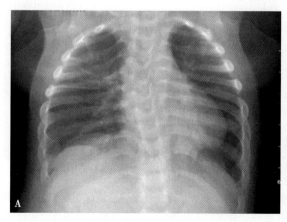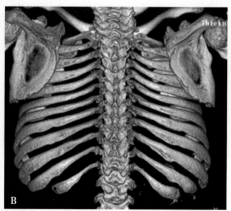

图 4-2-1　黏多糖病

A. 胸部平片示两侧肋骨前肋宽、后肋细，呈飘带样或船桨状改变，肩胛盂小而平；B. 胸部 CT 三维重建更为直观显示"飘带征"，肩胛盂小而平

4. 黏多糖病由于体内某种酶的缺乏，引起各种黏多糖代谢产物如硫酸软骨素等蓄积在胶原组织细胞，如骨、软组织、脑、肝及角膜等均可累及，造成体格和（或）智力障碍。

5. 硫酸软骨素蓄积导致肋骨由脊柱端向外逐渐变宽呈船桨样改变；此外，还会造成锁骨内端粗大、外端发育不良；矢状缝早闭而出现舟状头、蝶鞍前后径变长呈"J"形（图4-2-2）；四肢长骨粗短，干骺端膨大、两端关节面倾斜。

6. 头颅平片中出现蝶鞍浅、前后径增长改变（图4-2-2），亦要考虑到其是黏多糖病所致蝶骨发育障碍，注意不要漏诊。

【鉴别诊断】

发现异常需要及时加摄多部位 X 线片及 CT、MRI 检查。

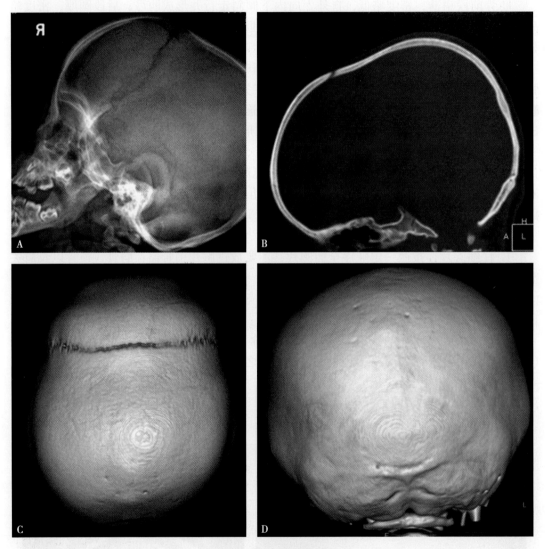

图 4-2-2 黏多糖病

A. 头颅侧位片示头颅前后径长，呈舟状头；颅骨内板增厚、板障增宽，颅底硬化；蝶鞍浅、前后径增大，呈鞋底状、鱼钩状、"J"形；B. CT 平扫 MPR 重建，表现同头颅侧位，更直观显示蝶鞍及颅底异常；C、D. CT 图像 VR 重建，示矢状缝早闭，前后径长，其冠状缝存在

二、颅锁骨发育不良

【正常解剖】

锁骨位于胸廓前上方，横于颈部和胸部交界处，是重要的骨性标志，全长于皮下均可摸到。锁骨上面光滑，下面粗糙，形似长骨，但无骨髓腔，分为一体两端。中间部分是锁骨体，内侧 2/3 凸向前，外侧 1/3 凸向后。

【影像表现】

正常锁骨 X 线呈"~"形，左右各一块。内侧端粗大，与胸骨柄相关节，称为胸骨端；外侧端扁平，与肩胛骨的肩峰相关节，称肩峰端。锁骨体较细而弯曲，位置表浅，受暴力时易发生骨折，一般多见于内中 1/3 交界处。

颅锁骨发育不全，是一种主要影响骨骼和牙齿的出生缺陷，表现为锁骨有不同程度的发育不良，一侧或两侧锁骨的胸骨端或肩峰端缺如明显可见（图 4-2-3）。锁骨完全缺如者极少见，两侧均有病变时，两肩于胸前并拢。患侧肩胛骨较小，呈翼状。有时有肱骨头半脱位，肩下垂和胸部狭窄。头部异常发育，呈短头畸形，囟门不闭合，额部突出，眼距宽。恒牙生长延迟并发育不良。

此种畸形常伴有单侧或双侧髋内翻和股骨颈短（图 4-2-4）。因肋骨倾斜和胸骨柄缺损，胸廓也有畸形。有时并发脊柱侧弯、颈椎横突加大和脊椎滑脱，24% 患者出现腰椎滑脱。骨盆的两侧骨化不正常，耻骨联合宽，有时骶髂关节也增宽。

腕骨和跗骨骨化缓慢。第 2、5 掌骨和跖骨的近端和远端均有骨骺。第 2 掌骨过长，其基底部附加的骨骺增大。有时可发生指骨短小或缺如。

【易漏诊因素】

胸片不注意观察锁骨，或注意到了锁骨短小改变但不熟悉儿童发育畸形，没有考虑到颅锁骨发育不良诊断。

【诊断要点】

1. 凡诊断为颅锁骨发育不良的患者，均具有发育不良的锁骨及开放的囟门这两种临床表现（图 4-2-3）。

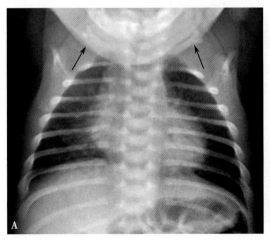
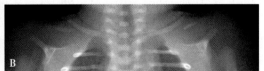

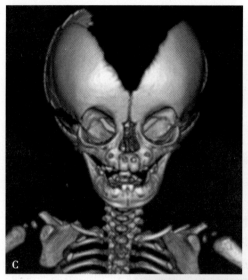
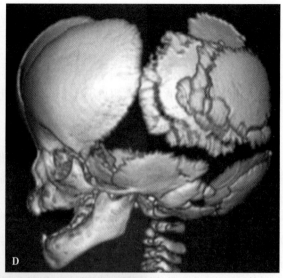

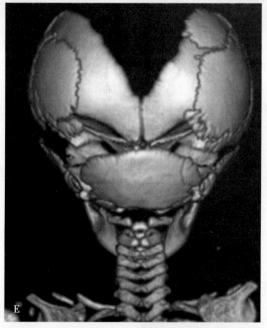

图 4-2-3 颅锁骨发育不良

A. 胸部平片，咳嗽就诊偶然发现双侧锁骨中段不连（黑箭）；B. 加摄锁骨正位片示锁骨中段局部缺如，中断处边缘光整锐利，无骨痂影形成，此人同时伴有先天性心脏病；C~E. 头颅 CT 三维重建，颅骨骨化落后，囟门未闭，颅缝明显增宽，可见较多缝间骨形成，双侧锁骨中段局部缺如、不连

2. 多为锁骨部分缺如，且以外 1/3 最多见。

3. 锁骨完全缺如少见，约 10%，大多为单侧性，以右侧常见（图 4-2-4）。

4. 头颅 CT 三维重建显示囟门未闭，且颅缝间见较多缝间骨形成；可伴有上颌骨发育不良（图 4-2-3）。

5. 发现锁骨部分缺如及时行头颅 CT 进一步检查有助于明确诊断。

【鉴别诊断】

1. 先天性锁骨假关节，除部分锁骨缺失外，其他骨骼均正常，仅为孤立性畸形，并且几乎总是见于右侧，与本病鉴别不难。

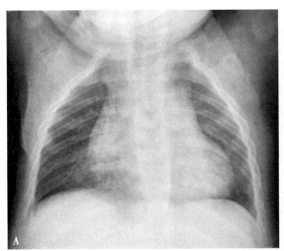
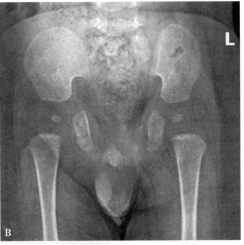
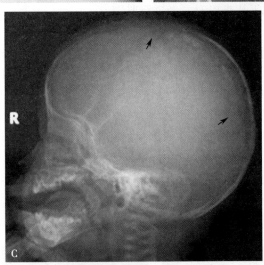

图 4-2-4 颅锁骨发育不良

A.胸部平片，男，11 个月，双侧锁骨完全缺如，肱骨近端骨骺出现延迟，心影大；B.同一患者，骨盆平片，双侧股骨颈短，耻骨骨化延迟，耻骨联合增宽；C.同一患者，头颅侧位片，囟门扩大，大量缝间骨存在

2. 致密性骨发育不全，本病亦可具有未闭合的囟门和缝间骨以及发育不全的锁骨，但却有下颌骨发育不良（下颌角变平或消失）的表现和全身骨密度增高及末节指（趾）骨发育不全、变尖等特征表现，不难区分。

三、胸 腺 增 大

【正常解剖】

胸腺是具有免疫功能的 T 淋巴细胞储存所，起源于其两侧第 3 对咽囊，随心包下降进入胸腔。胸腺位于胸骨后上方，心包前方，上部与气管前壁紧邻，下部延伸至第4肋软骨水平。分左右两叶，胸腺组织质地柔软，具有弹性和可复性，紧贴于肋骨下，可表现为分叶状外观。

【影像表现】

正位胸片胸腺内缘与大血管、心脏前后重叠，外缘和下缘与肺野重叠而构成两侧上纵隔边缘，因此通过充气肺野显示胸腺外下缘。胸腺右缘常表现为锐利的帆样征。

应激状态、使用激素或化疗时，胸腺会有缩小；停用后或恢复期，胸腺可以出现反弹性增大。常见的形态还有：①圆形，外缘弧形突出，与心缘一起形成两个不匀称的圆形突出，两者分界清楚；②弧形，外缘下界超过第6后肋，下界与心影融合或形成浅切迹；③锥形，外缘上窄下宽呈弧形突出，与心影形成切迹；④波浪形，上纵隔边缘多个规则的浅波浪状切凹，为肋软骨压迫胸腺边缘所致，一般以左侧为著。

【易漏诊因素】

1. 幼儿期，即使胸腺有轻度病理性增大，但在胸腺生理性增大的基础上（图4-2-5），通过胸部平片也很难识别。

2. 从新生儿到儿童，胸腺形态变异大，且与纵隔结构重叠，正常胸腺与病变均呈相似的软组织密度，胸部平片难以对二者进行鉴别。

【诊断要点】

1. 掌握胸腺的发育特点，正常新生儿24h内胸片均可见胸腺影，巨大胸腺多见于男婴儿；2岁内小儿正位胸片大多可见到胸腺，年龄越小越显著，且胸腺发育迅速，形态变异较大；2~8岁胸腺发育缓慢，常规胸片偶尔见到；8岁后胸部平片几乎无法显示。

2. 胸腺左叶与心影重叠，多无法显示。

3. 典型的帆形胸腺约占5%，外缘多呈波浪状；其他亦有圆形、弧形、不对称型等（图4-2-6）。

4. 透视下胸腺大小会随呼吸改变，吸气下变小，是胸腺的可靠佐证。

【鉴别诊断】

①心脏增大；②心上型肺静脉异位引流；③右上肺大叶性肺炎；④上纵隔肿瘤等。

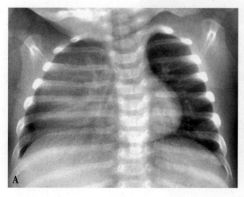 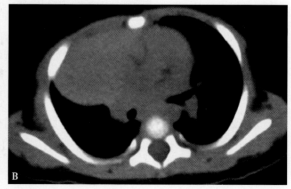

图4-2-5 胸腺影增大，男，3个月

A.胸部平片示右肺野大片密度增高影，边缘稍呈波浪样改变；B.胸部CT平扫纵隔窗示胸腺位于前纵隔右侧，呈密度均匀的组织影，边缘光整

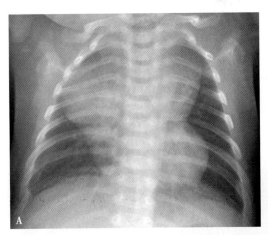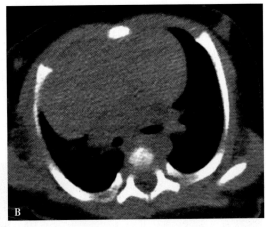

图 4-2-6 胸腺影增大，女，1 个月

A.胸部平片示胸腺明显增大，不对称，两侧呈弧形；B.胸部 CT 纵隔窗平扫示胸腺密度均匀，左右叶均大，边缘光整

四、后纵隔神经母细胞瘤

【正常解剖】

纵隔是左右纵隔胸膜之间的器官、结构和结缔组织的总称。纵隔位于胸骨之后，胸椎之前，介于两肺之间，上为胸廓入口，下为横膈；两侧为纵隔胸膜和肺门。其中包含心脏、大血管、气管、主支气管、食管、淋巴组织、胸腺、神经及脂肪等。

【影像表现】

气管及主支气管含有气体影，胸片呈低密度影可以分辨，其余纵隔结构缺乏对比，只能观察其与肺部邻近的轮廓。

神经母细胞瘤是小儿最常见的恶性实体肿瘤之一，最常发生于肾上腺（约占 40%），其余 60% 分布广泛，可沿着从颈部到骨盆的交感神经链的任何部位发生：颈部（1%）、胸部（19%）、腹部（30% 非肾上腺）或骨盆（1%）。神经母细胞源性肿瘤包含分化程度不同的神经母细胞瘤、节细胞性神经母细胞瘤和神经节细胞瘤，前两者为恶性肿瘤，多发生于10 岁以下儿童，神经母细胞瘤多见于 3 岁以下儿童，后纵隔神经母细胞瘤多因压迫导致咳嗽、呼吸困难就诊。神经母细胞瘤常见骨骼及皮肤转移。

神经母细胞瘤和节细胞性神经母细胞瘤多位于后纵隔或脊柱旁沟区，以后上纵隔居多（图 4-2-7），若位于胸廓入口处可侵入颈部，表现为颈根部软组织肿块；位于后纵隔下方可经膈肌裂孔侵入腹腔和腹膜后。肿瘤呈圆形或卵圆形，长轴多与脊柱平行，密度均匀，边缘多清晰锐利。少数可见沙砾样钙化，有助于定性。

【易漏诊因素】

1. 胸部正位片上，神经母细胞瘤多沿脊柱旁沟生长，多被心脏和主动脉弓影遮挡，易被漏诊；胸部侧位片上，瘤体多与脊柱重叠，显示亦不清晰。

2. 少数瘤体虽然出现钙化，但钙化多呈沙砾样，形态较小，密度较低，平片难以辨别。

【诊断要点】

1. 神经母细胞瘤常表现为脊柱旁线增宽，阅片需仔细观察脊柱旁线是否清晰锐利，有无增宽（图 4-2-7）。

2. 神经母细胞瘤和节细胞性神经母细胞瘤紧贴脊柱旁沟，引起肋骨改变多见，需仔细观察肋间隙有无不规则增宽，肋骨有无压迹或虫蚀样改变。

3. 肿瘤沿椎间孔生长时，表现为椎间孔扩大，侵犯椎体可出现骨质破坏。

4. 神经母细胞瘤长轴多与脊柱平行。

【鉴别诊断】

①肠源性囊肿；②神经纤维瘤等。

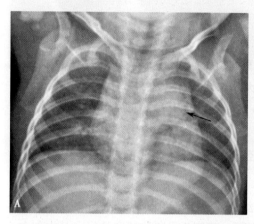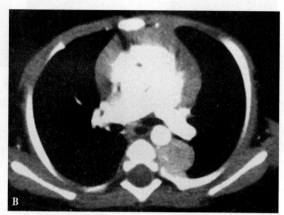

图 4-2-7 神经母细胞瘤

A. 胸片示左上纵隔脊柱旁线增宽，主动脉弓处类圆形突起影（黑箭），易忽视；B. 胸部 CT 增强动脉期示脊柱旁类圆形软组织密度影，边界清楚，内见点状钙化，可见明显强化。术后病理神经母细胞瘤

五、气 道 异 物

【正常解剖】

儿童气管位置较成人稍高，新生儿气管上端相当于第 4 颈椎水平，下端分支处相当于第 3 胸椎水平，随年龄增长而逐渐下降，至 12 岁时气管分支处降至第 5、6 胸椎水平。右侧支气管较直，似气管的延伸。而左侧支气管则自气管的侧方分出，因此支气管异物多见于右侧支气管。

【影像表现】

气管及主支气管含有气体影，胸片呈低密度影可以分辨，正常主气管应居中。

气道异物是儿童期危急的胸部急诊，有引起窒息可能。支气管异物可表现为慢性咳嗽，多见于 3 岁以下幼儿，与幼儿吞咽功能不全有关，且相当部分患儿就诊时无法提供明确吸入史及吸入物种类。异物在影像学上分为两种：不透 X 线异物和透 X 线异物。不透 X 线异物以金属、骨块等多见，对呼吸道黏膜刺激较轻。透 X 线异物以瓜子、花生等多见，易刺激呼吸道黏膜发生炎性反应、分泌物增多。部分异物较小，最初不引起明显阻塞，但滞留后造成黏膜充血水肿渗出和增生，引起局部反复感染并形成痰栓，继而起到阻塞症状出现，病史较长且临床表现不典型较易漏诊。因此短期内反复出现呛咳等症状应予以重视。

常规 X 线是儿童气道异物常用的有效诊断方法，特别是胸部透视，简便易行，可动态反复观察，确诊率高。因此对怀疑气道异物患儿首选胸透。对于不透光异物经胸部正侧位检查或透视可直接明确诊断并定位。对透光异物只能根据异物所致气道阻塞引起的间接征象来进行推断分析，因此透视下观察心、肺和横膈的动态变化非常重要。

【易漏诊因素】

1. 患儿的临床病史多不明确，常以咳嗽就诊，胸片多无明显异常表现，或仅表现为局部肺野透亮度增高，若阅片经验不足或不重视易漏诊。

2. 幼儿摄片时多配合不佳，导致两侧肺野因体位不对称而透亮度不同，易与气管异物所致的肺野或肺叶透亮度增高混淆。

【诊断要点】

1. 解剖上，右侧支气管管腔粗而直，且与气管成角小，故右侧支气管异物多见。

2. 提高对儿童患者气管异物所致肺气肿的临床及影像学认识，如全肺、肺叶、肺段发生肺气肿或肺不张时，均需考虑到异物所致的可能性（图 4-2-8），尤其是单侧肺野的肺气肿。

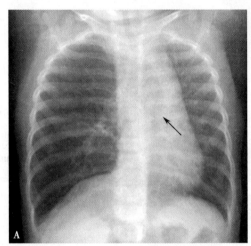
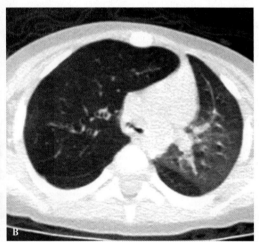
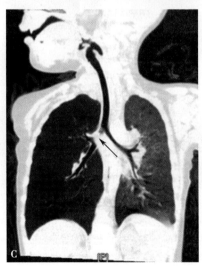

图 4-2-8 右侧主支气管异物

A. 胸部平片示右肺野透亮度增高，心影纵隔左偏，纵隔肺疝形成（黑箭）；B、C. CT 平扫及多平面重组示右肺野透亮度明显增加，心影纵隔左移，前纵隔见右侧肺组织疝入，右主支气管内见条状高密度异物影（黑箭）

3. 支气管异物会引起局部通气障碍性肺气肿或肺不张，导致两侧胸腔压力失衡，出现纵隔和横膈运动或位置异常的间接 X 线征象。

4. 注意两侧肺野透亮度对比至关重要（图 4-2-9）。

5. 透视下动态观察，异物所在侧肺体积常无变化或变化幅度减小。

6. 异物阻塞出现活瓣作用多会出现：肺气肿、纵隔移位或摆动、肺不张以及肺部感染等改变，少数还有纵隔疝、纵隔气肿及皮下气肿等。

【鉴别诊断】

CT 三维重建可明确诊断，多平面重组技术甚至可观察异物形态。

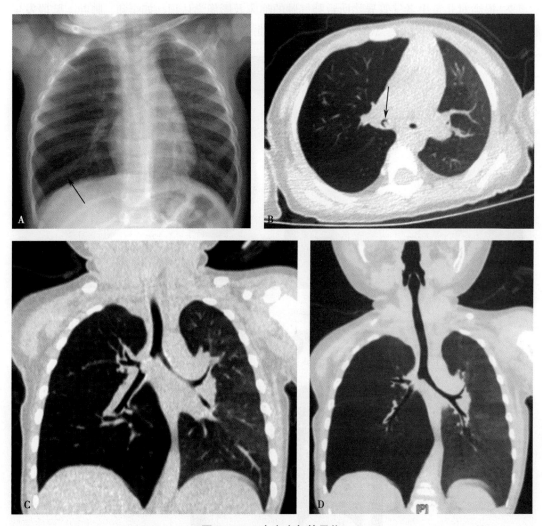

图 4-2-9 右主支气管异物

A. 胸部平片示右下肺野透亮度相对稍高（黑箭），心影纵隔未见明显偏移；B~D. CT 平扫及多平面重组示右肺野透亮度较左侧增高，右主支气管内见条状高密度异物影（黑箭）

六、原发综合征

【正常解剖】

肺为呼吸系统最重要的器官，位于胸腔内纵隔两侧左右各一。每侧肺均由胸膜包绕分割为肺叶。左肺分为两叶，分别为上叶和下叶，由斜裂分隔；右肺分为三叶，分别为上叶、中叶和下叶，由斜裂和水平裂分隔。这些叶裂常不完整，主要是内侧部分可以有局部缺损，从而形成便于病变播散和侧支通气的肺泡通道。

【影像表现】

肺的各部分投影在 X 线上表现为肺野、肺门与肺纹理。肺野是含有空气的肺在胸片上所显示的透明区域；肺门影是肺动、静脉及支气管的总投影，肺动脉和肺静脉的大分支为其主要组成部分；肺纹理为自肺门向肺野呈放射分布的树枝状影。

原发综合征由肺部原发病灶、淋巴管炎和淋巴结炎三部分构成，通常以原发病灶和淋巴结炎为突出表现。结核杆菌侵入初染机体，在肺组织内产生急性渗出性炎症，称为原发病灶。沿着原发灶周围的淋巴管侵入肺门淋巴结，引起淋巴管炎和淋巴结炎。原发灶多为单个，中央有干酪坏死，多发生于肺上叶底部和肺下叶上部。感染后 2~8 周左右，机体对结核蛋白的过敏反应会导致非特异性渗出，从而使原发灶明显增大。大多病灶可吸收消失或纤维化、钙化而愈合。

【易漏诊因素】

1. 婴儿期结核以脑膜炎症状为主，结核中毒症状多不明显。

2. 原发病灶周围多伴有明显的周围炎，表现为大片云絮状影，边缘模糊，可累及整个肺叶，婴幼儿以大叶或肺段多见（图 4-2-10），易掩盖原发病灶和肺门淋巴结。

3. 淋巴管炎和淋巴结炎亦可被病灶周围炎掩盖。

【诊断要点】

1. 详细了解病史，如有无低热、咳嗽、盗汗等结核中毒症状及脑膜炎症状。

2. 除原发灶的观察外，其他细节对影像诊断也非常重要，如寻找原发灶与肺门间淋巴管炎所形成的索条影及是否存在肺门淋巴结增大、钙化等征象。

3. 婴幼儿淋巴结肿大与周围渗出较年长儿明显，表现为肺门影增大、密度增高、纵隔影增宽及大小不一的结节状或分叶状阴影，边缘清晰或模糊（图 4-2-10）。

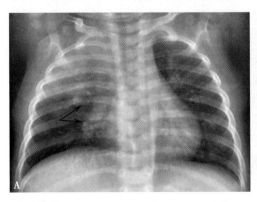
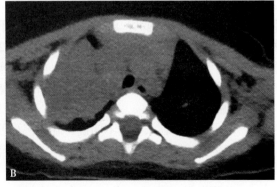

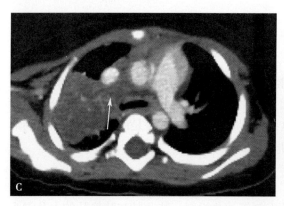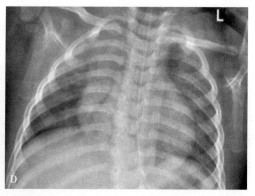

图4-2-10 原发综合征

A.胸部平片示右上肺大片致密影，边界模糊，右肺门大（黑箭）；B.胸部CT纵隔窗平扫示右肺上叶实变，纵隔淋巴结增大、可见钙化；C.胸部CT增强示原发灶密度不均，腔静脉后气管前可见增大淋巴结影（白箭）；D.抗结核治疗1个月后胸部平片示原病灶明显缩小

4. 婴幼儿结核性脑膜炎常见，不要忽视对颅脑筛查。结核性脑膜炎表现为脑积水改变，鞍上池、环池出现狭窄模糊，增强可见脑膜强化及颅内肉芽肿病变。

【鉴别诊断】

①大叶性肺炎；②炎性肌纤维母细胞瘤等。

七、纵隔气肿

【正常解剖】

见本节"四、后纵隔神经母细胞瘤"。

【影像表现】

纵隔气肿是指因各种原因空气进入纵隔胸膜内结缔组织间隙之间，可为自发性、外伤性、医源性等。常见原因有：①肺部疾病引起，常见有肺大疱、肺部弥漫性病变、结核及哮喘等；②外伤，肋骨骨折、气管及食管的破裂等；③气管切开，不适当的人工通气。纵隔气肿向上可至颈部皮下、咽后壁，前部可至胸部皮下，侧方可至腋下，偶见向下引起腹腔积气或腹膜后积气，纵隔胸膜破裂气体可进入胸腔引起气胸。

新生儿纵隔气肿多继发于新生儿呼吸窘迫综合征或胎粪吸入综合征等。发生纵隔气肿后婴儿常表现为呼吸急促、喘憋、发绀、烦躁、吞咽困难、声音嘶哑等症状。并发皮下气肿时颈部及锁骨上窝饱满，触诊有捻发音。由于新生儿胸腔出口小，胸腺相对较大，且总处于仰卧位，故气体主要局限于前纵隔（图4-2-11），较少沿大血管和气管向上扩散形成颈肩部皮下气肿，但新生儿纵隔气肿易并发气胸。婴儿当纵隔内气体量较多时可显示胸腺轮廓，X线检查尚可清晰地显示同时存在的气胸以及下颈部和胸部皮下气肿。

【易漏诊因素】

1. 发病率低，临床病史不明确，临床医生及影像科医生均经验不足。

2. 新生儿纵隔气肿多局限于前纵隔，较少沿大血管和气管向上扩散形成颈肩部皮下气肿。

3. 纵隔气肿的发生多伴有肺部弥漫性病变，密度不均，对气体密度构成遮挡（图

4-2-12）。

【诊断要点】

1. 纵隔胸膜被气体向两侧推移，纵隔两旁见带状透亮影（图4-2-11），左心缘外明显，侧位胸片见胸骨后间隙透亮度增大。

2. 颈、胸部皮下带状气体影（图4-2-12）。

3. 婴幼儿纵隔内大量积气会导致胸腺上抬（图4-2-12），呈"天使翼征"。

4. 位于心脏和横膈之间的纵隔气体使横膈中央部显影，与两侧横膈连续构成横膈连续征。

5. 新生儿多为卧位，气肿多局限于前纵隔，少许积气仅表现为心影上方密度减低，对纵隔气肿高危患儿，阅片时需重点评估。

【鉴别诊断】

本病要与心包积气鉴别。

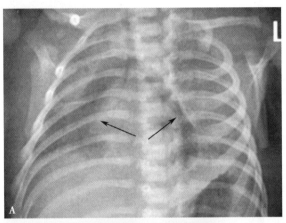

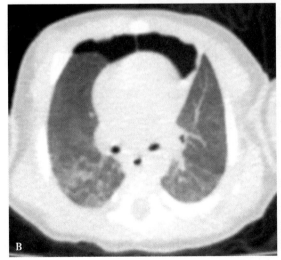
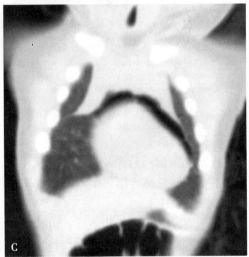

图 4-2-11　纵隔气肿

A.胸部平片示两肺野透亮度减低伴云絮影，心影边缘可见透亮影（黑箭）；B、C.胸部CT平扫及冠状位重建示前纵隔积气

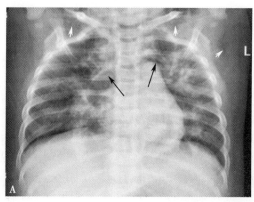
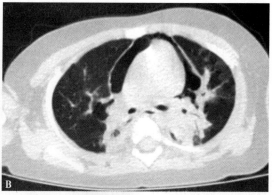
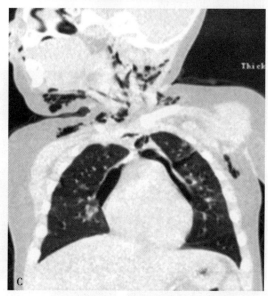

图 4-2-12 纵隔气肿、颈部及左腋下皮下积气

A. 胸部平片示两肺弥漫性片絮影，心影两侧带状透亮度减低影，两侧胸腺上抬（黑箭），颈部两侧及左侧腋下可见团状气体密度影（白箭）；B、C. 胸部 CT 平扫及冠状位重建示纵隔大量积气，颈枕部、咽部、下颌及左腋下大量气体影

八、气 胸

【正常解剖】

婴幼儿胸廓前后径、左右径几乎相同，呈桶状；纵隔相对较大，而肺野较小；横膈位置较高，胸腺发达，形态多样，心胸比率较成人大，新生儿心胸比小于 0.65 均属于正常。

【影像表现】

由于婴幼儿一般采用前后仰卧位摄片，气体蓄积在胸前内侧，故纵隔心缘旁条带状透亮影及患侧肺野内带透亮度增加是其主要表现。少量气胸还可表现为下肺野透亮度增高和膈面肺底间存在弧形透亮带。

【易漏诊因素】

1. 由于婴幼儿胸廓呈桶状，胸廓前部位置最高，发生少量气胸时，气体多集聚于胸腔的前、内侧，肺组织被推向后方，而婴幼儿胸片又多为仰卧前后位，少量气胸易被正常肺组织、胸壁、肋骨等结构掩盖而显示不清。

2. 婴幼儿摄片时，身上的衣物较多，尤其是冬季，导致少量气胸被掩盖或混淆不清。

【诊断要点】

1. 婴幼儿气胸源于纵隔或胸膜下的肺泡壁破裂，气体进入胸腔，常见病因为肺炎、新生儿呼吸窘迫综合征、胎粪吸入、机械通气治疗和心肺复苏抢救等。

2. 充分掌握婴幼儿胸部的解剖特点及气胸胸部 X 线平片表现的多样性。

3. 仰卧前后位摄片，肺野内带、纵隔旁条带状透亮影（图 4-2-13、图 4-2-14）。

4. 因婴幼儿仰卧位时前胸部位置最高，少量气胸可仅表现为前胸腔内斑片状局部透亮度增加，部分少量气胸患儿表现为肋膈角区及肺底部弧形透亮带（图 4-2-15）。

【鉴别诊断】

新生儿肺气漏，少量纵隔积气等。

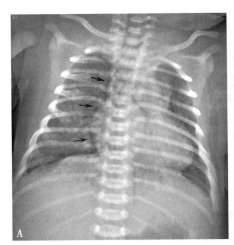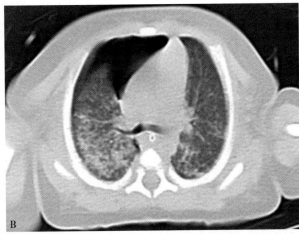

图 4-2-13　右侧气胸

A. 胸部平片示右肺野内带透过度增加，呈透亮条带影，右侧纵隔、心缘清晰；B. 胸部 CT 肺窗示右侧肺野前缘气胸，相应肺组织压迫

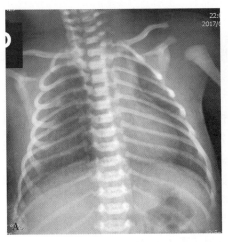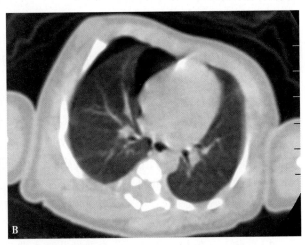

图 4-2-14　右侧气胸

A. 床边仰卧位平片示右肺野内带透亮度增高；B. 胸部 CT 肺窗示右侧少量气胸，位于胸腔前内部

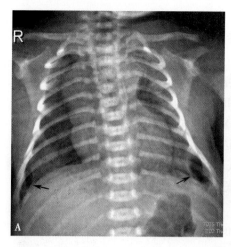 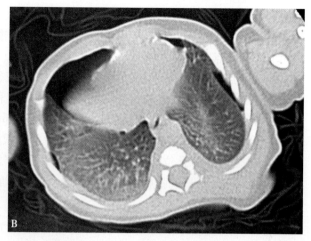

图 4-2-15 双侧气胸

A. 胸部平片示双肺野内带透亮度增加，以右侧为主，同时双侧肋膈角区见斑片状类似密度影；B. CT 平扫肺窗示双侧气胸

九、肺　炎

【正常解剖】

见本节"六、原发综合征"。

【影像表现】

婴幼儿肺炎是儿科常见的呼吸系统疾病，临床表现缺乏特征性，而 X 线检查辐射量低、检查便利、时间短，是目前婴幼儿肺炎首选的检查方式。

由于婴幼儿胸部的解剖、生理特点与成人有较大差异，其影像表现也有明显不同。婴幼儿胸廓呈桶状，前后径、左右径几乎相同；纵隔相对较大，而肺野较小；横膈位置较高，胸腺发达、形态多样，心胸比率较成人大，新生儿心胸比 0.65 属于正常；淋巴系统发育旺盛，肺部血管多；肺功能较成人差，肺泡含气量少；呼吸频率快，且不能主动配合；气管分叉位置较高，位于 T_4 椎体水平。

【易漏诊因素】

实际工作中，婴幼儿年龄越小，诊断相对困难。患儿不合作、各类伪影等因素，造成婴幼儿胸片图像质量不高，而且婴幼儿肺炎 X 线胸片征象不明显，以上均易导致婴幼儿肺炎漏诊的发生。

【诊断要点】

通常各类肺部炎症均可引起肺门结构、位置、密度、大小等的改变，正常肺纹理由肺门延伸至肺野外带，呈树枝状，观察肺纹理时，应注意其多少、粗细、有无扭曲、变形等改变。同时结合临床资料，提高诊断正确率，减少漏诊。

1. 肺纹理增多、增粗和（或）肺门影模糊：是支气管炎的表现，也是婴幼儿肺炎的早期改变。几乎所有支气管肺炎都伴有此征象，在间质性肺炎中此征更为重要，有时是唯一 X 线征象。

2. 点状、云絮状实变影：此为婴幼儿肺炎典型表现（图 4-2-16）。

3. 间质条纹状阴影：表现为广泛或局限纤细不规则条纹状密度增高影，边界清晰，部分交织成网状。

4. 支气管气相：表现为支气管及其分支充气显影，呈管状透亮影，此征象的病理基础为支气管周围间质浸润和邻近肺泡的实变对充气支气管的衬托。

5. 上纵隔、心缘、横膈模糊征：表现为上纵隔、心缘和横膈的全部或部分轮廓模糊不清（图 4-2-17）。

6. 心后影征：婴幼儿肺炎左肺下叶实变时，往往使正常肺纹理显示不清，而心影后的密度增高，有时伴有心缘模糊。

7. 局限性肺气肿：表现为局限的透亮度增高区，肺纹理稀疏，横膈可正常或膈顶变平降低。婴幼儿肺炎早期，X 线胸片可仅表现为肺纹理增多或局限性肺气肿。

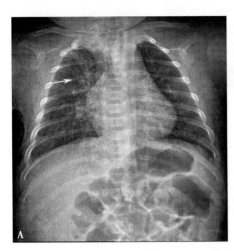
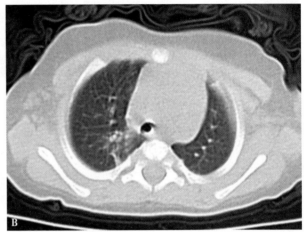

图 4-2-16　新生儿肺炎
A. 胸部平片，右肺上野斑片状密度增高影，并可见肺纹理增粗、边缘模糊，右肺门影及右上纵隔边缘模糊；B. CT 平扫，右肺上叶后段斑片影，边界模糊

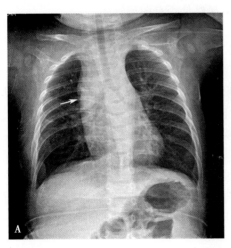
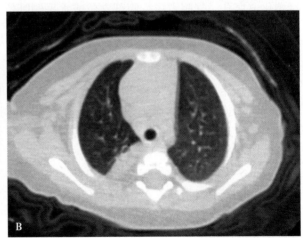

图 4-2-17　支气管肺炎
A. 胸部平片，示右肺中、上野内带纵隔重叠区密度不均匀，见斑片状密度增高影，伴水平裂向上移位，同时右肺中下野及左肺下野心影重叠区见点、絮状模糊影；B. CT 平扫，右肺上叶尖、后段实变

【鉴别诊断】

异物，婴幼儿正常发育胸腺等鉴别（图 4-2-18）。

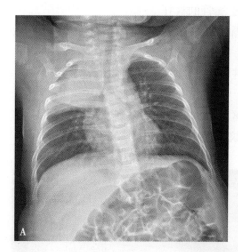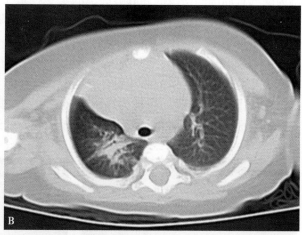

图 4-2-18 新生儿肺炎

A. 胸部平片，示右肺上野片状影，密度不均匀，外侧缘模糊，下缘清晰，内可见支气管气相；B. CT 平扫，右肺上叶斑片状实变影，内可见支气管气相。婴幼儿胸腺呈均匀一致的密度增高影，一般边缘清晰，合并肺内感染时则较模糊

（张晓军 李俊彪 韩志江）

第三节 腹 部 疾 病

随着螺旋 CT 的高速发展，腹部疾病的诊出率不断提高，但不可否认腹部平片仍是儿童腹部疾病尤其是急腹症的首选检查方法。腹部需要常规立、卧位摄片，必要时加照侧位；怀疑肠梗阻的患儿宜行腹部正立、侧卧位片，明确梗阻的部位以及是否完全梗阻；怀疑消化道穿孔、气腹者应行腹部立位或水平侧卧位，观察是否有游离气体。

一、气 腹

【正常解剖】

腹部脏器分实质器官和空腔脏器。实质器官：肝、胰、脾和肾等是中等密度，但借助于器官周围或邻近的脂肪组织和相邻充气肠胃的对比，于腹平片上，可显示器官的轮廓、大小、形状及位置。正位片在部分患者可显示肝下缘，肝下缘与肝外缘相交形成肝角，一般呈锐角；脾上极与左膈影融合，下极较圆钝。而肾沿腰大肌上部排列。胰腺在平片上无法显示。空腔器官：膀胱壁、胆囊和胃肠道多呈中等密度，依腔内容物不同而 X 线表现不同。儿童胃、十二指肠、小肠及结肠内均可含较多气体，腹部平片上可显示其内腔。如胃内有较多固态食物，结肠或直肠内有较多粪便，由于它们周围有气体衬托，可显出软组织密度斑片或团块影。

【影像表现】

气腹是积气（空气或其他气体的异常存在）在腹膜腔中。最常见的原因是胃肠道穿孔所致，成人多见于消化道溃疡穿孔，阑尾穿孔很少引起气腹；婴儿气腹常见于坏死性小肠结肠炎、胎粪性腹膜炎、肠梗阻和先天性胃壁肌层缺损时由胃肠道穿孔引起。儿童期气腹则较常由炎症性肠病、创伤和溃疡穿孔引起。张力性纵隔积气有时也可下行进入腹腔。腹部立位片少量气腹多位于右侧肝膈之间显示短细线样透亮影，增多后透亮影出现于双膈下。

【易漏诊因素】

1. 新生儿及婴儿摄片多为卧位摄片，气体无法出现于右侧膈下，较难观察。

2. 成人腹腔肠气少，而小儿腹部肠腔多明显充气，少许气腹难以分辨。

3. 对婴幼儿气腹的征象，尤其是卧位下气腹的征象不够熟悉，从而造成漏诊。

【诊断要点】

1. 镰状韧带显影，仰卧位肝脏后移，附着于前腹壁的肝脏镰状韧带的两侧被气体衬托，在脊柱右侧显示为纵行的线样软组织密度影。

2. 足球征，仰卧位下气体上浮，这些游离的气体聚集在腹腔内脏的前方与前腹壁的壁腹膜之间，形成一类圆形或椭圆形低密度影，又称气顶征或橄榄球征，这是卧位下气腹重要征象（图4-3-1）。聚集在腹腔内的游离气体足够多时，才能在仰卧位腹平片上出现足球征，而能够出现足量多游离气体的气腹多见于婴儿或新生儿，成年人或青少年则较少见，这可能由于成年人出现胃肠道穿孔的症状时能够及时自觉就诊，得到早期治疗所致。

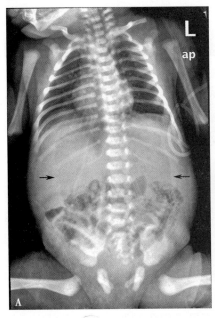
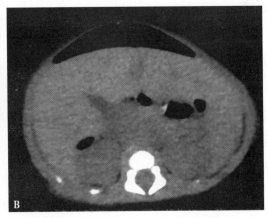

图4-3-1　气腹

A. 胸腹平片，腹部肠管僵直，中腹部可见类圆形低密度影，呈足球征（黑箭）；B. CT平扫，腹部前方明显气液平，气腹

3. 双壁征（Rigler 征），气腹与肠腔内气体将肠壁外缘、内缘皆衬托清楚，因此可以同时看清肠壁内外缘（图 4-3-2）。但肠腔明显充气时紧贴的肠壁环可能导致"假双壁征"，鉴别点在于：假双壁征时相邻的肠腔互相伴行并紧贴，而真双壁征的肠腔并不互相紧贴；同时假双壁征的相邻肠腔间隔由两层肠壁形成，因此比真双壁征时的肠壁影厚。

【鉴别诊断】

气腹时气量少应仔细与充气胃肠道鉴别。

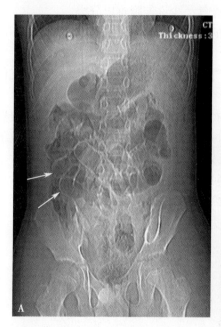
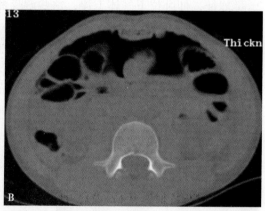

图 4-3-2　气腹

A.腹部平片，右侧腹部局部肠壁内、外缘显示清晰（白箭），呈双壁征（Rigler 征）；B.同一患者，腹部CT 平扫，腹壁下肠管上方大量气体影，气腹诊断明确

二、新生儿坏死性小肠结肠炎

【正常解剖】

见本节"一、气腹"。

坏死性小肠结肠炎以小肠和结肠缺血坏死为特点，可累及胃。临床以腹胀、便血、呕吐为主要症状。

【影像表现】

坏死性小肠结肠炎或称新生儿坏死性小肠结肠炎（NEC），是较为严重的常见病，有时会致死，常见于早产儿或低体重新生儿，但也可见于足月儿。病理上表现为大、小肠缺血坏死，其范围可局限、节段性也可广泛性。病变最常侵犯回肠，严重者可广泛侵犯小肠、结肠和胃，甚至使肠壁全层坏死，壁内积气。

新生儿出生后 2 周内发病占大多数，表现为突然出现严重腹胀伴胆汁性呕吐和腹泻、血便。通常采用腹部平片诊断本病，早期表现为肠气分布异常，局部肠襻胀气，后继会出现肠管僵直；进展期出现肠壁积气，此为 NEC 特征性表现（图 4-3-3），出现率约 80%；若未及时治疗，其后可出现门静脉积气；腹腔积液为本病恶化征兆，气腹是常见并发症，本病易出现肠粘连、肠狭窄等后遗症。

【易漏诊因素】

1. NEC 早期仅表现为肠淤胀和（或）肠管僵直改变，较难定性。

2. 新生儿和婴儿肠气多，除肝区位于右上腹部表现为软组织密度影外，正常小肠遍及全腹，因此局限性肠壁积气较难观察。

3. 对新生儿及婴儿腹部平片正常表现不熟悉，造成难以发现异常。

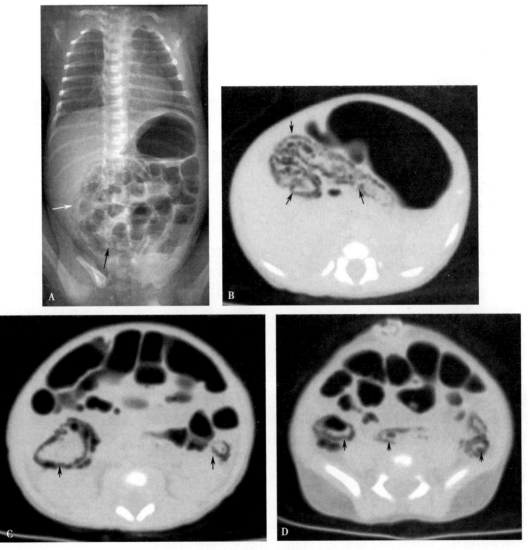

图 4-3-3 新生儿坏死性小肠结肠炎（NEC）

A. 胸腹平片，肠管扩张、积气、积液，肠管走行僵直，右上、右下及左下腹部可见弧线样（白箭）、同心圆样（黑箭）肠壁积气；B~D. 同一患儿腹部 CT，可见明显同心圆样及弧线样肠壁积气（黑箭），显示更为清楚

【诊断要点】

1. 密切结合病史，有无血便、腹胀等征象。

2. 警惕肠气分布异常，局部肠袢胀气，若出现肠管僵直改变需高度怀疑早期 NEC 改变。

3. 肠壁积气的透亮影多位于小肠或结肠的黏膜下，胃受累也可出现类似改变。

4. 肠管走行方向不同可使肠壁积气表现为不同形状，纵断面肠壁内积气表现为线状或密集小囊状改变，横断面的肠壁内呈环形或半环形，典型时可类同心圆样改变（图 4-3-3）。

5. 注意观察肝影内有无树枝状门静脉积气影。

6. 若出现腹腔积液伴扩张肠袢僵直、固定、肠间隔增宽，多提示肠壁全层坏死、即将穿孔。

7. 必要时可及时行 CT 检查观察肠壁积气。

【鉴别诊断】

早期 NEC 仅表现为肠淤胀改变，需与腹泻或巨结肠所致肠袢扩张进行鉴别，但 NEC 肠管较僵直、且临床有血便可资鉴别。

三、新生儿胎粪性腹膜炎

【正常解剖】

见本节"一、气腹"。

【影像表现】

胎粪性腹膜炎是指在胎儿时期发生肠穿孔导致胎粪流入腹腔而引起的无菌性腹膜炎，是新生儿及婴儿常见的急腹症之一，病死率较高。含有各种消化酶的无菌胎粪，通过肠道的穿孔溢入腹腔内，引起严重的化学性和异物性腹膜反应，大量渗出液体，但胎儿并不发生电解质失衡，因为母体通过胎盘产生代偿而维持平衡，因此，这种无菌性腹膜炎并不危及胎儿生命，妊娠继续正常进行。导致胎儿肠穿孔的原因众多，如肠闭锁、肠扭转、胎儿坏死性小肠结肠炎、肠壁肌层缺损等。

胎粪外溢其消化酶引起腹膜炎反应，大量纤维素渗出，造成腹膜广泛粘连，将穿孔堵塞，腹腔渗液及坏死组织可大部分被吸收，随后因胰酶的产生及作用，肠腔内胎粪得以溶解而肠道通畅。但堆积在穿孔周围的胎粪中的钙盐与腹膜炎性渗出液发生化学反应而沉淀，于是形成钙化斑块。由于胎儿 4~5 个月时肝脏相对较大，占有腹腔的大部分，因此肠穿孔后多与肝脏有粘连，随着腹腔发育而肝脏移位右上腹，因而也将粘连部分牵至右上腹肝下，故 X 线摄片常在右上腹部发现钙化影。如果肠穿孔并未封住，或在长期溢漏后才封住，则可有膜状组织包裹部分肠袢，形成假性囊肿（图 4-3-4）。若继续溢漏，囊腔可逐渐增大，充满于腹腔。如果肠穿孔发生于分娩前几天之内，穿孔仍然开放，则腹腔内充满染有胎粪的腹水，形成弥漫性腹膜炎，并迅速演变为细菌性腹膜炎。

【易漏诊因素】

1. 大量明显的钙化斑出现则诊断不难，但相当部分病例钙化灶不明显，密度较淡，或仅见少许散在点状稍高密度影。

2. 腹腔积液使腹部致密，易对钙化斑造成遮挡。

3. 气腹的出现易导致对细小征象的忽视。

【诊断要点】

1. 腹膜炎或肠梗阻症状，伴特征性的钙化阴影存在，可确定诊断；但如果未见钙化影，当然也不能否定诊断。

2. 摄片范围需全，因钙化位置可高可低，可紧贴腹壁内侧，也可向下进入阴囊。

3. 摄片需要较好清晰度和对比度，因钙化征有时较小较淡。

4. 肝脏边缘和胃边缘的钙化斑易被忽视，需注意观察（图 4-3-4）。

5. 本病临床分四型：

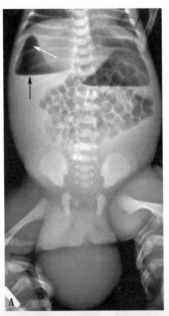

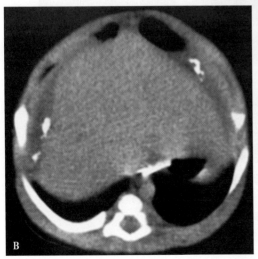 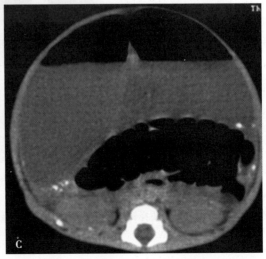

图 4-3-4 胎粪性腹膜炎

A. 腹部立位片，巨大液气腹（黑箭），阴囊影大、积液，肝脏和胃壁边缘可见散在点状钙化斑（白箭）；B、C. 同一患者，腹部 CT，液气腹显示明显，多量散在钙化斑显示清晰

（1）液气腹型：表现为腹膜炎征、肠梗阻征和钙化征。

Ⅰ若为游离气腹型，腹部平片显示巨大气液平面横贯全腹，膈下大量积气，肝脏下垂，全腹部不透明，仅见少量肠道气体，钙化斑块可在腹腔任何部位。腹膜鞘状突未闭者，可有阴囊水肿及钙化斑块（图4-3-4）。

Ⅱ若为局限气腹型，为纤维素粘连包裹穿孔周围形成假性囊肿，内有液体和气体，腹部平片可见局限气腹，膈下无气体，钙化斑散在于假性囊壁上或腹腔其他部位（图4-3-5）。

（2）肠梗阻型：表现为肠梗阻征和钙化征；出生时肠穿孔已愈合，存在粘连与钙化，但由于伴有肠闭锁或肠狭窄等，出现新生儿肠梗阻症状，发生胆汁性呕吐、腹胀；X线摄片显示肠管扩张和多个液平面，且有明显的钙化斑块。

（3）单纯钙化型：表现为局限性团块状或散在的小钙化斑，其他征象不明显。

（4）无可见钙化型：平片仅见肠梗阻症状，诊断较难，CT或手术可证实。

【鉴别诊断】

本病需与其他原因所致液气腹或肠梗阻相鉴别：①先天性胃壁肌层缺损；②新生儿坏死性小肠结肠炎。

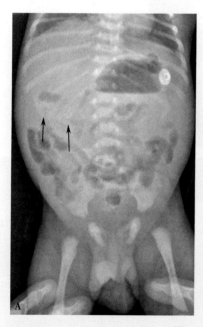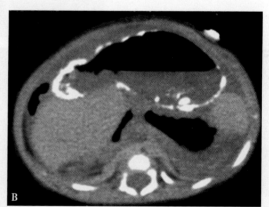

图 4-3-5　胎粪性腹膜炎

A.腹部立位片，胃壁边缘（黑箭）及阴囊内可见条状、点状钙化斑，肝脏边缘异常气泡影；B.同一患者，腹部CT，胃壁大量条块样钙化斑显示清晰，肝脏边缘局限包裹性积气

四、先天性胃壁肌层缺损

【正常解剖】

儿童胃腔内含有气体及液体，呈低密度影，且在周围肠气衬托下多可显示其轮廓。先

天性胃壁肌层缺损是一种先天性消化道发育异常性疾病，非常少见，很大一部分发现时已并发胃穿孔。其明确诊断往往仅在剖腹探查或尸体解剖时才能最后作出。但亦有部分只是部分成分缺失，胃壁薄弱，导致胃形态改变。因此早期发现早期治疗对拯救患儿很重要。

【影像表现】

胃壁肌层缺损几乎都发生在胃底及胃前壁的大弯侧，胃后壁较为少见。胃壁肌层缺损的范围常较为广泛，病变部位因缺乏肌肉组织而变得菲薄、无张力。若有穿孔发生，其穿孔范围大小不一，小的不足 $1cm^2$，大的可自胃底至胃窦部。穿孔边缘不规则，呈暗红色或紫黑色。腹腔内有继发性腹膜炎的病理改变。患儿常在生后 1~5 天发病，部分患儿在穿孔前出现腹胀、哭闹、拒奶、呕吐和精神萎靡，也有的无明显前驱症状。穿孔发生后大量气体进入腹腔，使腹胀加重，横膈抬高并影响呼吸。患儿很快出现气急、呼吸困难，继而出现发绀及四肢皮肤发花等休克表现，全身情况迅速恶化。

腹立位 X 线平片，常显示膈下大量游离气体，可伴横贯全腹的大气液面。胃泡影明显减小或消失，肝脏及肠管向中腹部集中，并由于肝圆韧带的显影而形成"钟摆征"，腹卧位 X 线平片可显示"足球征"，此时消化道造影，应列为禁忌，因鼻饲管及注入造影剂有可能导致胃穿孔。

【易漏诊因素】

1. 本病起病凶险，发病急，早期出现气腹，易忽视对胃泡的观察。

2. 本病少见，缺乏足够的认识。

【诊断要点】

1. 密切结合病史，新生儿生后 1~5 日内突然出现拒奶、呕吐咖啡色物或鲜血、腹胀、呼吸急促、发绀或其他休克症状，应首先考虑到本病。

2. 腹立位 X 线平片观察到膈下大量游离气体，可伴横贯全腹的大气液面，于此同时胃泡影明显减小或消失，则需高度警惕胃壁肌层缺损。

3. 部分病例未穿孔，但是由于胃壁的薄弱导致胃形态产生改变（图 4-3-6）；水溶性含碘对比剂行上消化道造影检查表现为胃腔影明显扩张，胃壁肌层缺损区因缺乏肌肉，受重力作用于胃大弯下方形成一无张力囊状空腔与胃相连，无收缩蠕动功能，可见造影剂充填，改变体位后其内造影剂可排空（图 4-3-6）。

4. 先天性胃壁肌层缺损可以反复变换体位、多角度观察确定缺损位置及其大小，并可动态观察胃的功能状态。

5. CT 检查并行多平面重组后，胃大弯下方可见囊腔与胃相通，内可见气液平，胃壁菲薄，肠管聚拢于右下腹（图 4-3-6）。

【鉴别诊断】

1. NEC 继发肠穿孔，肠管僵直、肠壁积气及门静脉积气等特征可以鉴别。

2. 先天性肠闭锁、巨结肠等继发肠穿孔，因肠管极度扩张、肠炎等导致肠穿孔，一般有各自特征性临床表现，发病相对晚。

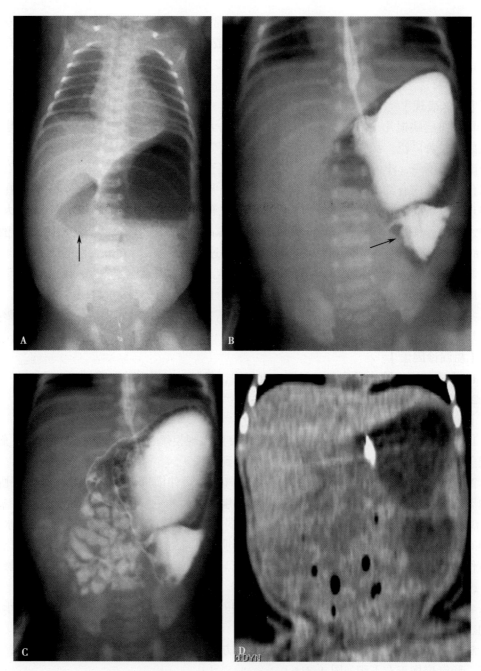

图 4-3-6　先天性胃壁肌层缺损

A. 腹部立位片，胃泡影异常扩大，可见扩大液平（黑箭），下腹部肠气少，无穿孔；B、C. 上消化道造影，
胃腔影明显扩张，胃大弯下方一无张力囊状空腔与胃相连（黑箭），无收缩蠕动功能，可见造影剂充填，
改变体位后其内造影剂可排空；D. CT 多平面重组，胃大弯下方可见囊腔与胃相通，内可见气液平，胃壁
菲薄

（张晓军　葛祖峰）

第四节　骨关节疾病

儿童长骨由骨干、干骺端和骨骺组成，在 X 线平片上它们均有松质骨和致密骨所构成。骨骺可由几个细小的骨化灶逐渐融合而成，密度可以不均、边缘可以毛糙，不可误为骨折或骨软骨炎。日常工作中，肱骨髁上、肱骨内上髁骨骺、肱骨内髁骨骺及胫腓骨远端骨骺等部位骨折常见，且易漏诊。

一、肱骨髁上骨折

【正常解剖】

肘关节由肱骨远端及尺、桡骨近端组成，同一关节腔内包含三个关节：肱桡关节、肱尺关节和上尺桡关节。儿童肘部有 6 个二次骨化中心，出现的顺序依次是肱骨小头、桡骨头、内上髁、肱骨滑车、尺骨鹰嘴及外上髁。

【影像表现】

普通 X 线平片显示的仅为骨性结构及二次骨化中心，骺软骨及关节面软骨则无法显示；肱骨远端前面有冠突窝，后面有鹰嘴窝，两窝前后相对，其间骨质菲薄，甚至缺如，在正位片中表现为肱骨远端中央类圆形低密度区，侧位片中两窝皮质靠拢，表现为 X 形的线状致密影；肘关节前后关节囊内滑膜外有各一脂肪垫，分别紧贴于冠状突窝和鹰嘴窝，正常人于普通 X 线平片不显示或隐约可见（图 4-4-1）。

【易漏诊因素】

1. X 线平片上，隐匿性骨折或青枝骨折常因缺乏骨皮质连续性中断等直接征象而易漏诊。

2. 少数患儿，尤其是年龄较小而损伤较重者，因疼痛等原因，X 线检查过程中常不能完全配合，造成摄片体位不正或运动引起图像模糊，图像细节的显示不佳而影响诊断。

【诊断要点】

1. 肘部二次骨化中心众多，形态各异，出现及闭合时间不一，掌握正常影像解剖是发现和辨别病变及正常结构的先决条件。

2. 结合临床病史及患者症状、体征，仔细阅片，对临床高度怀疑骨折患者，应积极寻找骨折的直接征象，如骨皮质连续性中断、皱褶或骨小梁扭曲等。

3. 重视骨折间接征象，如脂肪垫征，由于关节囊的渗出或出血造成肘关节前、后脂肪垫呈翘起改变，称之为脂肪垫征阳性；肘关节侧位片中表现为肱骨远端前、后缘"八"字样的低密度影，故又称"八字征"（图 4-4-2、图 4-4-3）。对于儿童肘关节隐匿性骨折，脂肪垫征可能是唯一的间接征象。

【鉴别诊断】

①肘部软组织损伤；②其他非外伤引起的肘关节病变。

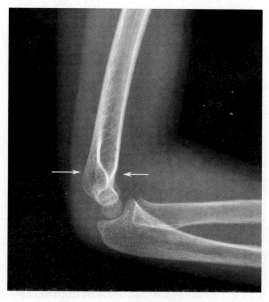

图 4-4-1 正常肘关节侧位片

冠突窝与鹰嘴窝皮质靠拢，表现为 X 形的线状致密影；肘后脂肪垫不显示，肘前脂肪垫可隐约可见（白箭）

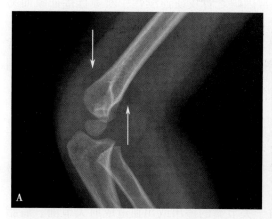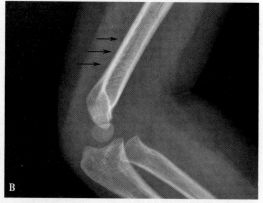

图 4-4-2 肱骨远端隐匿性骨折

A. 初诊肘关节骨质未见明显骨折直接征象，肘关节软组织肿胀，脂肪垫征阳性（白箭）；B. 3 周后复查，肘关节软组织肿胀减轻，脂肪垫征基本消失，肱骨远端背侧缘层状骨痂形成（黑箭）

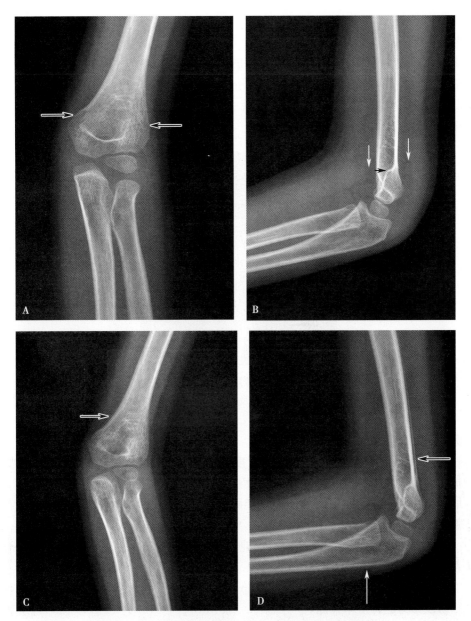

图 4-4-3 左肱骨髁上青枝骨折、尺骨近端隐匿性骨折

A、B. 初诊肘关节正、侧位片显示肱骨内、外侧髁及鹰嘴窝骨皮质呈轻度皱褶改变（黑箭），尺骨近端未见明显骨折直接征象。肘关节软组织肿胀，脂肪垫征阳性（白箭）；C、D. 同一患者 5 周后复查，肱骨远端层状骨痂形成（黑箭），尺骨近端层状骨痂形成（白箭）

二、肱骨内上髁骨骺骨折

【正常解剖】

　　肱骨内上髁骨骺（二次骨化中心）位于肱骨远端内后侧，呈椭圆形。一般 6 岁左右出现，15 岁以后闭合。内上髁骨骺是肘部非关节部分，属于牵拉性骨骺，不参与肱骨的纵向生长，其作为骨突，供前臂屈肌群附着。

【影像表现】

内上髁骨骺表现为肱骨远端内侧缘椭圆形高密度影，其与肱骨内侧缘之间的透亮带为骺板，随着生长发育，骺板呈两侧平行、光滑、硬化的骨板，称为骨终板（图4-4-4）。

肱骨内上髁骨骺骨折，其撕脱的骨骺片一般都会发生不同程度的分离或向前下方移位，甚至可发生旋转。

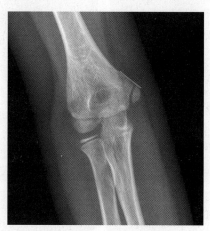

图4-4-4　正常儿童肘关节正位片
显示肘关节 Shenton 线（单线）及骺板两侧平行的骨终板（双弧线）

【易漏诊因素】

Hery 将肱骨内上髁急性损伤分为Ⅰ～Ⅳ度和经内上髁骨突骨折：Ⅰ度，无移位或轻度移位骨折；Ⅱ度，明显移位骨折，骨折块向下、向前移位，可达关节面水平；Ⅲ度，骨折块嵌入肘关节内侧间隙（实际肘关节处于半脱位状态）；Ⅳ度，骨折块位于关节内且合并肘关节脱位；

1. Ⅰ度骨折无移位或移位不明显，相应X线平片改变轻微，易漏诊，尤其是骨骺尚未骨化者。

2. 发生Ⅲ度和Ⅳ度骨折时，骨折块可嵌入关节间隙，如患者骨骺核小，易忽略，如较大，则易误诊为肱骨滑车骨骺。

【诊断要点】

1. 掌握肱骨内上髁的解剖及其骨折的发生机制。肱骨内上髁骨折可以是急性损伤，也可是慢性损伤，其中前者可分为直接暴力损伤和牵拉损伤，且以牵拉损伤多见。

2. 掌握儿童肘关节影像解剖特征，以及生长发育过程中肘关节影像的变化。正常情况下，骺板两侧骨终板相互平行，骨折可造成其不平行或间隙增宽（图4-4-5）。肘关节正位X线片中，肱骨远端内侧缘与肱骨内上髁为一连续、光滑的弧线，此弧线称为肘关节 Shenton 线，当此弧线不连续时，需要考虑肱骨内上髁骨折（图4-4-6）。

3. 掌握肱骨内上髁骨折的分型，如Ⅲ度和Ⅳ度骨折，骨折块嵌入关节间隙，勿将嵌入的内上髁骨骺误诊为肱骨滑车或尺骨鹰嘴骨骺。

4. 根据临床需要加拍对侧，以对比骨骺与干骺端宽度或两者相对位置关系，有助于轻度移位骨折的判断。

【鉴别诊断】

①肱骨内髁骨折；②肱骨髁上骨折；③肘关节软组织损伤。

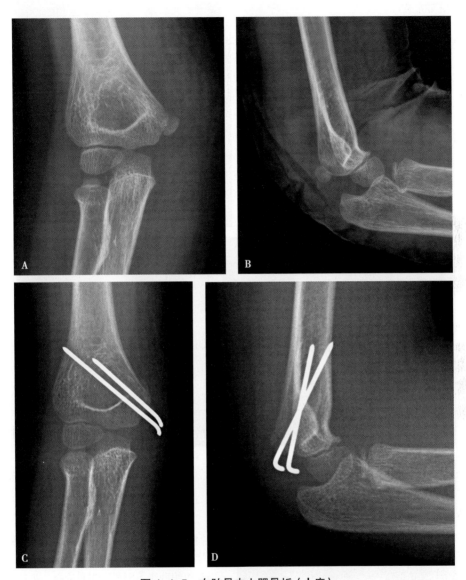

图 4-4-5　右肱骨内上髁骨折（Ⅰ度）

A、B. 肘关节正、侧位片示肱骨内上髁骨骺稍向上移位，肘关节 Shenton 线欠连续，肘关节内侧软组织肿胀；C、D. 患者手术治疗后一个月复查，显示肱骨内上髁骨骺与干骺端对应关系恢复正常，周围骨痂形成

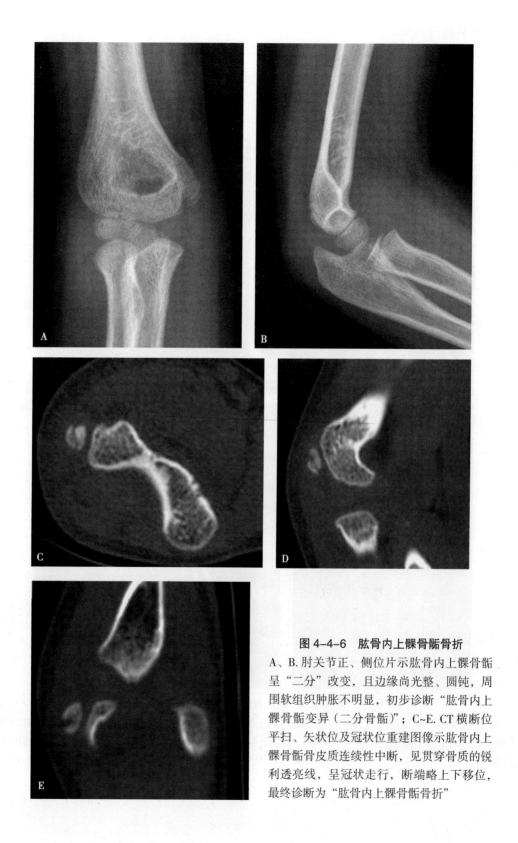

图 4-4-6 肱骨内上髁骨骺骨折

A、B. 肘关节正、侧位片示肱骨内上髁骨骺呈"二分"改变，且边缘尚光整、圆钝，周围软组织肿胀不明显，初步诊断"肱骨内上髁骨骺变异（二分骨骺）"；C~E. CT 横断位平扫、矢状位及冠状位重建图像示肱骨内上髁骨骺骨皮质连续性中断，见贯穿骨质的锐利透亮线，呈冠状走行，断端略上下移位，最终诊断为"肱骨内上髁骨骺骨折"

三、肱骨内髁骨骺骨折

【正常解剖】

见本节"一、肱骨髁上骨折"。

【影像表现】

肱骨内髁骨折较少见，好发生于儿童，波及范围包括内上髁与滑车的大部分。受伤后肘内侧和内上髁周围软组织肿胀，或有较大血肿形成。临床检查肘关节的等腰三角形关系存在。患者表现为疼痛，特别是肘内侧局部肿胀、压痛、正常内上髁的轮廓消失。

正位 X 线片可显示骨折线方向，骨折块大小和移位的程度；侧位 X 线片能提示骨折块向前、后方向移位状况。在 X 线诊断时必须注意，小儿肱骨内髁骨化中心未出现之前，在该部骨折应根据其他解剖标记加以判断，如肱骨小头肱骨内上髁及桡骨小头骨化中心的位置变化加以鉴别，必要时以相同条件拍摄对侧肘关节正侧位 X 线片，以便对比观察。可并发肘关节半脱位。本病还可以合并其他损伤，如桡骨头、颈、尺骨鹰嘴骨折等。此外，由于肱骨内髁骨折既是关节内骨折，又是骨骺损伤，因此复位不满意时不仅妨碍关节功能恢复，而且可能引起生长发育障碍，继而发生肢体畸形（如肘外翻）及创伤性关节炎。在一些严重的情况下，还可以发生骨折块完全游离，进而导致骨折块缺血性坏死。

【易漏诊因素】

肱骨内上髁骨骺骨化中心出现之前发生的肱骨内髁骨折诊断较困难。因为骨骺尚未骨化，其软骨于 X 线片上不显影，通过软骨部分的骨折线也不能直接显示，此类损伤于 X 线片上不显示任何阳性体征（既无骨折又无脱位影像）。

【诊断要点】

1. 肱骨内髁骨折类型与肱骨外髁相似，将骨折分为三度：

Ⅰ度骨折：骨折无移位，骨折线由内上髁上方斜向外下达滑车关节。

Ⅱ度骨折：骨折线与Ⅰ度相似。骨折块有侧方或伴有轻度向上移位，但无旋转。

Ⅲ度骨折：骨块有明显的旋转移位。最常见的是在冠状面上的旋转。有时可达 180°，致使骨折面完全对向内侧。也可在矢状面上旋转，导致骨折面向后，而滑车关节向前。有时尺骨可随骨折块向内移位而导致肘关节半脱位。

2. 本病的诊断除了详细询问外伤病史、临床表现及一些体格检查外，对临床疑诊患者应加拍对侧肘关节 X 线片，有时患侧可见肘部"脂肪垫征"阳性。

3. 对于骨化中心出现以前，伤后肘关节内侧明显肿胀者应高度警惕，并仔细检查压痛范围及内髁部有无异常活动，必要时可做手术探查，以明确诊断。

4. 重视骨端的毛糙改变及其周围细小线样撕脱致密影，这都是骨折直接征象（图4-4-7）；高度重视间接征象，仔细观察软组织有无肿胀，骨折多会伴有不同程度的软组织肿胀。

5. CT 对于软骨骨折无意义，必要时可行 MRI 检查软骨损伤以明确诊断。

【鉴别诊断】

主要是肱骨外髁骨折和肱骨内上髁骨折，一般根据 X 线检查可资鉴别，对一些较难诊断的病例，可使用 CT 和磁共振检查，有助于鉴别诊断。

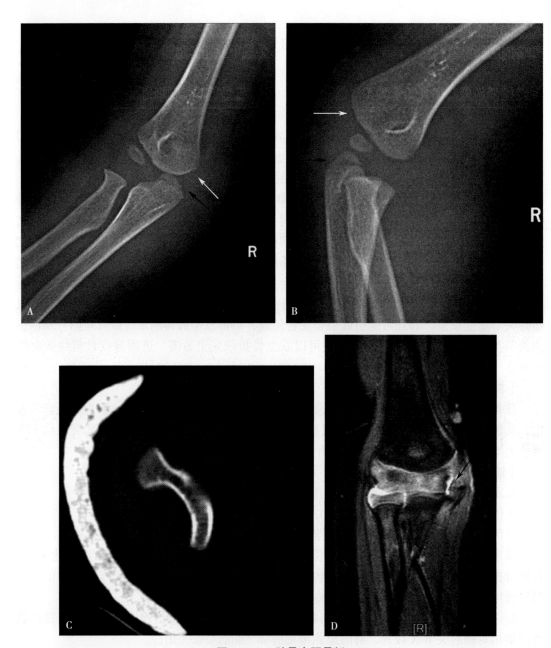

图4-4-7 肱骨内髁骨折

A、B. 右肘关节正侧位，尺骨鹰嘴可见透亮线影（黑箭），肘关节内侧和前方软组织明显肿胀，肱骨内髁骨折遗漏（回顾性阅片仔细寻找内髁边缘隐约可见细小线样高密度影，白箭）；C. CT平扫，软组织肿胀，脂肪层密度增高，骨质未见明显断裂；D. MRI检查，肱骨内髁骨骺软骨可见纵行高信号影（黑箭），软骨骨折诊断明确

四、桡骨远端骨折

【正常解剖】

尺桡骨远端参与桡腕关节构成，儿童尺桡远端骨骺出现时间差异较大，桡骨远端骨骺骨化中心出现于出生后8~18个月，尺骨远端骨骺骨化中心出现于5~7岁，与干骺端愈合

的时间大约在 17 岁，可独立存在不愈合形成永存骨化中心。

【影像表现】

X 线平片显示的仅为骨性结构及二次骨化中心，骺软骨透亮无法显示，二次骨化中心与干骺端间透亮带为骺板。X 线正位片上尺骨远端骺板比桡骨远端厚（图 4-4-8），有时可出现 2 个骨化中心，2 岁前，尺桡骨干骺端紧邻骺板的部分骨质致密，形成"先期钙化带"。

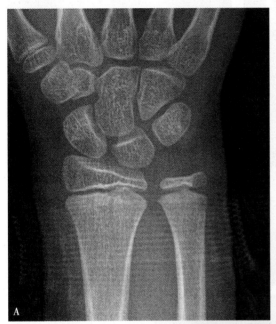
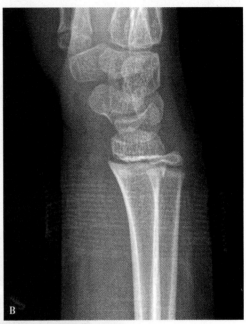
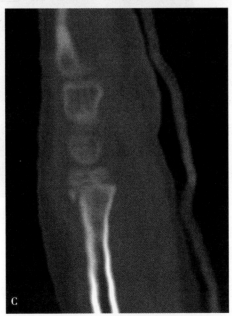

图 4-4-8 桡骨远端干骺端骨折并骨骺轻度分离

A、B. 腕关节正、侧位片示桡骨远端干骺端隐约见条形稍低密度影，侧位背侧见类三角形高密度影，关节周围软组织肿胀明显；C.CT 矢状位重建图像示桡骨远端干骺端骨皮质连续性中断，见贯穿骺板，骨骺略后移

【易漏诊因素】

1. 儿童骨柔韧性大，硬度小，X 线平片上仅表现为骨皮质皱褶或骨小梁扭曲，X 线不直接显示骨折线而易漏诊（图 4-4-9）。

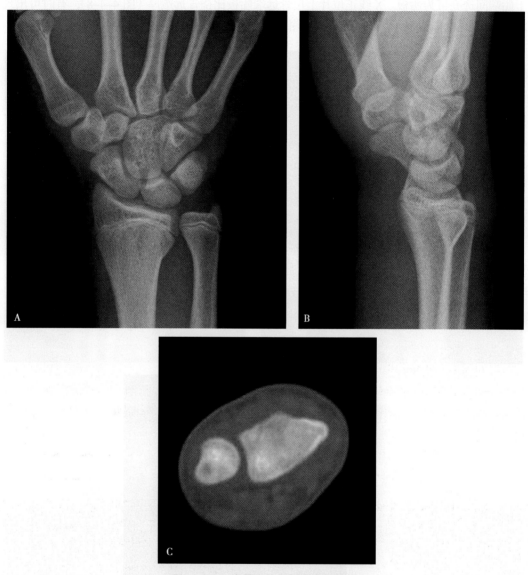

图 4-4-9 桡骨远端干骺端青枝骨折

A、B.腕关节正、侧位片示桡骨远端外后方局部骨皮质轻度凹陷，关节周围软组织肿胀增厚；C.CT 横轴位图像示桡骨远端骨质连续性中断，无移位

2. 诊断医师经验不足，对影像解剖掌握不到位，细微征象观察不仔细，从而影响诊断。

【诊断要点】

1. 熟悉各年龄尺桡骨远端骨骺出现及闭合时间，掌握尺桡骨不同年龄段正常骨骺及干骺端影像解剖关系、变异，对全面评价创伤尤其重要。

2. 5 岁时桡骨远端骨骺小于相对应的干骺端，不应将其误认为是骨骺分离。

3. 诊断密切结合临床病史及患者症状、体征，对临床症状明显者，应积极寻找骨折的直接征象，如骨皮质皱褶、骨小梁扭曲或掌侧旋前方肌脂肪线移位等（图 4-4-9）。

【鉴别诊断】

① 腕关节软组织损伤；②尺桡骨远端骺板正常变异。

五、髂前上棘骨骺撕脱骨折

【正常解剖】

髂骨构成髋骨上部，分为髂骨体和髂骨翼。体构成髋臼的上 2/5，翼的上缘称髂嵴。髂前端为髂前上棘，后端为髂后上棘。青春期是人类体格第二次快速生长期，髂前上棘二次骨化中心出现于 11~14 岁。

【影像表现】

X 线平片中表现为髂前上棘边缘条状高密度影，边缘圆钝、清晰，与髂前上棘骨质之间呈带状透亮影，左、右两侧对称。

【易漏诊因素】

1. 髂前上棘骨骺骨折多为撕脱性骨折，如撕脱移位不明显时易被误诊为骨骺线。

2. 骨片撕脱游离较远时又易被忽视或误诊为体表异物，导致骨折漏诊。

【诊断要点】

1. 阅片需仔细，注意双侧对比观察。

2. 增强基本功，掌握骨折线与骨骺线的区别，避免把骨骺线误认为骨折线，或骨折线误认为骨骺线（图 4-4-10）。

3. 重视临床病史及症状、体征。如有运动损伤病史的青少年，临床表现为髋部疼痛，体格检查髋部青紫、瘀斑和压痛，即使能站立、跛行，仍需考虑髂前上棘骨骺撕脱性骨折。影像学除了注意周围软组织肿胀外，更需要注意游离的高密度骨片影，即使其与髂骨有一定的距离。

【鉴别诊断】

①正常的骨骺；②体表异物重叠。

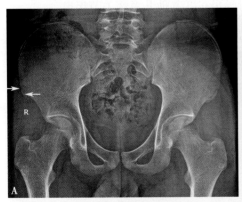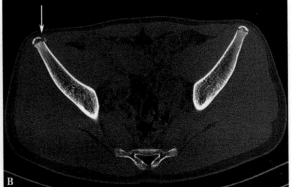

图 4-4-10　右侧髂前上棘骨骺骨折

A. 骨盆平片显示右侧髂前上棘骨骺皮质中断，局部骺线增宽（白箭）；B. CT 平扫示右侧髂前上棘骨质连续性中断，见线状骨质透亮度增高区，骨片影稍分离（白箭）

六、股骨头骨骺滑脱

【正常解剖】

儿童时期，髋臼由髂、耻、坐骨及其骨骺汇合形成的 Y 形软骨构成。出生时，股骨近端均为软骨，以后分化为内侧的股骨头骨骺和外侧大粗隆骨骺两个骨化中心。

【影像表现】

X 线平片显示的仅为骨性结构及二次骨化中心，骺软骨及关节面软骨无法显示，股骨头二次骨化中心与干骺端间透亮带为骺板，表现为边缘光整、等宽、两侧对称。

【易漏诊因素】

1. 股骨头骨骺滑脱早期，临床症状不明显。

2. 骨盆 X 线平片或髋关节正位片多见不到滑脱的骨骺，或虽然出现骺板增宽和不规则等间接征象，但其影像学改变细微，如仅行常规骨盆 X 线平片或髋关节正位片检查，易漏诊。

3. 阅片医生对本病的认识不足是漏诊的又一重要因素。

【诊断要点】

1. 骨盆 X 线平片或髋关节正位片中，严重的股骨头骨骺滑脱或左右方向滑脱易于诊断，而早期骨骺滑脱仅显示为骺板增宽、不规则及形态紊乱等间接征象（图 4-4-11），故对这些征象的充分评估极为重要。另外，在前后位 X 线平片上，测量 Southwick 角对骨骺滑脱的诊断具有一定意义，即股骨头骺板内、外侧连线的垂直线与股骨干长轴的夹角，正常 Southwick 角约为 145°，若完全移位，即滑脱距离与股骨颈近端直径比例为 100% 时，Southwick 角为 90°（图 4-4-11）。

2. 除常规 X 线正位片外，可根据临床实际情况加拍髋关节蛙式位、髋关节侧位等，必要时进一步 CT 及 MRI 检查。于髋关节蛙式位或侧位上绘制 Klein 线（沿股骨颈外上缘划一条延长线），正常情况下该线应与股骨头骨骺有部分相交，如不相交即为 Trethowan 征阳性（图 4-4-12）。

【鉴别诊断】

①股骨头骨骺缺血性坏死；②髋关节一过性滑膜炎；③其他儿童髋关节疾患。

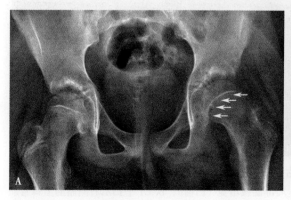
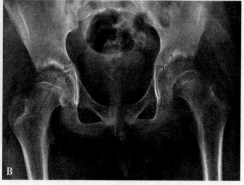

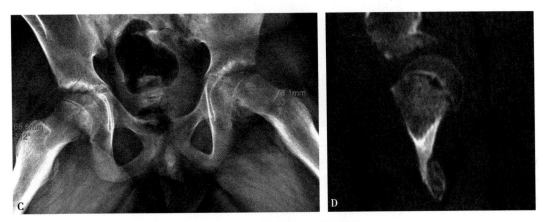

图 4-4-11 左侧股骨头骨骺滑脱

A. 双侧髋关节正位示左侧股骨头骺板密度减低、边缘毛糙，部分略增宽（白箭）；B. 双侧髋关节正位片示双侧 Southwick 角测量，左侧为 136°，右侧为 144°；C. 双侧髋关节蛙示位示左侧 Klein 线与股骨头骨骺不相交（Trethowan 征阳性），右侧 Klein 线与股骨头部分相交；D. CT 平扫矢状面重建图像示股骨头骨骺与干骺端边缘呈阶梯状改变，部分骺板增宽、边缘毛糙

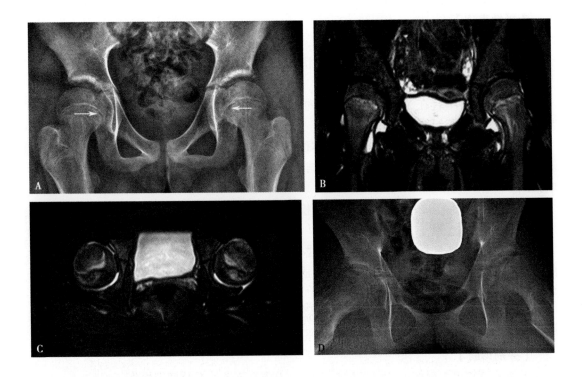

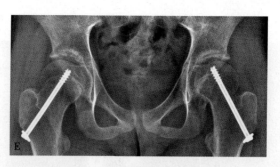

图 4-4-12 双侧股骨头骨骺滑脱

A. 双侧髋关节 X 线平片示双侧股骨头骺板稍增宽（白箭），边缘稍模糊；B、C. MRI 平扫 T₂WI 脂肪抑制序列示双侧股骨头骨骺、骺板、干骺端骨质内信号增高，边界模糊，双侧髋关节腔的积液；D. 双侧髋关节蛙式位示双侧股骨头骨骺的相对位移；E. 患者接受手术治疗后复查 X 线平片图像

七、胫骨平台骨骺骨折

【正常解剖】

胫骨近端构成膝关节面，骨骺骨化中心出现在胚胎两个月内，约 20 岁与骨干愈合，新生儿可出现双骨化中心，7~15 岁期间，胫骨近端骨骺向下延伸，形成胫骨结节，可出现二次骨化中心，形态可多样。

【影像表现】

X 线平片仅显示膝关节胫骨平台骨骺，干骺端等骨性结构，骨骺边缘光滑，干骺端膨大，胫骨髁间嵴表现为胫骨平台中部的嵴状隆起。

【易漏诊因素】

1. 由于胫骨平台在 X 线平片上显示的为重叠的影像，对无移位或轻微移位的骨折不易诊断，是造成漏诊原因之一。

2. 摄片时患儿多不配合检查，摄片体位不标准，影响诊断。

3. 诊断医师对胫骨近端骨骺、胫骨结节发育过程中的正常变异认识不到位，从而影响诊断。

4. 诊断医师未能很好结合临床查体等检查，阅片不仔细。

【诊断要点】

1. 掌握胫骨平台骨骺骨折的各种 X 线表现，了解损伤机制，再结合临床症状，一般的骨折诊断不难，在少部分患者症状较明显时要仔细寻找皮质皱褶、双边征等细微骨折征象（图 4-4-13），必要时 MRI 检查。

2. 当 X 线平片显示膝关节间隙不对称性增宽或变窄、髌上囊密度增高、周围软组织肿胀明显等间接征象时，要警惕存在胫骨平台骨折等异常。

【鉴别诊断】

①膝关节软组织损伤；②股骨远端骨折；③膝关节半月板及韧带损伤。

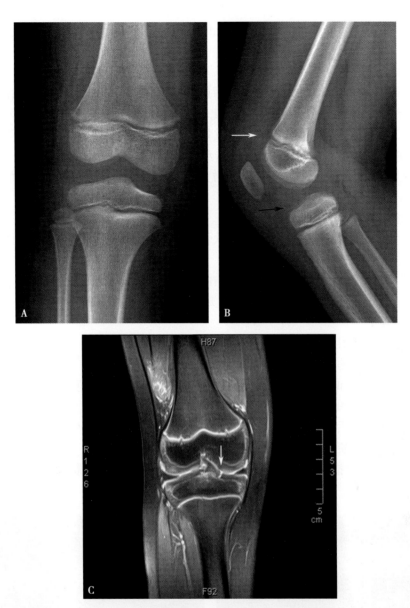

图 4-4-13 右膝关节前交叉韧带胫骨止点撕脱性骨折

A、B. 右侧膝关节正侧位片示髌上囊肿胀，密度增高（白箭），胫骨髁间嵴前上缘见可疑细线状高密度影（黑箭）；C. MRI 平扫 T_2WI 脂肪抑制序列示前交叉韧带胫骨止点骺软骨连续性中断（白箭），膝关节腔结构模糊，见液体信号影存在

八、踝关节骨骺骨折

【正常解剖】

踝关节由胫、腓骨远端及距骨组成。胫骨远端二次骨化中心多于 4~24 个月后开始骨化，7 岁后内踝开始骨化（多数是由胫骨远端的骨化中心向下延伸，但也可形成独立的骨化中心），一般女性 15 岁、男性 17 岁开始闭合。腓骨远端骨骺于 2~3 岁时开始骨化，正

常情况下，腓骨远端骺板应与胫骨远端骨骺的远端在同一水平，其闭合通常比胫骨远端骺板晚 12~24 个月。

【影像表现】

小儿骨结构分为骨干、干骺端及骺。骺是儿童骨骼最具特点的结构，其由骺软骨和二次骨化中心组成，骺软骨为人体的二次骨化中心，从极端到中端共分为四个区，分别为：软骨储备区、软骨增生区、软骨钙化区和成骨区。长骨的增长就是靠骺软骨不断地产生软骨，钙化，溶解以达到增长的目的的。随着年龄增大，骺软骨逐渐钙化变薄，直至完全钙化。骺板于儿童期呈条状透明带，随年龄增大逐渐变窄（称骺线）、消失融合而成致密线，称骨骺线遗迹。

【易漏诊因素】

1. X 线上仅能观察高密度的成分，骺软骨的钙化部分即二次骨化中心，而软骨成分无法观察显示，因此软骨骨折极易漏诊。

2. 骨骺损伤中最易漏诊的是 Salter-Harris 分型中第五型，骺板压缩骨折。此型平片无法明确诊断，多于出现骨关节畸形后方才发现，唯有 MR 可以观察。

【诊断要点】

1. 骨骺损伤最常用的分型以 Salter-Harris 分型为主：

Ⅰ型：通过骺板的横向骨折：6% 的发生率。

Ⅱ型：通过骺板和干骺端：75% 的发生率，需要大约 2~3 周或更长的时间才能愈合。

Ⅲ型：通过骺板和骨骺骨折：8% 的发生率。

Ⅳ型：通过骨骼骺板，干骺端和骨骺所有三个元素的骨折：10% 的发生率。

Ⅴ型：骺板压缩断裂：1% 的发生率。

2. 儿童骨骺软骨损伤主要表现为：骺板增宽，骨骺移位，干骺端和骨骺软骨板模糊及骨折线（图 4-4-14、图 4-4-15）。

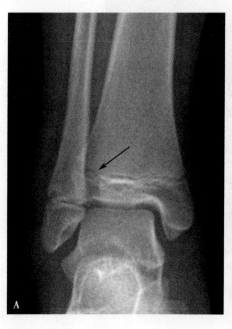
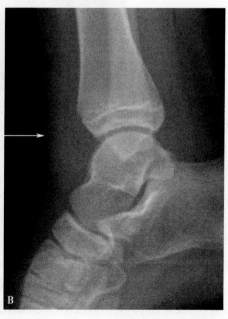

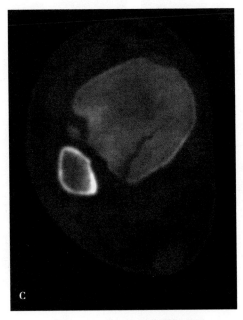

图 4-4-14 踝关节骨骺分离

A、B.踝关节正侧位片，骺板外侧局部增宽（黑箭），周围软组织肿胀（白箭），侧位示干骺端稍模糊；
C.踝关节 CT 平扫，可见明显骨折线，周围软组织肿胀

3. 仔细观察软组织有无肿胀，此为重要间接征象。一般若有骨折多会伴有不同程度的软组织肿胀。

【鉴别诊断】

需要避免将正常二次骨化中心当成撕脱骨折，这需要熟悉儿童各关节正常骨骺二次骨化中心出现年龄及形态变异。

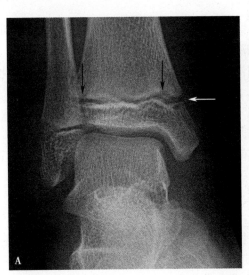

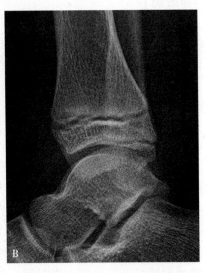

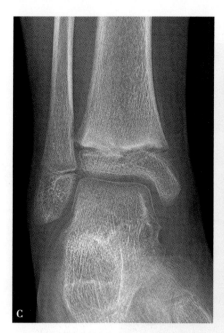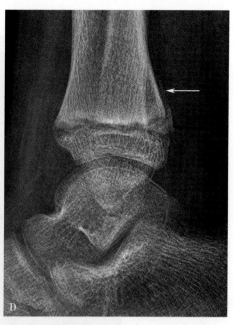

图 4-4-15　胫骨远端骨骺骨折

A、B. 踝关节正、侧位片示胫骨远端部分骺线稍增宽（黑箭），骺线内侧缘见小斑片状稍高密度影（白箭）胫骨远端干骺端后缘骨皮质呈"双边"改变（黑箭），由于与腓骨部分重叠，须仔细鉴别；C、D. 1 个月后复查，踝关节正、侧位片示胫骨干骺端邻近骺线骨质密度增高，边缘模糊，干骺端后缘可见一明显的类三角形骨折块（黑箭），周围骨痂形成（白箭）

九、腓骨远端骨骺骨折

【正常解剖】

见本节"八、踝关节骨骺骨折"。

【影像表现】

踝关节由胫、腓骨下端的关节面与距骨滑车构成，故又名距骨小腿关节。胫骨的下关节面及内、外踝关节面共同形成的"冂"形的关节窝，容纳距骨滑车（关节头）。

腓骨远端骨骺约 1 岁出现，闭合时间约 16~28 岁。腓骨远端骨骺可有多个骨化中心，一般位于其前下方，又称外踝骨化中心。

【易漏诊因素】

1. 踝关节组成结构较多，重叠较多，尤其是侧位对于腓骨远端观察价值不大。

2. 胫腓骨远端骨骺变异较大，且可有多个骨化中心，易误以为骨折或把真正骨折忽视。

【诊断要点】

1. 仔细观察正侧位片，不要忽视细节，骨皮质、骨小梁均需仔细观察。

2. 骨折存在时骨皮质会有细小皱褶，骨小梁会紊乱或出现细小透亮线（图 4-4-16）。

3. 注意观察骺板是否均匀，有无增宽或变窄。

4. 熟悉胫腓骨远端骨骺出现时间，及多个骨化中心的形态，避免将多骨化中心误以为骨折。

5. 仔细观察软组织，若有骨折存在往往周围软组织会有明显肿胀（图 4-4-17），此为重要间接征象。

【鉴别诊断】

本病需与骨化中心未闭合鉴别。

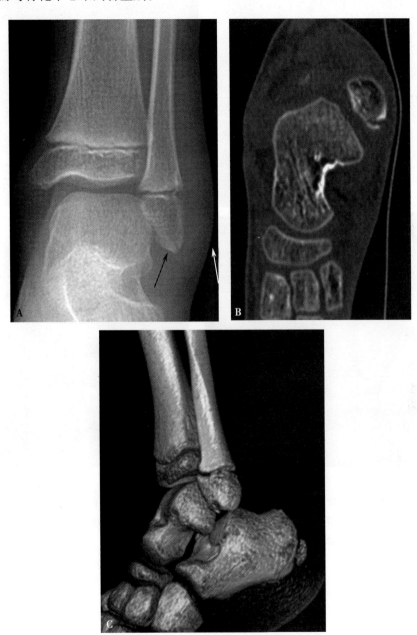

图 4-4-16 腓骨远端骨骺骨折

A.踝关节平片，腓骨远端骨骺下方隐约可见细小透亮线影（黑箭），外踝软组织明显肿胀（白箭）；B、C.踝关节 CT 重建，腓骨远端骨骺可见明显撕脱性骨折

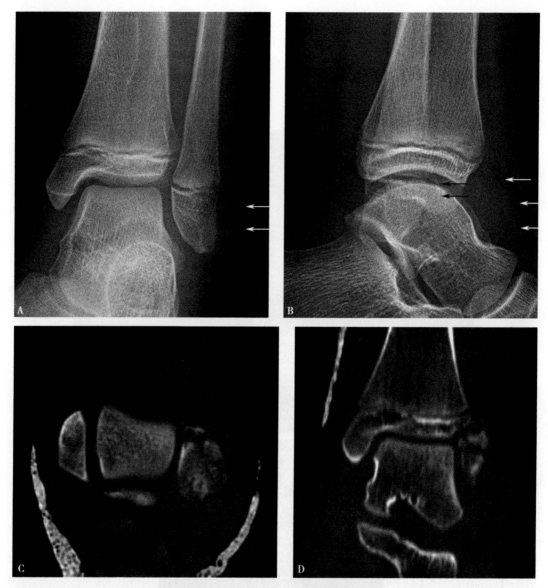

图 4-4-17 腓骨远端骨骺骨折

A、B. 踝关节正、侧位示腓骨远端骨骺前缘可疑片状高密度影（黑箭），与内踝骨骺重叠，另见腓骨远端周围软组织明显肿胀，踝关节囊肿胀、密度增高；C、D. CT 平扫及 MPR 重建图像示胫骨远端骨骺骨皮质连续性中断，见小骨片影稍分离，周围软组织肿胀

十、慢性骨髓炎

【正常解剖】

儿童长骨干骺端与骨骺尚未联合，因此细菌较易停留并繁殖。儿童骨髓炎最易发生的部位为四肢长骨干骺端，且以下肢多见。

【影像表现】

骨髓炎是一种骨的感染，症状可能包括特定骨骼疼痛，伴有红肿、发热和虚弱。儿童最常见的发生部位是胳膊和腿的长骨，而成人好发于脚，脊柱和髋关节。通常是细菌感染，很少是真菌感染，可能通过血液或周围组织传播。儿童骨髓炎可由于局部创伤引起。通常根据症状初步临床诊断，然后经血液、影像检查或活检证实。但儿童相当一部分低毒性感染无任何症状，或由于无法准确表达，直接演变为慢性骨髓炎，直至出现骨骼变形方被发现。治疗多采用抗炎和手术。

　　骨质增生硬化是慢性化脓性骨髓炎修复过程中的反应。其骨膜反应多广泛而明显，且形态多变，常呈多层状、花边状、断续或呈包壳状，增生的骨膜往往与骨干皮质融合一起，使患骨密度明显增高并增粗变形。包壳可伴有瘘道形成，表现为通向软组织的透亮影。骨髓腔内骨质破坏区被肉芽组织、脓液充填形成死腔，表现为边界锐利、轮廓整齐或不规则的透亮区域，其内常含有死骨。死腔和死骨的消失是慢性骨髓炎愈合的标志。

【易漏诊因素】

　　1. 无明确急性骨髓炎病史，相当一部分儿童慢性骨髓炎无任何症状，亦无前期急性骨髓炎病史，出现骨骼畸形方来就诊。

　　2. 儿童慢性骨髓炎死骨出现较少。

【诊断要点】

　　1. 广泛的骨质增生硬化，广泛的骨膜增生，受累骨粗细不等变形（图4-4-18）。

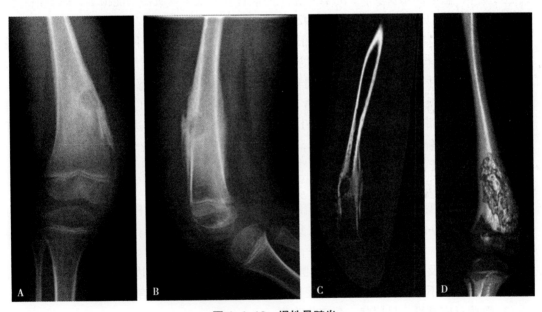

图 4-4-18　慢性骨髓炎

A、B.膝关节正侧位，股骨远端密度增高，内见类圆形低密度影边缘见硬化性骨膜反应；C、D. CT多平面重组及容积重建，可见股骨远端类圆形骨质破坏区，其内见点状高密度影，周围髓腔密度增高，皮质增厚伴骨膜反应

　　2. 破坏区内有死腔、死骨存在。

　　3. 仔细寻找死腔及死骨，这是慢性骨髓炎影像诊断的主要依据；但广泛的骨质增生

可能会将其遮盖，需从以下几个方面寻找：①骨增生硬化区内无纹理区；②骨膜反应临近处常有破坏灶；③窦道或软组织肿胀区附近。

4. 必要时 CT、MRI 进一步检查。

【鉴别诊断】

①骨样骨瘤；②骨结核；③尤因肉瘤等。

十一、长骨朗格汉斯细胞组织细胞增生症

【正常解剖】

朗格汉斯细胞组织细胞增生症骨骼改变表现为局限性骨质破坏缺损，可累及全身任何一骨，以扁骨多见，尤其是颅骨最常见。脊柱、骨盆、股骨、肋骨、下颌骨、锁骨、肩胛骨也是好发部位，四肢其余各骨较少见。

【影像表现】

朗格汉斯细胞组织细胞增生症（Langerhans cell histiocytosis，LCH）是一组来源于骨髓的朗格汉斯细胞的异常增生，伴有数量不等的中性粒细胞、嗜酸性粒细胞、淋巴细胞、浆细胞及多核巨细胞浸润，而引起组织破坏的疾患，免疫组化表现为 s-100、cd1a、langerin 阳性，电镜下组织细胞胞质内含有"Birbeck 颗粒"是诊断 LCH 的金标准。LCH 在任何年龄均可发病，但低龄儿童发病率较高，高峰年龄为 1~3 岁，男孩相对多见。该病临床表现差异极大，轻者仅累及皮肤，重者可累及多器官并造成重要脏器功能损害，患者预后较差，未经治疗的 LCH 患者病死率高达 92.1%。

长骨 LCH 好发于骨干及干骺端，很少累及骨骺。病变起自长骨的骨髓腔，向外发展导致骨皮质变薄，骨质破坏，破坏的骨质常表现为圆形、卵圆形病灶；骨破坏类型亦分为囊状破坏和溶骨性破坏，常见骨嵴或骨间隔，易突破骨皮质出现葱皮状或层状骨膜反应。多伴有周围软组织肿胀。好发部位股骨，其次为肱骨和胫骨。MRI 信号 T_1WI 为低或等信号，信号强度比邻近肌肉组织高，T_2WI 多表现高信号，部分病灶边缘呈花边样改变，可能是由于病变向各个方向的生长速度不同所致。

【易漏诊因素】

1. 相对而言比炎症及肿瘤等少见。

2. 孤立性病变鉴别较困难，长骨溶骨性骨质破坏且伴有葱皮样骨膜反应，与恶性病变有时难以鉴别；伴有软组织肿胀等改变，与炎性改变鉴别亦困难。

【诊断要点】

1. X 线平片及 CT 表现为髓腔内类圆形、椭圆形密度减低区，边界清晰（图 4-4-19）。

2. 硬化缘多不明显，仅少数出现硬化缘，在 MRI 上呈环形低信号。

3. 骨膜反应常见，呈层状、葱皮状改变。

4. MRI 显示病灶范围较 CT 大，为病灶周围骨髓水肿（图 4-4-19）。

5. 袖套征，较具有特征性；长骨的 LCH 在矢状面或冠状面的 MRI 扫描，病变周围常出现较为特征的袖套征，为病灶周围层状骨膜反应，为嗜酸性粒细胞、单核吞噬细胞浸润刺激皮质骨膜所致。

【鉴别诊断】

①尤因肉瘤；②感染性病变主要为化脓性骨髓炎或者结核；③骨囊肿等。

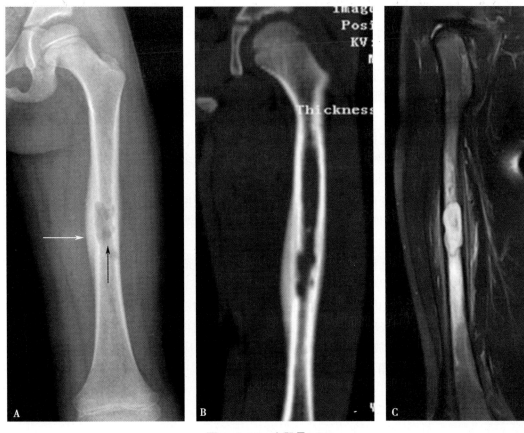

图 4-4-19　左股骨 LCH

A. 左股骨正位平片，左股骨中段椭圆形骨质破坏（黑箭），骨膜增生明显（白箭）；B. CT 冠状位重建图，左股骨中段椭圆形骨质破坏，未见明显硬化边，可见层状骨膜反应，软组织略肿；C. MRI STIR 序列，左股骨中段椭圆形高信号影，髓腔内广泛高信号，周围软组织水肿

十二、尤 因 肉 瘤

【正常解剖】

尤因肉瘤可发生于人体任何骨骼中，以下半身骨骼侵犯为主，骶骨、髂骨和下肢骨骼占所有病例的 2/3。约 50% 以上发生于长骨，40% 发生于扁骨。常见侵犯部位为：股骨、髂骨、胫骨、肱骨和肋骨。

【影像表现】

尤因肉瘤在儿童期仅次于骨肉瘤，是占第二位的最常见的恶性骨肿瘤。好发于 10~15 岁儿童，常见于长骨骨干。患者往往有全身症状，如体温升高、白细胞增多和血沉增速等，颇似骨髓炎改变。疼痛为本病主要症状。

X 线表现为虫蚀状、斑片样溶骨性骨破坏，可融合成片，边界不清。骨质破坏可沿骨干纵轴匀称地扩展、蔓延，范围较广泛。骨质破坏周围可见层状、葱皮样、针样或放射状骨膜新生骨、Codman 三角（为快速生长的肿瘤浸润、破坏骨膜新生骨，而在肿瘤的一端或两端出现三角形骨膜新生骨的残余）和边界不清的软组织肿块，通常肿块较明显。骨破坏区可伴有不规则骨质增生硬化，但多无肿瘤骨形成。

【易漏诊因素】

1. 疼痛不固定，且儿童表达欠佳，易误以为生长痛。

2. 初期和晚期尤因肉瘤的 X 线表现不同，不同部位的表现亦不一致。

【诊断要点】

1. 浸润性溶骨性改变伴葱皮样和袖口样骨膜反应是尤因肉瘤的特征性表现。然而这种经典表现仅见于少数病例，孤立性骨干侵犯约 20%，较多见的是起始于干骺端至骨干的病变。

2. 虫蚀样溶骨性改变可以发生于骨皮质，也可以发生于骨松质，可以融合成片，表现为蜂窝状或大片地图样骨缺损。少数病例表现为单纯的溶骨性改变，大多数病变内伴有骨硬化改变。

3. 反应性骨质增生沉积于骨小梁，使骨小梁增粗致密、融合成片；也可沉积于骨皮质，导致骨皮质不规则增厚（图 4-4-20）。

4. 肿瘤侵犯可在皮质内形成纵行的透亮条纹或皮质内隧道样改变。

5. 特征性骨膜反应表现为多层状骨膜增生，即葱皮样骨膜反应；也可导致与皮质垂直的细小骨针，称为垂直放射状骨膜反应；骨外围骨膜反应中央部分被肿瘤向外扩展而破坏中断，出现 Codman 三角。

【鉴别诊断】

①骨肉瘤；②嗜酸性肉芽肿；③骨髓炎；④骨淋巴瘤。

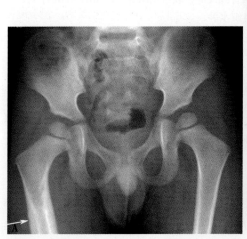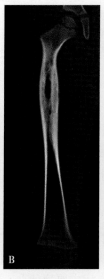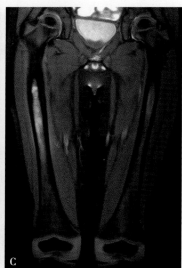

图 4-4-20 右股骨尤因肉瘤

A. 骨盆平片，右股骨近段皮质明显增厚，髓腔密度欠均匀（白箭）；B. 右股骨 CT 重建，可见虫蚀样骨质破坏，纵行透亮线影，骨质增生硬化，少许骨膜反应；C. MRI 冠状位，示骨皮质增厚，髓腔大范围不均匀高信号

十三、Klippel-Feil 综合征

【正常解剖】

颈椎共由 7 块颈椎骨组成，除第 1 颈椎和第 2 颈椎外，其他颈椎之间都夹有一个椎间盘。除第 1、第 2 颈椎结构有所特殊外，其余颈椎与胸、腰段椎骨大致相似，均由椎体、椎弓、突起（包括横突、上下关节突和棘突）等基本结构组成。椎体在前，椎弓在后，两者环绕共同形成椎孔。所有的椎孔相连就构成了椎管，脊髓就容纳其中。颈椎又是脊柱椎骨中体积最小，但灵活性最大、活动频率最高、负重较大的节段。

【影像表现】

先天性颈椎融合畸形也称颈椎分节不良，此病于 1912 年首先由 Klippel 和 Feil 报道，故称为 Klippel-Feil 综合征，由短颈、后发际低和颈部活动受限之三联症组成。半数以上病例并不出现典型三联症，目前 Klippel-Feil 综合征这一术语可应用于两个或两个以上颈椎融合性畸形，表现为颈椎数目减少，颈项缩短，头颈部运动受限，并常伴有其他部位的畸形，少数患者可伴有神经系统障碍。

由于椎体的融合，使颈椎的活动范围明显受限，旋转和侧弯受限尤为明显。多节段和全节段融合活动受限明显，单节段和下节段融合不太明显。此外，这类患者常伴有其他先天性发育畸形，其中以高位肩胛为多见，约占 1/3 左右；其次为面颌部及上肢畸形，约占 1/4；亦可伴有四肢骨骼发育不全及斜颈等畸形。由于短颈畸形，可能继发颈胸段脊柱的后凸和（或）侧凸，并因此而影响胸部的发育。对此类病例尚应注意有无伴发内脏畸形，尤其应注意泌尿系统（肾脏异常者可达 1/3）及心血管系统等。

颈椎常规正位及侧位 X 线平片上均可发现颈椎先天发育性融合畸形的部位与形态，其中以双椎体融合者为多见，而三节以上者甚少。根据病情需要，尚可加摄左、右斜位及动力性侧位片，以全面观察椎节的畸形范围及椎节间的稳定性。对伴有神经受压症状者可争取做 MRI 检查，亦可行 CT 或脊髓造影检查，以确定椎管状态及脊髓受累情况。

【易漏诊因素】

1. 颈椎周围肌肉软组织重叠和儿童患者无法合作，体位欠佳等因素，使其对于寰枕、寰枢关节融合的显示以及其他脊柱畸形细微结构显示较差。

2. 在颈段，半椎体或裂椎畸形属罕见（多见于胸、腰椎节）；但是可以发生裂椎伴其中一列的椎体融合，从而导致斜颈产生，此时侧位片对椎体融合显示欠佳，易漏诊。

【诊断要点】

1. 颈椎融合可以发生于任何节段，上颈段以 C_2 和 C_3 较常见（图 4-4-21），下颈段以 C_6 和 C_7 较常见，还可发生枕骨髁与 C_1 之间的融合。

2. 偶尔伴发上胸椎融合、齿状突发育异常等。

3. 蜂腰征，受累椎体生长受阻前后径短，融合处以外部分继续正常生长形成蜂腰征。

4. 先天性颈椎融合除了位于前部椎体融合之外，椎体后面的椎弓根、椎板和棘突也可以发生融合。

5. 颈椎融合常伴有高位肩胛骨。

【鉴别诊断】

本病需与获得性椎体骨性强直鉴别。

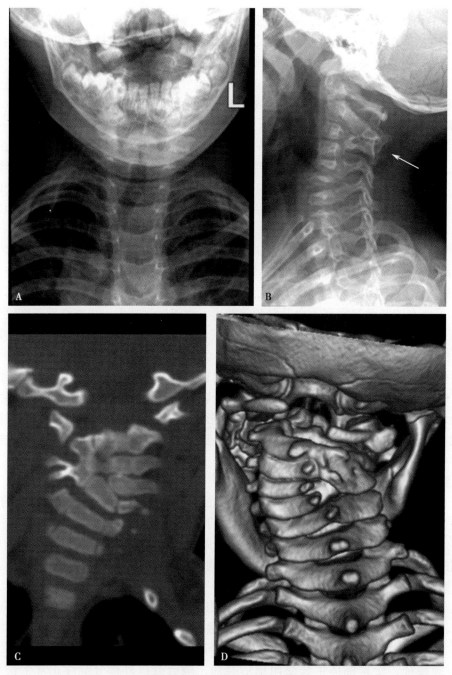

图 4-4-21　Klippel-Feil 综合征

A、B. 颈椎开口正侧位，斜颈就诊，正位片下颌遮挡价值不大，侧位椎体分节似尚可，但上部颈椎间隙略窄、椎板融合（白箭），易被忽视；C、D. 颈椎 CT 多平面重组及容积重建，可见 C_2~C_5 右侧部分融合伴椎板棘突融合，从而导致颈椎歪斜，产生斜颈

（张晓军　韩志江）

参 考 文 献

［1］孙国强.实用儿科放射诊断学［M］.2版.北京：人民军医出版社，2011.

［2］潘恩源.儿科影像诊断学［M］.北京：人民卫生出版社，2007.

［3］曾津津，彭芸，孙国强，等.黏多糖病患者神经系统 CT 及 MRI 表现［J］.临床放射学杂志，2008，
27（12）：1725–1729.

［4］王广新，马丽霞，徐万峰，等.锁骨颅骨发育不全二家系的临床和影像学特点及致病基因突变检测
［J］.中华儿科杂志，2010，48（11）：834–838.

［5］徐万峰，徐希见，唐钧，等.家族性颅骨锁骨发育不全的影像学表现（附 6 例分析）［J］.医学影像
学杂志，2007，17（2）：187–190.

［6］胡雪灵.婴幼儿胸腺的 X 线诊断与鉴别［J］.实用放射学杂志，2009，25（1）.

［7］潘阿善，陈哲，许崇永，等.儿童纵隔神经母细胞瘤和神经节母细胞瘤 CT 表现与病理相关性研究
［J］.临床放射学杂志，2014，33（7）：1066–1069.

［8］魏龙晓，白建军，王耀程，等.儿童纵隔神经母细胞瘤的影像学诊断［J］.实用放射学杂志，2003，
19（12）：1070–1072.

［9］谢利生，蒋银珠，李琦.CT MPR 气道重建在儿童下气道异物中的诊断研究［J］.临床耳鼻咽喉头颈
外科杂志，2014（3）：195–197.

［10］金彪，朱铭.儿童胸部影像学诊断第 9 讲儿童肺结核的影像诊断［J］.中国实用儿科杂志，2004，
19（9）：574–575.

［11］林进汉，刘平，李仲荣，等.新生儿良性气腹症的诊断与治疗［J］.中华小儿外科杂志，2001，22
（3）：199–199.

［12］陈光祥，胡高云，曾薇，等.胎粪性腹膜炎的临床与影像诊断（附 12 例报告及文献复习）［J］.实
用放射学杂志，2008，24（1）：90–92.

［13］张晓军，郭斌，张新荣，等.先天性胃壁肌层缺损的上消化道造影及多层螺旋 CT 诊断［J］.南京
医科大学学报，2009，29（11）：1583–1584.

［14］陈桂玲，张晓军，张新荣，等.儿童四肢长骨郎格汉斯细胞组织细胞增生症影像表现与临床病理对
照分析［J］.中华放射学杂志，2016（2）：110–113.

［15］赵滨，李欣，陈欣.儿童 Klippel-Feil 综合征的影像学诊断［J］.放射学实践，2007，22（4）：
345–347.

［16］Matheus MG，Castillo M，Smith J K，et al. Brain MRI findings in patients with mucopolysaccharidosis
types I and Ⅱ and mild clinical presentation［J］. Neuroradiology，2004，46（8）：666–672.

［17］Manara R，Priante E，Grimaldi M，et al. Brain and spine MRI features of Hunter disease：frequency，
natural evolution and response to therapy［J］. J Inherit Metab Dis，2011，34（3）：763.

［18］Martin R，Beck M，Eng C，et al. Recognition and Diagnosis of Mucopolysaccharidosis Ⅱ（Hunter
Syndrome）［J］. Pediatrics，2008，121（2）：e377.

［19］Kocaoglu M，Bulakbasi N，Soylu K，et al. Thin-section axial multidetector computed tomography and
multiplanar reformatted imaging of children with suspected foreign-body aspiration：Is virtual bronchoscopy
overemphasized［J］? Acta Radiologica，2006，47（7）：746–751.

［20］Andronikou S，Brauer B，Galpin J，et al. Interobserver variability in the detection of mediastinal and hilar
lymph nodes on CT in children with suspected pulmonary tuberculosis［J］. Pediatr Radiol，2005，35
（4）：425–428.

［21］Giuliani S，Franklin A，Pierce J，et al. Massive subcutaneous emphysema，pneumomediastinum，and
pneumopericardium in children［J］. J Pediatr Surg，2010，45（3）：647–649.

［22］Mcalister WH，Kronemer KA. Emergency gastrointestinal radiology of the newborn［J］. Radiol Clin North

Am, 1996, 34 (4): 819-844.

[23] Epelman M, Daneman A, Navarro O M, et al. Necrotizing enterocolitis: review of state-of-the-art imaging findings with pathologic correlation [J]. Radiographics, 2007, 27 (2): 285-305.

[24] Duran R, Inan M, Vatansever U, et al. Etiology of neonatal gastric perforations: review of 10 years' experience [J]. Pediatr Int, 2007, 49 (5): 626-630.

第五章

乳腺易漏诊误诊疾病

第一节 概　　述

乳腺影像学检查已从单纯的乳腺 X 线摄影发展到目前的乳腺断层摄影、能谱、B 超、MRI、PET/CT 等多种技术及各种技术的综合应用，并在乳腺疾病普查及诊断中得到广泛的应用。但是，考虑时间、经济成本效益的因素，就现阶段而言，乳腺 X 线摄影仍然是乳腺疾病筛查及诊断的首选方法。乳腺摄片的质量、乳腺腺体组织分类及对乳腺疾病征象的认知，直接影响放射科医生的判读。

1. 摄片质量　一张好的乳腺侧斜位（mediolateral oblique，MLO）片显示如下：乳房被推向前上，乳腺实质充分展开，腺体后部脂肪组织充分显示。腋下及胸大肌可见，胸大肌较松弛，下缘达乳头水平或以下。乳头在切线位。一张好的乳腺头尾位（cranio-caudal，CC）片显示如下：乳房在片子的中央，乳头切线位，小部分胸大肌可见，内侧乳腺组织充分显示，外侧乳腺组织可能不包括在片中。对于 MLO 及 CC 显示不良或未包全的乳腺实质，可以根据病灶位置的不同选择任何投照位上进行，包括局部加压摄影、放大摄影或局部加压放大摄影。目的是使病灶得以更好地显示而明确病变性质。

2. 乳腺组织分类　有助于判断 X 线诊断的可靠程度，即病灶隐藏在正常乳腺组织中的可能性。主要根据乳腺构成的纤维腺体组织密度高低和分布范围来划分：

（1）脂肪类（ACR a）：双乳几乎都为脂肪。

（2）散在纤维腺体类（ACR b）：纤维腺体密度小区域性分布存在。

（3）不均匀致密类（ACR c）：双乳不均匀性致密，可遮掩小肿块。

（4）极度致密类（ACR d）：双乳极度致密，使乳腺 X 线摄影敏感性降低。

3. 常见征象

（1）肿块：需对肿块形态、边缘和密度进行评估。肿块形态有圆形、类圆形及不规则形，前两者可为良性或恶性，后者多为恶性征象。肿块边缘清晰和遮盖状多用于描述良性病变，边缘小分叶和模糊是可疑恶性征象，边缘星芒状为非常可疑的恶性征象。大多数乳腺癌呈等或高密度，极少数乳腺癌呈低密度，脂肪密度为良性表现。

（2）钙化：形态学上，良性钙化包括皮肤钙化、血管钙化、粗糙或爆米花样钙化、粗棒样钙化、圆或点状钙化、环形钙化、钙奶样钙化、缝线样钙化、营养不良钙化，可疑恶性钙化形态包括模糊不定形、粗糙不均匀、细小多形性及细线样或线样分支。钙化分布有 5 种，危险性由低到高依次为弥漫分布、区域分布、成簇分布、线样分布和段样分布。

（3）结构扭曲：可能是恶性或放射性瘢痕的征象。

（4）非对称影：为单侧乳腺腺体组织堆积，但不满足肿块的定义。包括非对称、局灶性非对称、大范围非对称及进展性非对称。

（5）伴随征象：包括皮肤凹陷、乳头凹陷、皮肤增厚，腋窝淋巴结增大等。

4. 乳腺 BI-RADS 评估及处理意见

（1）BI-RADS 0：评估未完成；需其他影像检查进一步评估或与前片比较。

（2）BI-RADS 1：阴性，没有需要特别说明的，恶性几率基本为 0%；建议定期常规乳腺筛查。

（3）BI-RADS 2：良性表现，恶性几率基本为 0%；建议定期常规乳腺筛查。

（4）BI-RADS 3：可能为良性，恶性几率 >0%，但 ≤ 2%；建议短期（6 个月）或继续随访。

（5）BI-RADS 4：可疑恶性，恶性几率 >2%，但 <95%；建议组织学诊断。

（6）BI-RADS 5：高度提示恶性，恶性几率 ≥ 95%；建议组织学诊断。

（7）BI-RADS 6：已病理证实为恶性；建议选择临床合适机会手术切除。

5. 正常解剖及影像表现　乳腺位于第 2~6 前肋之间，两侧胸大肌之上，内近胸骨旁，外达腋前线，其外上极形成乳腺腋尾部伸向腋窝。乳腺形态分为圆盘形、半球形、圆锥形、下垂形。乳腺主要由输乳管、乳叶、乳小叶、腺泡以及位于它们之间的间质（脂肪、纤维、血管及淋巴管等）所构成。成人一侧乳房内共由 15~25 支乳管构成，它们起自乳头皮肤的开口部向乳房内部呈放射状延伸。乳腺腺体在乳腺 X 线摄影上呈片状致密影，边缘不清或部分清，不同程度分布于乳腺内。

6. 易漏误诊因素

（1）乳腺 X 线摄影是形态学检查方法，主要依据乳腺病变的大小、形态、边缘、密度等形态学指标对其进行诊断，存在其固有的局限性，即使在最佳的摄影和诊断条件下，仍有较高的漏诊率及误诊率，特别是在致密型乳腺、乳腺手术后或乳腺成形术后。

（2）良恶性病变的影像学特征存在交叉，部分良性病灶可呈浸润性生长方式，其病灶形态与乳腺恶性肿瘤相类似，如观察不仔细可造成误诊；而部分恶性肿瘤病灶亦可呈局限性膨胀性生长、移动性良好、表面平滑等，故在乳腺 X 线摄影上表现为等或稍高密度，边界清楚肿块，不易与其他良性肿瘤鉴别。

（3）乳腺 X 线检查是重叠性影像，因为影像的重叠而造成病变形态学的部分缺失，更易造成不同乳腺疾病的"同病异影、异病同影"。

（4）医师对乳腺的少见、罕见肿瘤认识不足，诊断思路狭窄，忽略细节，亦会导致错误判断。

乳腺 X 线检查是 40 岁以上中国女性患者乳腺筛查的首选检查，但 X 线检查存在其固有的局限性，为减少漏诊及误诊，影像科医师首先要掌握各种疾病常见征象，结合患者临床病史，对影像表现进行最终诊断及分类评估，为广大患者提出合理建议，更好的服务临床，服务患者。

第二节　乳腺良性疾病

乳腺良性疾病是指包括增生性病变、炎症性病变及良性肿瘤的一组疾病，部分良性病变亦是癌前病变，使妇女罹患乳腺癌的几率明显增高，因此，乳腺良性病变的影像诊断不能忽视。本章节列举临床常见的乳腺良性疾病，包括纤维腺瘤、导管内乳头状瘤、错构瘤、硬化性腺病、乳腺炎、脂肪坏死、乳头腺瘤，分析漏诊误诊因素及影像表现，使术前诊断及评估更加精准。

一、纤维腺瘤

【概述】

乳腺纤维腺瘤是女性最常见的良性乳腺肿瘤，最常见于20~30岁女性，好发于外上象限，临床多表现为可触及肿块，生长缓慢，触诊光滑，可移动，有一定的硬度或弹性。

【易漏诊因素】

乳腺纤维腺瘤好发于年轻女性，亚洲女性腺体以不均匀致密类和极度致密类较多见，发生于年轻女性的体积较小的纤维腺瘤极易因腺体遮蔽而出现漏诊。

【诊断要点】

1. 了解患者病史及临床表现，询问患者发现肿块的时间，近期有无迅速增大；对于临床可触及肿块的部位应重点观察，触诊时应观察肿块的表面是否光滑，移动度是否良好等情况。

2. 纤维腺瘤 X 线表现与腺体背景及自身病理类型不同而有所差异。脂肪型及散在纤维腺体型乳腺，纤维腺瘤常表现为圆形、椭圆形伴或不伴分叶的高或等密度、边界清晰结节或肿块，密度多均匀，周围可见晕环征，伴发钙化时最常见为粗大不规则钙化，部分可出现瘤周钙化。位于致密乳腺的纤维腺瘤常无明显边界，易因腺体遮蔽而出现漏诊（图5-2-1）。

3. 对于临床可触及肿块而 X 线检查阴性的患者，建议行超声或 MRI 检查。

【鉴别诊断】

1. 乳腺囊肿：两者鉴别较困难，但乳腺囊肿出现钙化时多位于周围，呈环形；纤维腺瘤其钙化多位于中间，呈粗大结节状或不规则状。

2. 黏液腺癌：黏液腺癌发病年龄偏大，边界多模糊有分叶，没有晕征，肿瘤周围的结构可出现扭曲、牵拉和变形，亦可出现皮肤增厚等间接征象。

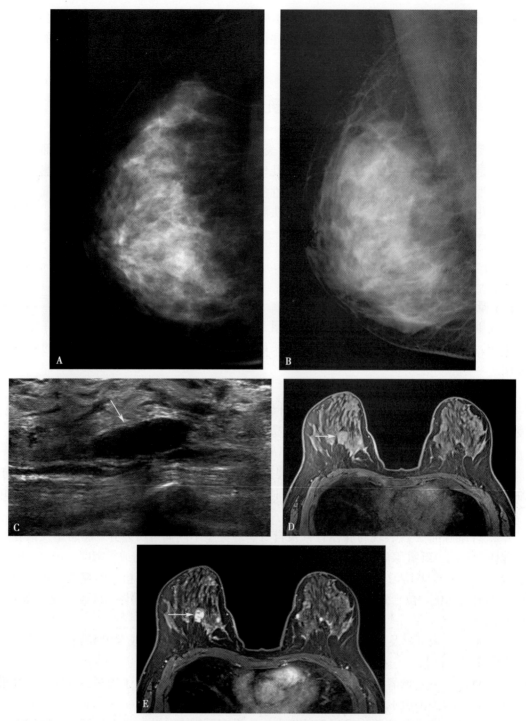

图 5-2-1　右乳纤维腺瘤

A、B.乳腺 X 线摄影示右乳腺体极度致密类，右乳增生改变，拟 BI-RADS 2 类；C.超声示右乳低回声结节影（白箭），边界光整，拟 BI-RADS 3 类；D、E. MRI 平扫及增强 T_1WI 序列示右乳中部等 T_1 信号结节（白箭），边界清晰，增强后显著强化，内见条状不强化区，拟 BI-RADS 3 类。病理诊断：右乳纤维腺瘤伴灶区上皮增生

二、导管内乳头状瘤

【概述】

乳腺导管内乳头状瘤是较常见的乳腺良性肿瘤，可见于任何年龄，发病高峰在 40~50 岁，病程一般较长，多因乳头溢液或乳腺肿块就诊，溢液可为血性或浆液性。

【易漏诊因素】

1. 多数位于乳晕后区的病例因缺乏阳性表现而漏诊。

2. 位于乳腺实质内的导管内乳头状瘤影像学表现各异，容易误诊。

【诊断要点】

1. 对于有乳头溢液的患者，应特别注意观察乳晕后区，对于临床触诊肿块的患者，则应更注重乳腺腺体观察。

2. 临床表现：①中央型乳头状瘤乳腺 X 线摄影多为阴性表现（图 5-2-2），少数表现为乳头后方条状导管扩张、小结节、多形性微钙化及非对称影等（图 5-2-3）。②周围型乳头状瘤常表现为肿块，其次为非对称影伴或不伴钙化、单纯钙化、成簇结节及结构扭曲。肿块多呈高或等密度，圆形或卵圆形伴分叶，少数表现为境界清晰或不规则形，个别可伴有微钙化。

3. 阅片时应仔细观察，部分位于乳晕后区的病灶较小，对于不确定的病灶，可局部加压放大摄影，以减少漏诊。

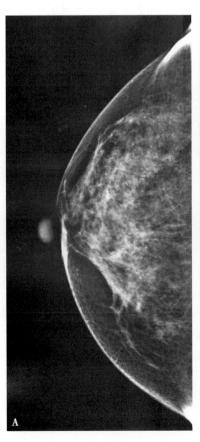
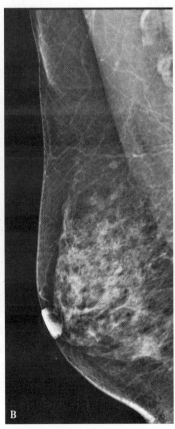

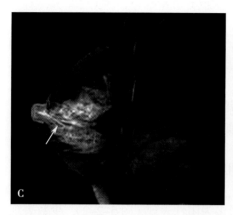
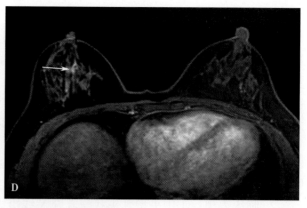

图 5-2-2 右乳导管内乳头状瘤

A、B.乳腺 X 线摄影示右侧乳腺增生改变，拟 BI-RADS 2 类；C、D. MRI T_1WI 增强示右乳导管扩张伴强化（白箭），拟 BI-RADS 3 类，考虑导管内病变可能。病理诊断：右乳导管内乳头状瘤，内见小灶坏死

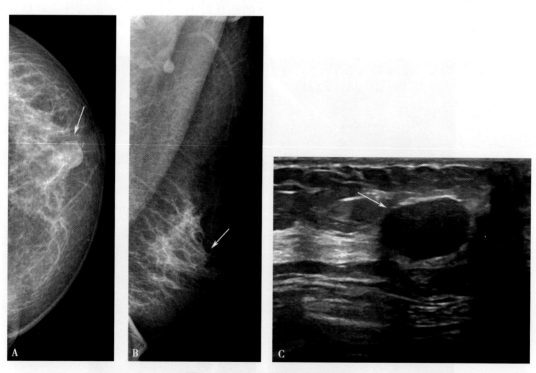

图 5-2-3 左乳导管内乳头状瘤

A、B. 乳腺 X 线摄影示左乳乳头后方类圆形高密度影（白箭），拟 BI-RADS 3 类；C.超声示左乳乳晕区椭圆形低回声实性结节（白箭），边缘清晰，内部回声均质，拟 BI-RADS 3 类。病理诊断：左乳导管内乳头状瘤

4. 导管内乳头状瘤发生导管扩张的概率较高，X 线对导管扩张显示较差，对于临床表现为乳头溢液的患者建议进行乳腺导管造影、超声检查或乳管镜检查，能更好地显示扩张导管及导管内病变。

【鉴别诊断】

1. 导管内乳头状癌：好发于绝经后的老年女性，病灶多见于乳晕后区，易与皮肤粘连，钙化多见，可有腋窝淋巴结转移。

2. 乳腺癌：发病年龄较导管内乳头状瘤大，乳房内可触及质硬肿物，边界欠清，活动度差，可伴有橘皮样外观、酒窝征，乳房变形、乳头凹陷等。

三、错　构　瘤

【概述】

乳腺错构瘤是由不同数量的纤维、腺体及脂肪组织构成，临床上比较少见，一般无明显临床症状或触及无痛性的乳腺肿块。

【易漏诊因素】

1. 乳腺错构瘤表现为混合密度的肿块有时类似正常的乳腺组织，容易出现漏诊。

2. 乳腺错构瘤表现为脂肪密度和高密度的肿块则易误诊为脂肪瘤和纤维腺瘤。

3. 乳腺错构瘤发病率低，应加强对此病影像学的认识，避免因经验缺乏而出现漏诊。

【诊断要点】

1. 乳腺错构瘤触诊较柔软，与常见肿瘤触诊不同，对于触诊柔软肿块的患者应特别注意排除错构瘤。

2. 乳腺错构瘤的 X 线表现取决于其脂肪、腺体及纤维组织的成分比例，可分为混合型、脂肪型及纤维腺体型；

（1）混合型：最常见，表现为高低不等混合密度肿块，可见光滑包膜，在低密度基础上出现密度不均匀，高密度基础上呈"蜂窝症"（图 5-2-4）。

（2）脂肪型：可见完整包膜的脂肪样低密度灶，内见斑片状高密度影，易误诊为脂肪瘤。

（3）纤维腺体型：肿块致密，边界清晰，可混杂少量低密度影，易误诊为纤维腺瘤或囊肿。错构瘤出现钙化时，多表现为圆形、斑块状及不定形钙化。

【鉴别诊断】

1. 脂肪瘤：多位于皮下与腺体层表面，与腺体重叠时和错构瘤较难鉴别，可通过局部点压观察内部是否有腺体组织。

2. 纤维腺瘤：需与纤维腺体型错构瘤鉴别，纤维腺瘤密度更加均匀，钙化发生率较错构瘤高，多表现为粗大不规则钙化。

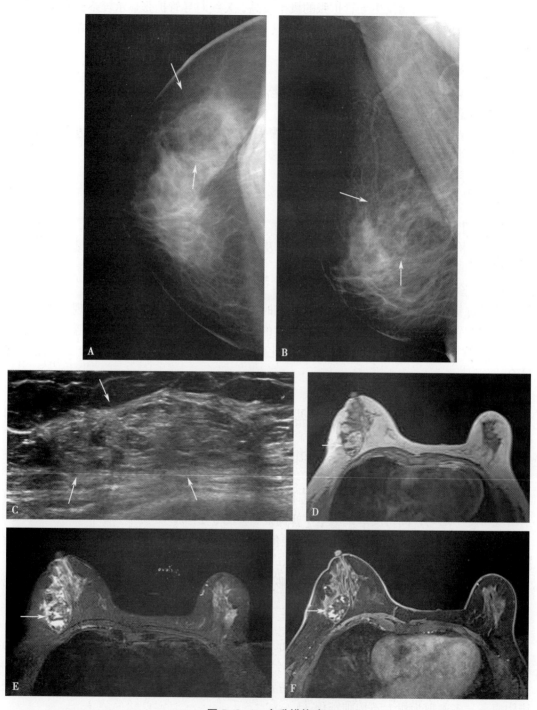

图 5-2-4 右乳错构瘤

A、B. 乳腺 X 线摄影（初诊时由于经验不足而出现漏诊），回顾性分析可见右乳外上象限团片状低密度区（白箭），其内密度不均，边界清；C. 超声示右乳混合回声结节（白箭），拟 BI-RADS 3 类；D~F. MRI 示右乳外下象限含脂肪信号结节（白箭），内呈不均匀显著强化。病理诊断：右乳符合错构瘤改变

四、乳腺硬化性腺病

【概述】

乳腺硬化性腺病是乳腺腺病的一种亚型，其发病率较低，约占乳腺疾病的2%。好发于围绝经期女性，可单侧或双侧发病，多无明显临床症状，常于体检时发现。

【易漏诊因素】

乳腺硬化性腺病病理学上常合并其他病变，其影像学表现复杂多样，有较高的漏诊、误诊率。

【诊断要点】

1. 乳腺硬化性腺病的临床表现无特异性，对于可触及肿块的患者应重点观察，减少漏诊。

2. 乳腺硬化性腺病在X线摄影上多表现为非对称性致密影、不规则结节或肿块，结构扭曲、伴或不伴簇状分布的钙化（图5-2-5）。

3. 增加对硬化性腺病的认识，其影像学表现复杂多样，由于部分硬化性腺病可表现恶性征象，对于此类患者应进一步行超声或MRI检查。

【鉴别诊断】

乳腺癌：发病年龄较硬化性腺病偏大，临床多表现为无痛性可触及肿块。乳腺癌的钙化发生概率更高，多表现为恶性钙化，病灶边缘毛刺，可伴有皮肤增厚、乳头内陷、淋巴结转移等间接征象。

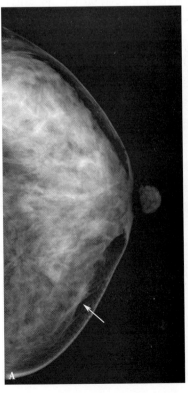
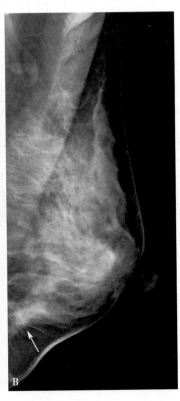

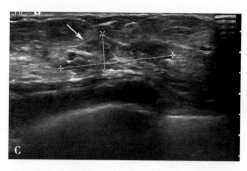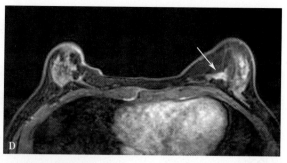

图 5-2-5　左乳硬化性腺病

A、B.乳腺 X 线摄影示左乳内下象限局部腺体肥厚紊乱伴毛刺（白箭），拟 BI-RADS 4C 类；C.超声提示左乳下部局部腺体回声改变伴钙化（白箭），BI-RADS 4C 类；D. MRI 增强提示左乳内下象限结节灶（白箭），拟 BI-RADS 4B 类。病理诊断：左乳硬化性腺病伴导管上皮增生，灶性导管上皮乳头状增生

五、乳　腺　炎

【概述】

乳腺炎是妇女常见的乳腺疾病之一，按照乳腺状态可分为哺乳期乳腺炎和非哺乳期乳腺炎。

【易漏诊因素】

乳腺炎的影像表现复杂多变，无明显临床特征的情况下，病变范围较小且缺乏特异性时易因腺体遮蔽而出现漏诊或诊断为乳腺增生，表现为肿块时则与乳腺癌鉴别困难。

【诊断要点】

1. 哺乳期乳腺炎临床多表现为发热、白细胞及血沉增高，乳腺局部红肿热痛，可伴腋下淋巴结肿大，哺乳期乳腺炎因疼痛明显一般不做乳腺 X 线摄影检查。

2. 非哺乳期乳腺炎常以乳房肿块或乳头溢液就诊，触诊肿块多边界不清，质地坚硬或中等，部分患者无明显临床症状。

3. 乳腺 X 线摄影常表现为局限性或弥漫性非对称性致密（图 5-2-6）、结构扭曲及边界清晰或不清晰肿块，病灶密度等或稍高，部分病例乳晕后方可显示扩张导管，其对乳腺炎诊断有重要的提示价值，部分病变累及乳头或皮肤，少数 X 线检查为阴性。

4. 表现为肿块的乳腺炎部分边缘模糊甚至见假毛刺，应注意与乳腺癌鉴别，乳腺癌毛刺根粗尖细，乳腺炎假毛刺粗细较均匀，对于这类患者应密切结合病史及临床查体，并行超声或 MRI 检查。

【鉴别诊断】

1. 炎性乳腺癌：典型乳腺 X 线摄影表现为全乳弥漫性密度增高伴或不伴肿块、钙化、非对称影及结构扭曲，皮下水肿、皮肤增厚，乳头凹陷发生率较乳腺炎高。

2. 乳腺增生：与乳腺炎鉴别点为乳腺增生不会累及皮下脂肪间隙，也不会出现厚皮征。

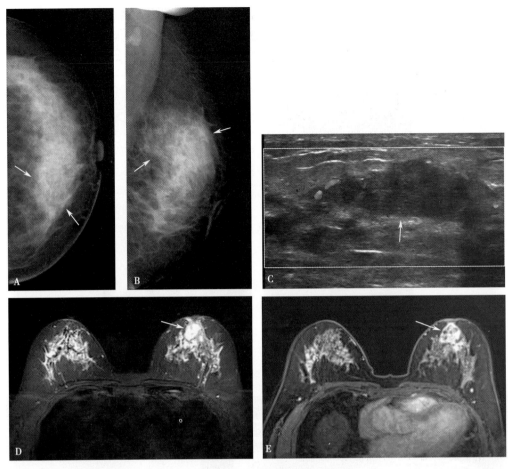

图 5-2-6 左乳乳腺炎

A、B.乳腺 X 线摄影示左乳内上局部腺体呈非对称改变（白箭），拟 BI-RADS 0 类；C.超声示左乳低回声区，CDFI 示其内少许血流信号，拟 BI-RADS 4A 类；D、E. MRI 示病灶在 T_2WI 呈环形等信号，中心高信号，增强后呈环形强化，壁欠规则（白箭），拟 BI-RADS 3 类，脓肿可能。病理诊断：左乳穿刺乳腺组织内见弥散淋巴、浆细胞及少量嗜酸性粒细胞浸润，灶性较多中性粒细胞浸润伴泡沫细胞反应

六、乳腺脂肪坏死

【概述】

乳腺脂肪坏死是脂肪组织失去血供后发生的非化脓性无菌性炎症反应，是一种少见的乳腺良性病变，多发生于外伤或医源性创伤后。

【易漏诊因素】

1. 部分隐匿性外伤或病史不明确的患者，较难单纯凭 X 线表现诊断该病。

2. 部分乳腺脂肪坏死的 X 线可表现为肿块或结构扭曲，易出现误诊。

3. 发病率较低，对疾病影像学表现认识有限而出现漏诊误诊。

【诊断要点】

1. 外伤、穿刺及手术等病史等对乳腺脂肪坏死的诊断十分重要，尤其注意询问患者是否有隐匿性外伤史，以减少漏诊。

2. 位于脂肪层的脂肪坏死较易诊断，主要表现为脂肪层内片絮状、星芒状、索条状、网状中等密度结节（图 5-2-7）。位于乳腺内部的脂肪坏死，主要表现为脂性囊肿伴囊壁细小或粗大钙化、不对称致密影、边缘不规则，结构扭曲的肿块或结节。

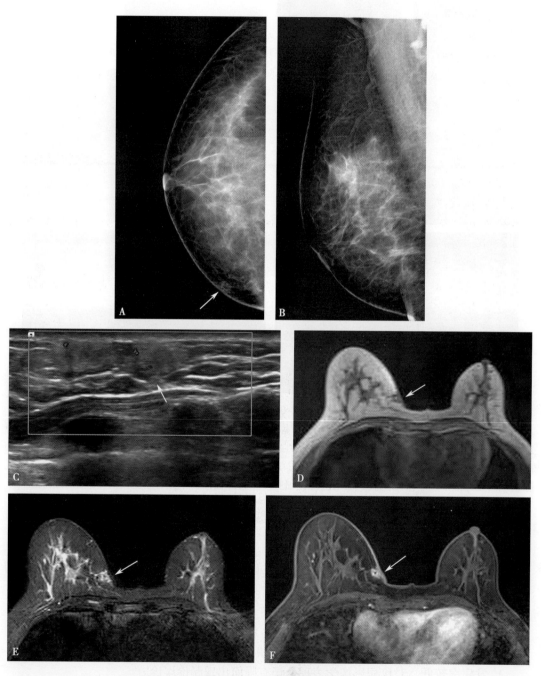

图 5-2-7 右乳脂肪坏死

A、B. 乳腺 X 线摄影示右乳内侧皮下星芒状稍高密度影（白箭），MLO 不明显（初诊时误诊为皮肤病变）；C. 超声示右乳脂肪层内混合回声团块（白箭），拟 BI-RADS 3 类；D～F. MRI 示右乳内下象限皮下含脂肪信号结节影（白箭），增强后病灶边缘强化明显，拟 BI-RADS 3 类，脂肪坏死可能。病理诊断：右乳脂肪坏死结节伴组织细胞、异物巨细胞反应、纤维组织增生、炎症细胞浸润

3. 对于疑似脂肪坏死的患者可进行 MRI 压脂及非压脂观察病灶中央是否存在脂肪信号，对于难以确诊的患者，可短期超声随访观察到病灶因坏死纤维化而缩小的趋势。

4. 加强对本病的认识，位于皮下及脂肪层的病变要考虑到脂肪坏死的可能性。

【鉴别诊断】

1. 乳腺癌：高密度肿块，病灶边缘毛刺，多伴恶性钙化。

2. 积乳囊肿：急性期积乳囊肿表现为圆形或卵圆形高密度结节或肿块，继而可表现为上层脂肪下层液体的脂液平，后期囊肿中的乳汁形成固体结节，可伴块状钙化。

七、乳头腺瘤

【概述】

乳头腺瘤是一种少见的发生于乳头的良性肿瘤，其发病率不足乳腺良性肿瘤的 1%。常见青春期以后女性。

【易漏诊因素】

由于乳头腺瘤与正常乳头组织密度类似，在乳腺 X 线摄影片上肿块不易显示，极易漏诊。

【诊断要点】

1. 乳头腺瘤位于乳头或乳晕，临床上常有乳头红肿、糜烂、渗出、反复结痂等症状，其临床表现对诊断帮助有限，易被误诊为乳头 Paget 病。

2. 乳头腺瘤与正常乳头组织密度类似，在乳腺 X 线摄影片上常无阳性发现（图 5-2-8），有报道提示乳腺 MLO 部分病变可见钙化。

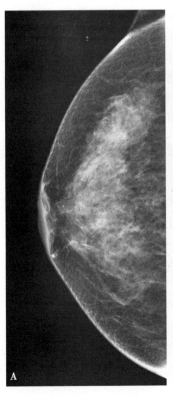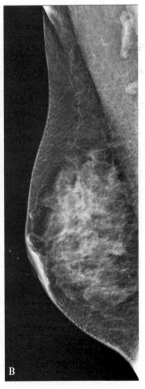

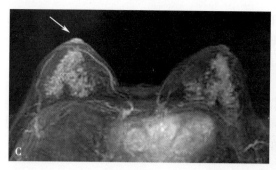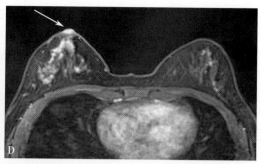

图 5-2-8 右乳头腺瘤

A、B.乳腺 X 线摄影示右侧乳头未见明显占位性病变；C、D.MRI 示右侧乳头较左侧乳头强化明显（白箭），拟 BI-RADS 3 类。病理诊断：右乳头腺瘤伴大汗腺化生，表面上皮湿疣样变，局灶糜烂

3. 乳头腺瘤影像学检查漏诊和误诊均较易发生，对于临床怀疑乳头疾病的患者，可行 MRI 检查，必要时行穿刺活检。

【鉴别诊断】

乳头 Paget 病：好发于绝经后妇女，乳头乳晕处出现湿疹样改变。乳头后方可出现多形性或点状钙化，可伴局部密度增高；部分亦可出现乳腺内肿块或不对称影。

（潘淑淑　阮玫　石凤军）

第三节　乳腺恶性疾病

乳腺恶性肿瘤已经成为日益威胁女性生命安全和身体健康的恶性肿瘤之一，但是时至今日，我国妇女的乳腺癌影像学早期检出率仍远低于欧美发达国家，特别是基层医疗机构在乳腺影像设备、技术水平的落后状态、乳腺影像学专业人才的相对匮乏，都决定我国影像学事业发展任重而道远。本节通过分析导管原位癌、浸润性导管癌、浸润性小叶癌、黏液腺癌、乳腺实性乳头状癌、小管癌、髓样癌、淋巴瘤漏诊误诊因素，讲解疾病诊断要点，以期提高基层乳腺恶性肿瘤的"早诊"水平，以更好地适应乳腺癌防治体系。

一、导管原位癌

【概述】

导管原位癌即肿瘤细胞局限于导管基膜而无周围间质浸润的癌，可发展或不发展成浸润性癌，其预后较好。其发病率逐年上升，发病年龄亦呈年轻化趋势。

【易漏诊因素】

1. 不表现为钙化的导管内癌常因患者腺体致密遮蔽病灶或病灶表现缺乏特异性而漏诊。

2. 少数钙化型导管内癌则因表现为类良性钙化而出现误诊。

【诊断要点】

1. 乳腺 X 线摄影对表现为钙化的导管内癌诊断敏感度很高，达 100%，钙化形态以细小多形性钙化、粗糙不均质钙化、模糊不定形钙化多见，钙化分布段样或成簇分布最常见。

2. 乳腺 X 线摄影对表现为肿块型的导管内癌敏感性较低，易出现误诊或漏诊，尤其是致密型腺体（图 5-3-1），呈高密度或等密度，形态呈不规则、椭圆形或分叶状，边界模糊。

3. 少数导管内癌表现为非对称性影（图 5-3-2）、结构扭曲、类良性钙化。

【鉴别诊断】

1. 浸润性导管癌：多表现为软组织肿块影，伴或不伴钙化，肿块边界多不规则或不清晰，密度较高，也可呈不规则边界的星芒状影。

2. 导管内乳头状瘤：周围型导管内乳头状瘤亦可表现为肿块、局灶性非对称、结构扭曲等，较少出现钙化，出现钙化时以微钙化多见。

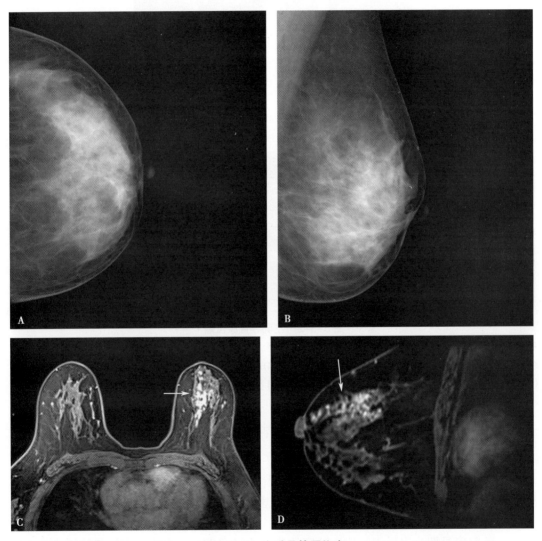

图 5-3-1　左乳导管原位癌

A、B. 乳腺 X 线摄影示左乳腺增生改变，拟 BI-RADS 2 类；C、D. MRI 示左乳内上象限段样分布强化（白箭），拟 BI-RADS 4C 类，导管原位癌可能。病理诊断：左乳穿刺中 - 高级别导管原位癌

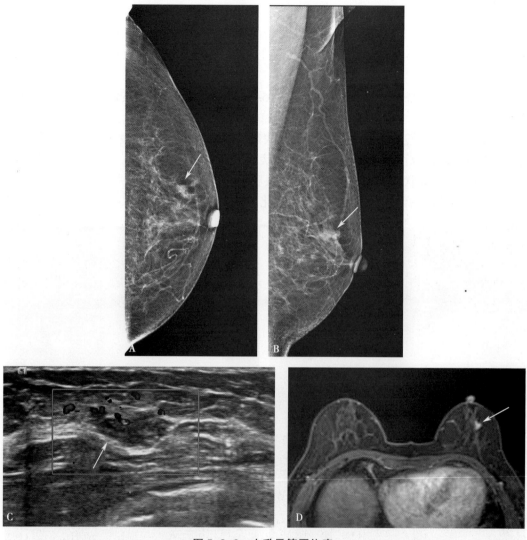

图 5-3-2 左乳导管原位癌

A、B. 乳腺 X 线摄影示左乳外上象限小片状腺体肥厚（白箭），拟 BI-RADS 3 类。C. 超声示左乳低回声结节（白箭），CDFI 内可见少许血流信号，BI-RADS 4B 类；D. MRI 增强示左乳外侧不规则明显强化结节（白箭），似沿导管走形，边缘欠光整，拟 BI-RADS 4B 类。病理诊断：左乳低级别导管原位癌

二、浸润性导管癌

【概述】

乳腺浸润性导管癌是最常见的乳腺癌类型，由异型导管上皮发展而来，近年来发病率呈逐年上升趋势，仅次于宫颈癌，成为严重危害妇女生命健康的疾病。

【易漏诊因素】

1. 乳腺癌早期尚未形成肿块、肿瘤的非肿块浸润生长、腺体致密掩盖肿块是常见的漏诊、误诊因素。

2. 部分病例的不典型表现，如仅表现为非对称影，边界欠清，无具体肿块形态及轮

廓；少数浸润性导管癌钙化可能分散分布，个别甚至呈类似良性钙化形态。

【诊断要点】

1. 掌握乳腺浸润性导管癌好发年龄及部位，一般常见于中老年人，罕见于青少年。好发于外上象限。

2. 重视乳腺的触诊检查：乳腺浸润性导管癌最常见的症状是触及无痛肿块，触诊病变大小通常大于影像学检查所示病变大小，肿块边界不清、质地较硬、活动度差。

3. 充分与患者沟通，了解病程的进展，当病情发展到一定程度，可有不同程度的疼痛，表现为阵发性或持续性刺痛、钝痛、胀痛或放射性痛，有沉重感或深部灼热感。部分伴患侧上肢和肩部牵拉样痛。

4. 掌握浸润性导管癌常见的影像学表现，乳腺 X 线摄影可表现为肿块伴或不伴钙化（图 5-3-3）、非对称伴或不伴钙化、单纯钙化、结构扭曲等，可伴皮肤局限性增厚或回缩、乳头凹陷、血供异常、腋窝淋巴结肿大及导管改变。

5. 有些浸润性乳腺癌的 X 线仅表现为非对称影、稍高密度，边缘模糊，又没有典型恶性钙化灶，且没有"晕征"，局部"结构扭曲"或血管增多等间接恶性征象时，很难与其他良性病变相鉴别，所以对于这样的病例结合其他检查如彩色多普勒超声、MRI，对给出一个精准的诊断是必需的。

【鉴别诊断】

1. 不典型纤维腺瘤。

2. 乳腺脓肿或乳腺炎后钙化：会有乳腺内钙化表现，钙化特点为点状、密度较高、成簇或区域分布，部分可表现为沿脓肿壁呈带状分布特点。

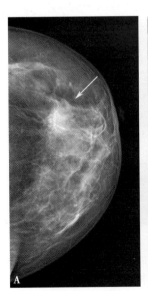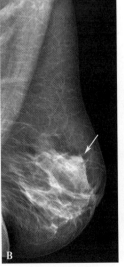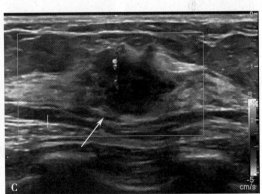

图 5-3-3　左乳浸润性导管癌

A、B. 乳腺 X 线摄影示左乳外上象限肿块影（白箭），见少许毛刺，边界模糊，伴晕征、前方血管影增多，拟 B-RADS 4A；C. B 超示左侧乳腺见一实性低回声结节（白箭），边缘不光整，呈"蟹足样"改变，局部向前略凸向脂肪层，CDFI 示周边及内部可见条状血流信号，拟 BI-RAD 4B。病理诊断：左乳浸润性导管癌

三、浸润性小叶癌

【概述】

浸润性小叶癌，是发病率仅次于浸润性导管癌的原发性乳腺癌，通常伴有小叶原位癌。发生率低，具有特殊的生长方式：在纤维间质中，由单个散在或单行线状分布的非黏附性细胞组成，早期阶段不损害乳腺内在解剖结构，也不引起基质的结缔组织反应，无明显肿块形成，这种特殊的生长方式，导致临床及影像诊断困难。

【易漏诊因素】

1. 乳腺小叶癌 X 线病灶缺乏特异性表现，且常被正常腺体遮掩，导致其假阴性率高。

2. 没有详细了解患者病史，易将手术或放疗后的纤维瘢痕误诊为小叶癌。

【诊断要点】

1. 浸润性小叶癌多见于绝经后女性。在患者就诊时，要重视乳腺的触诊，部分患者可触及无痛性肿块及局部腺体增厚。

2. 浸润性小叶癌影像学表现多样性，乳腺 X 线摄影对该病诊断的敏感性较低，不规则毛刺状肿块及结构扭曲为最常见征象。毛刺状肿块边缘模糊、不规则（图 5-3-4）；少部分病例表现为境界部分清晰的肿块。

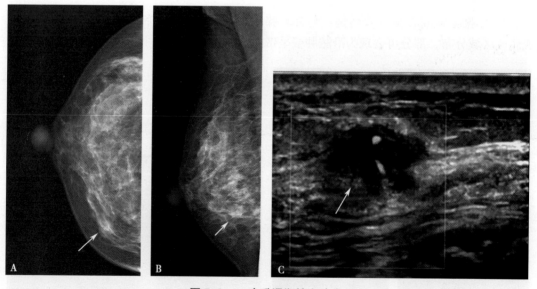

图 5-3-4　右乳浸润性小叶癌

A、B. 乳腺 X 线摄影示右乳内下见等密度结节影（白箭），边缘模糊、毛糙，局部突出于腺体轮廓，考虑良性结节可能，拟 BI-RADS 3 类；C. 乳腺 B 超示右乳内见低回声区（白箭），形态不规则，呈分叶状，边缘毛刺，CDFI 可见彩色血流。病理诊断：右乳浸润性小叶癌

3. 浸润性小叶癌亦可表现为结构扭曲或排列紊乱，因此要详细了解患者病史，有无手术史或放疗病史，避免因未全面了解病史而引起误诊。结构扭曲影像学表现在不同的投射位置变化较大，需与对侧乳腺仔细对比，才可能发现异常。

【鉴别诊断】

1. 术后瘢痕：乳腺术后纤维组织增生可以形成永久性瘢痕组织，与小叶癌的结构扭曲类似。病史是重要的鉴别点。

2. 放疗后改变：放疗病史是鉴别要点；放疗所致的皮下瘢痕性改变，条索感较强，随时间有减轻趋势。

四、黏 液 腺 癌

【概述】

乳腺黏液腺癌又称胶样癌，是指发生在导管上皮黏液腺化生基础上的一种特殊类型的浸润性乳腺癌。根据是否含有细胞外黏液区域的浸润性癌成分，分为单纯型和混合型。

【易漏诊因素】

1. 单纯型黏液腺癌 X 线常表现为边缘光滑的稍低密度肿块，因此与纤维腺瘤等良性病变鉴别困难。

2. 混合型黏液腺癌 X 线常表现为一些典型的恶性征象，又与浸润性导管癌或浸润性小叶癌不易鉴别。

【诊断要点】

1. 掌握黏液腺癌的好发年龄、临床触诊及影像学表现，对各类有效信息进行综合分析，减少误诊的发生。乳腺黏液腺癌常见于绝经后妇女，好发于外上象限。单纯型黏液腺癌病程进展缓慢，临床触诊肿块形态规则，边界清晰，移动性良好，很少触及腋窝淋巴结肿大；混合型黏液腺癌临床特征及影像表现类似于浸润性导管癌，肿瘤体积大者可有皮肤粘连和（或）胸壁的固定。

2. 掌握疾病影像学与病理分型的相关性。单纯型黏液腺癌因肿瘤内富含黏液而更接近良性肿瘤的表现，呈椭圆形、圆形，密度较淡，边界清晰，边缘小分叶（图5-3-5）；混合型黏液腺癌于其他乳腺癌表现类似，形态不规则，边缘模糊，甚至伴长毛刺，亦可表现为微钙化或非对称影。

3. 乳腺 X 摄影对于肿块的性质判断主要依赖于肿块的形态及密度，若患者是老年女性，乳腺 X 线摄影显示肿块密度高，边界清，仍提示有恶性肿瘤的可能性，需进一步行 B 超或 MRI 检查以便进行综合分析。

【鉴别诊断】

1. 髓样癌：髓样癌易发生于年轻妇女，年龄因素为两者鉴别的基础。

2. 纤维腺瘤：纤维腺瘤常见于年轻妇女，多表现为边界清晰、光整肿块，可见晕征，亦可伴有粗大钙化。

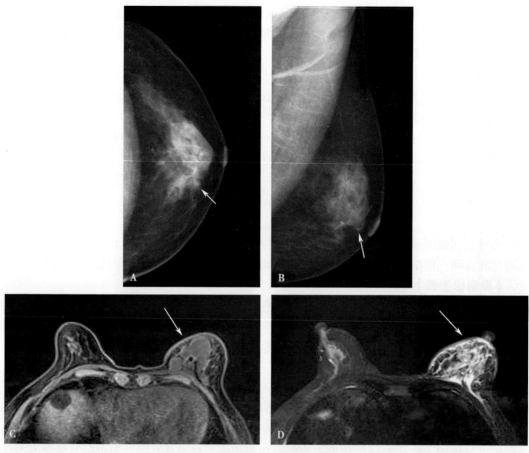

图 5-3-5 左乳黏液腺癌

A、B. 示乳腺 X 线摄影示左乳内后非对称影（白箭），拟 BI-RADS 0 类；C、D. 乳腺 MRI 显示左乳等低 T_1WI 信号影，增强后肿块呈不均匀强化，边缘欠规则，周围乳腺间质水肿明显（白箭），拟 BI-RADS 5 类。病理诊断：左乳黏液腺癌

五、乳腺实性乳头状癌

【概述】

乳腺实性乳头状癌是较少见的乳腺恶性上皮性肿瘤的一个亚型，不足乳腺癌的 1%。WHO（2012）乳腺肿瘤组织学分类将实性乳头状癌分为原位实性乳头状癌、及浸润性实性乳头状癌。

【易漏诊因素】

1. 病变体积过小，且由于周围腺体的遮盖是乳腺 X 线摄影漏诊的主要原因。

2. 实性乳头状癌患者缺乏特异性的症状和体征，触诊阴性。

【诊断要点】

1. 掌握实性乳头状癌的好发年龄及临床表现，该病最常见于绝经后的老年女性患者，临床主要表现为乳头血性溢液和乳房肿块，肿块可单发或多发，质地硬，表面不光滑，活动度差，易与皮肤粘连，较少发生腋窝淋巴结肿大。

2. 结合病史，仔细聆听患者主诉并仔细阅片，实性乳头状癌乳腺 X 线摄影表现多数阴性（图 5-3-6），少数表现为乳头后方结节影，边缘多不规则，或表现为成簇或段样分布的细小多形性钙化伴或不伴局部密度增高。

3. 对于有乳头血性溢液的患者，要重点关注乳晕后区，同时行乳腺导管造影或乳管镜检查，明确肿瘤的部位、范围，对手术切除或病理穿刺有一定的指导意义。

【鉴别诊断】

1. 导管内乳头状瘤：好发于 40~50 岁，发病年龄是两者的鉴别要点，最终确诊依赖病理诊断。

2. 乳腺导管扩张症：导管造影显示导管粗细不均，失去正常规则的树枝状外形，无明显导管内充盈缺损可帮助鉴别。

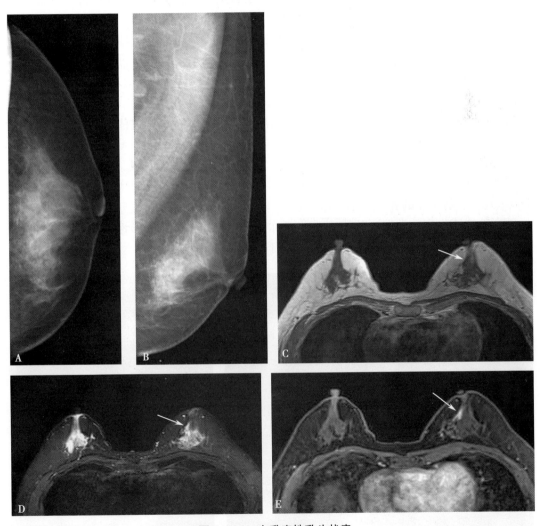

图 5-3-6　左乳实性乳头状癌

A、B. 乳腺 X 线摄影示左乳增生改变，拟 BI-RADS 2 类；C~E. 乳腺 MRI 扫描示左乳头水平内侧可见条线异常信号影（白箭），T_1WI 呈稍低信号，T_2WI 呈高信号影，增强后明显强化，拟 BI-RADS 4A。病理诊断：左乳实性乳头状癌

六、乳腺小管癌

【概述】

乳腺小管癌又称管状癌，是一种预后较好、由高分化小管结构所组成的特殊类型乳腺癌。

【易漏诊因素】

1. 此病灶多发，常呈局限斑片状非对称影，与乳腺腺体增生表现相似，易漏诊。

2. 对乳腺疾病掌握不全面，不能发现细微异常征象，或即使发现细微异常，却未引起足够重视。

【诊断要点】

1. 掌握疾病的临床表现：乳腺小管癌可发生在 23~84 岁女性，平均发病年龄在 50 岁左右，以高龄和绝经后女性多见。临床触诊时可触及不到肿块，或是查体无意间发现。若触诊到肿块，边界大多清晰，质地较硬，与皮肤无粘连，与良性肿瘤难区分。

2. 因小管癌肿块偏小，故常在 X 摄影中首先发现，典型表现为小肿块，长毛刺，常显示毛刺长度大于肿块直径，肿块密度不均，中心密度最高，形态不规则（图 5-3-7）。

3. 乳腺小管癌有时肿块不明显，仅表现非对称影或结构扭曲，少数乳腺小管癌在 X 线摄影时仅见微小钙化，易与硬化性腺病相混淆，因此诊断时需关注疾病的发病年龄及症状。

【鉴别诊断】

1. 硬化性腺病：临床多见于 20~50 岁，影像多数表现为结构扭曲，伴或不伴钙化，少数表现为边缘模糊的肿块及非对称影。

2. 导管原位癌：常见 X 线表现为非对称影或伴结构扭曲，多形性钙化多见，亦可见少许线样钙化，导管原位癌伴钙化的几率高于小管癌。

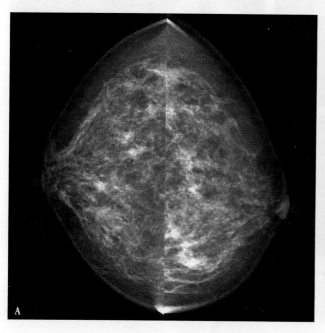
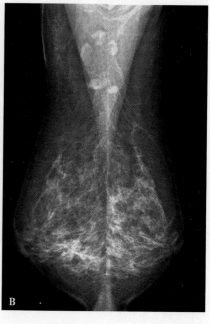

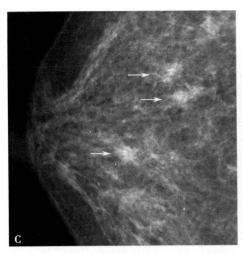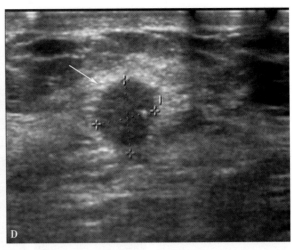

图 5-3-7 双乳小管癌

A~C. 乳腺 X 线摄影示双乳腺见沿导管方向多发局灶斑片、类结节影（白箭），并见散在泥沙钙化，拟 BI-RADS 3 类；回顾性分析双乳见多发小肿块伴毛刺，周围见晕征，其近侧及远侧的导管影增粗，内似有浅小钙化。D. 超声示腺体内见实性低回声（白箭），纵横比大于 1，内见强回声光点，似可见毛刺，拟 BI-RADS 4B 类。病理诊断：双乳小管癌

七、乳腺髓样癌

【概述】

乳腺髓样癌是浸润性乳腺癌的一种特殊病理类型，较少见，约占浸润性乳腺癌的 5%~7%。WHO（2012）乳腺肿瘤分类标准中，将伴髓样特征的癌分为三类，分别是：髓样癌、非典型髓样癌和伴髓样特征的非特殊型浸润性癌。

【易漏诊因素】

1. 致密型腺体背景下，腺体的高密度易遮盖病灶，影响病灶的显示。

2. 部分髓样癌可表现为边界清、形态规整肿块影，与纤维腺瘤的影像学表现相似，易误诊。

【诊断要点】

1. 好发于中老年女性，典型髓样癌呈膨胀性生长，因其不论肿块大小均为局限性膨胀性生长，且生长缓慢，早期症状常不明显，患者就诊时临床检查可触及圆形或分叶肿块，质地较韧，移动性良好，表面平滑等特点，类似良性肿瘤。

2. 乳腺髓样癌是一种少见的浸润性癌，常见 X 线表现为不伴钙化的、圆形或分叶状肿块，边缘为浸润或微小分叶状（图 5-3-8）；毛刺状边缘少见。部分髓样癌 X 线可表现为边缘清晰的肿块，类似良性肿瘤，在鉴别诊断时亦应引起注意。

3. 在阅片时，应仔细观察影像特点，并结合触诊及临床表现，对 X 线所见并非典型的乳腺癌时，应想到其他少见类型的乳腺癌，包括髓样癌。

【鉴别诊断】

1. 纤维腺瘤：呈圆形、卵圆形，肿瘤边界清晰，多有包膜，质地较韧。

2. 叶状肿瘤：X 线上多表现为边缘光滑的分叶状高密度肿块影。

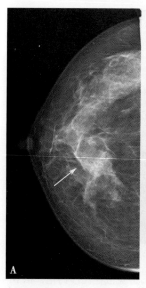
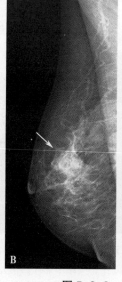
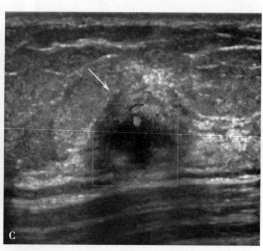

图 5-3-8 右乳髓样癌

A、B. 乳腺 X 线摄影示右乳内上象限可见稍高密度肿块影（白箭），边界部分清，部分被腺体遮掩，拟
BI-RADS 4A 类；C. 乳腺 B 超示右乳内低回声区（白箭），形态欠规整，CDFI：见少许血流信号，拟 BI-
RADS 4B。病理诊断：右乳髓样癌

八、乳腺淋巴瘤

【概述】

原发乳腺淋巴瘤是指以乳腺肿块为主要症状，伴有或不伴有局部淋巴结肿大的结外淋
巴瘤。

【易漏诊因素】

1. 发病率低，缺乏典型临床表现，影像医生经验不足，误诊率高。

2. 肿块型淋巴瘤表现为边界光滑肿块影，与良性肿瘤的 X 线表现有重叠，影像医生
的惯性诊断思维常引起误诊。

【诊断要点】

1. 乳腺淋巴瘤最常见的临床表现为无痛性乳腺肿块，常伴有不同程度的发热，与皮
肤胸壁无粘连，可推动，无橘皮样改变，伴或不伴腋窝淋巴结肿大。因其发病率低，且因
该病症的临床表现缺乏一定的典型性，故在临床诊断的过程中具有较高的误诊率。若患者
有乳内肿块，同时伴有其他系统淋巴瘤的病史，高度提示该病的可能。

2. 乳腺淋巴瘤多见于中老年女性患者，常位于乳腺的外上象限，单侧多见，偶有双
侧，乳腺 X 线表现大体分为结节型、肿块型、致密浸润型三类（图 5-3-9）。若患者同时
伴有发热或乳腺炎性表现，且抗生素治疗无效，提示有该病的可能，建议穿刺活检明确
诊断。

3. 乳腺 X 线摄影可显示乳房弥漫性密度增高，皮肤硬化，对诊断有一定帮助，但并
不是可靠的诊断依据。

【鉴别诊断】

1. 纤维腺瘤：发病年龄轻，肿块边缘清晰，压迫周围脂肪出现透明晕，可伴有粗大

钙化。

2. 髓样癌：好发于中老年女性，体积较大，多表现为圆形或卵圆形肿块，与淋巴瘤有相似之处。

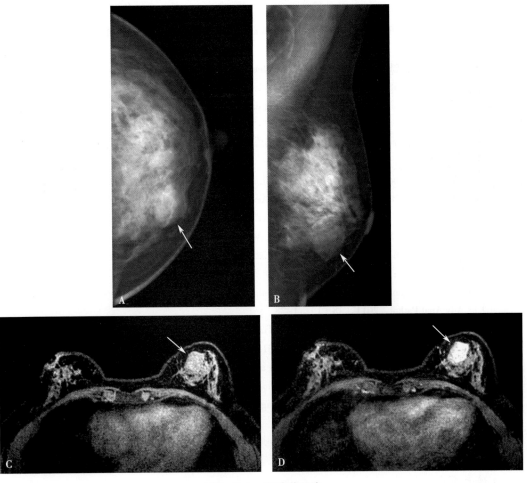

图 5-3-9　左乳淋巴瘤

A、B. 乳腺 X 线摄影示左乳内下肿块影（白箭），拟 BI-RADS 4A 类；C、D. 乳腺 MRI 示左乳内侧等 T_1 信号肿块影（白箭），增强后明显强化，拟 BI-RADS 4B 类。病理诊断：左乳非霍奇金淋巴瘤，弥漫大 B 细胞型

（潘淑淑　阮玫　舒艳艳）

参 考 文 献

［1］刘万花. 乳腺比较影像诊断学［M］. 南京：东南大学出版社，2017.

［2］李静，周纯武，宋颖，等. 乳腺髓样癌的 X 线表现［J］. 癌症进展，2011，9（03）：242-245.

［3］中国抗癌协会乳腺癌专业委员会. 中国抗癌协会乳腺癌诊治指南与规范（2017 年版）［J］. 中国癌症杂志，2017，27（09）：695-759.

［4］顾雅佳，张廷璆. 提高对乳腺浸润性小叶癌 X 线表现的认识（附 28 例分析）［J］. 实用放射学杂志，2003（10）：871-87.

［5］梁晓峰，李利娟，张琦，等. 94 例乳腺小管癌的临床病理特征分析［J］. 中国肿瘤临床，2017，44

（10）：488-492.

［6］马艺，肖秀斌，陈喜林，等.原发乳腺淋巴瘤 14 例临床分析并文献回顾［J］.中华肿瘤防治杂志，2014；21（15）：1174-1178.

［7］张莹莹，罗实，罗娅红.MRI 鉴别诊断乳腺髓样癌与纤维腺瘤［J］.中国医学影像技术，2018，34（02）：241-245.

［8］Lakhani S，Ellis I，Schnitt S，et al. WHO classification of tumours of the breast［M］. 4th ed. Lyon：IARC Press，2012：2-14.

［9］Chen YL，Chen JJ，Chang C，et al. Sclerosing adenosis：Ultrasonographic and mammographic findings and correlation with histopathology［J］. Mol Clin Oncol，2017，6（2）：157-162.

［10］De Paula IB，Campos AM. Breast imaging in patients with nipple discharge［J］. Radiol Bras，2017，50（6）：383-388.

［11］Karadeniz E，Arslan S，Akcay MN，et al. Papillary Lesions of Breast［J］. Chirurgia（Bucur），2016，111（3）：225-229.

［12］Hassan HHM，El Abd AM，Abdel Bary A，et al. Fat Necrosis of the Breast：Magnetic Resonance Imaging Characteristics and Pathologic Correlation［J］. Acad Radiol，2018，25（8）：985-992.

［13］Bandyopadhyay S，Bluth MH，Ali-Fehmi R，et al. Breast Carcinoma：Updates in Molecular Profiling 2018［J］. Clin Lab Med，2018，38（2）：401-420.

［14］Nicholson BT，Bhatti RM，Glassman L，et al. Extranodal Lymphoma of the Breast［J］. Radiol Clin North Am，2016，54（4）：711-726.

［15］Kazakov DV，Spagnolo DV，Kacerovska D，et al. Lesions of anogenital mammary-like glands：an update［J］. Adv Anat Pathol，2011，18（1）：1-28.

［16］Qiao Y，Hayward JH，Balassanian R，et.al. Tuberculosis mastitis presenting as bilateral breast masses［J］. Clin Imaging，2018，23（2）；52：28-31.

［17］Konstantinova AM，Vanecek T，Martinek P，et al. Molecular alterations in lesions of anogenital mammary-like glands and their mammary counterparts including hidradenoma papilliferum，intraductal papilloma，fibroadenoma and phyllodes tumor［J］. Ann Diagn Pathol，2017，28（2）：12-18.

06